Gienger

Aphrodite-Training

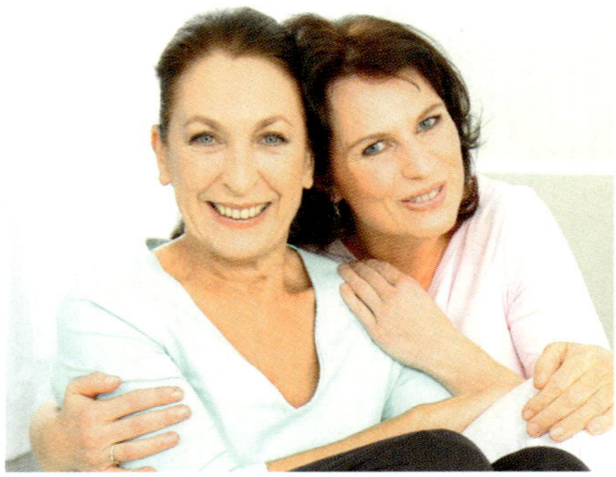

Zora Gienger ist Bewegungspädagogin, Yogalehrerin und Atemtherapeutin. In Ostfildern bei Stuttgart betreibt sie ein eigenes Yoga-Studio, außerdem arbeitet sie begleitend in der Praxis ihres Mannes. Dort ist ihr aufgefallen, dass Frauen ab 50, die sonst gut im Leben stehen, besonders nach Lebenskrisen unsicher werden und ihren Stand im Leben verlieren. Für sie hat Zora Gienger das Aphrodite-Training entwickelt. Wenn Sie mehr über Zora Gienger erfahren wollen, besuchen Sie ihre Homepages unter www.zora-gienger.de und www.vivabel.info

Daniela Ziegler ist einem breiten Publikum vor allem durch ihre zahlreichen Rollen in Fernsehfilmen und -serien bekannt wie Dr. Schwarz und Dr. Martin, Tatort, Rosamunde Pilcher, Der Fürst und das Mädchen, aber ebenso zu Hause ist sie auf der Theater- und Musicalbühne. Sie war zudem in internationalen Film- und TV-Produktionen zu sehen und hat die großen Frauenfiguren auch im Musical gespielt, beispielsweise Evita, Victor/Victoria oder Norma Desmond in Sunset Boulevard. Auch als Chansonsängerin hat sie einen Namen.

Das Programm von Zora Gienger hat sie zufällig kennengelernt und war davon begeistert. „Endlich etwas“, sagt sie, „das die Seele wieder ins Lot bringt, den Körper wieder spürbar macht. Man hat doch gleich ein anderes Auftreten und fühlt sich durch und durch weiblich.“

Zora Gienger

Daniela Ziegler

Aphrodite-Training

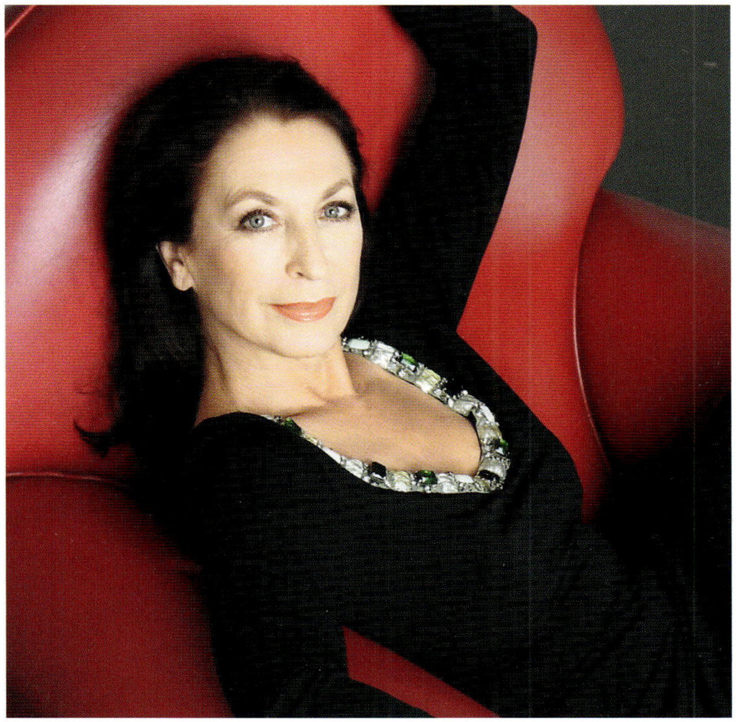

Haug

Frauen heute

Frauen sind vielseitiger denn je. Anders als in früheren Zeiten sind ihre Aufgaben breit gefächert und geben ihrem Leben auf ganz individuelle Art und Weise Form und Struktur. Dennoch: Ganz so einfach ist es nicht immer.

Frauen befinden sich heute mehr denn je im Spannungsfeld zwischen individuellen Bedürfnissen und gesellschaftlichen Rahmenbedingungen, denn die Normen haben sich nicht wirklich geändert. Dies trifft vor allem für die Frau ab 50 zu. Während man ältere Männer meist als erfolgreich und sexy ansieht, werden gleichaltrige Frauen langsam unsichtbar.

Schauspielerinnen wie Daniela Ziegler, Iris Berben, Senta Berger, Hannelore Elsner, Hannelore Hoger genießen hohe Wertschätzung und werden gefeiert. Gleichzeitig würden sechs von zehn Deutschen eine Frau über 50 nicht als schön und schon gar nicht als sexy bezeichnen. Die junge, sexuell attraktive Frau verkörpert nach wie vor das Schönheitsideal – das jedenfalls suggeriert uns täglich aufs Neue die Werbung. Begründet wird das Ganze mit der Biologie des Mannes, der stets danach sucht, sich fortzupflanzen.

Frauen über 50 haben kein Rollenmodell. Ihre Mütter und Großmütter waren in diesem Alter bereits Matronen, denen das Recht auf eigene Sexualität, Körperbewusstsein und Sinnlichkeit weitestgehend abgesprochen wurde. Leben konnten es jedenfalls die wenigsten, und so ergaben sie sich in ihr Schicksal. Und heute? Motten Frauen um 50 ihre ärmellosen Tops ein und werden unsichtbar? Sinkt der „Marktwert" wirklich mit dem Älterwerden oder ist es nur ein Klischee, dass ältere Frauen unattraktiv und wenig begehrenswert sein sollen?

Gerade wenn Frauen den Wunsch haben, nicht alleine zu bleiben, stellen sie sich oft die Frage nach der eigenen Attraktivität: „Wer bin ich eigentlich? Wie viele gute Jahre gibt es noch? Sieht man mich? Bin ich noch anziehend? Kann ich in diesem Lebensalter noch einen Partner finden? Einen, dem ich auch sexuell begegnen kann?" Eine Studie der Freien Universität Berlin zeigt einen deutlichen Zusammenhang zwischen Selbstannahme, befriedigender Sexualität und körperlicher wie seelischer Gesundheit.

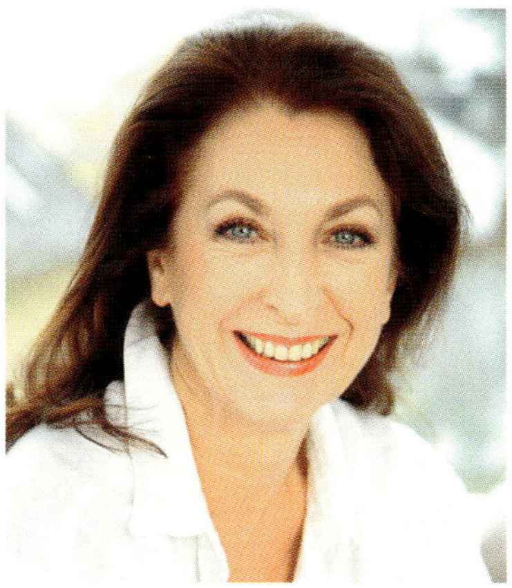

Gezielte Übungen stärken Ihre Selbstliebe, straffen und formen den Körper oder steigern Sinnlichkeit und Lust. Wertvolle Gedanken verjüngen den Geist, und die Beschäftigung mit der eigenen Weiblichkeit tut der Seele gut. „Umfassender geht es nicht", sagt Daniela Ziegler, die bekannte deutsche Schauspielerin, Musicaldarstellerin und Sängerin.

Die Konsequenz kann nur sein, aus dem Schatten herauszutreten, etwas für sich zu tun. Nein, nicht zwanghaft wieder 30 sein, sondern das zu leben, was man ist: eine schöne, reife Frau mit viel Erfahrung. Höchste Zeit also, sich die eigenen – auch körperlichen – Werte bewusst zu machen und sie entsprechend zu trainieren. Lassen Sie Aphrodite dabei Ihre liebevolle Begleiterin sein!

Warum nun gerade Aphrodite? Weil sie ein treffendes Vorbild ist, das den weiblichen Lebenszyklus gut zu spiegeln scheint. Schließlich machte auch Aphrodite einige Umwege und es dauerte, bis sie in späteren Jahren zur Göttin der Schönheit und Liebe wurde. Auch sie lernte Höhen und Tiefen kennen dennoch hat sie jedes Mal wieder den Dreh gefunden, das Leben sinnvoll für sich weitergehen zu lassen. Ihr Ende ist bekannt: Sie hat ein bleibendes Bild von sich geschaffen.

Gewinnen Sie mithilfe des Trainings Wohlbefinden, Freude am Leben, Zutrauen in sich und Ihren Körper – das garantiert festen Stand im Leben. Wecken Sie die Frau, die wirklich in Ihnen steckt! Unterstreichen Sie Ihr wahres Selbst! Und freuen Sie sich auf den Weg der weiblichen Lebensfreude und Lebendigkeit!

Das Programm hat sich in der Praxis längst bewährt. Es ist genau auf die Wünsche und Bedürfnisse von Frauen ab 50 zugeschnitten. Gegliedert in die drei Bereiche Liebe, Schönheit und Begierde, umfasst es über 80 Grundübungen, die alle leicht auszuführen sind und Spaß machen. Daniela Ziegler macht es vor. Sie zeigt, wie man mit jeder Übungseinheit noch schöner, attraktiver und begehrenswerter wird.

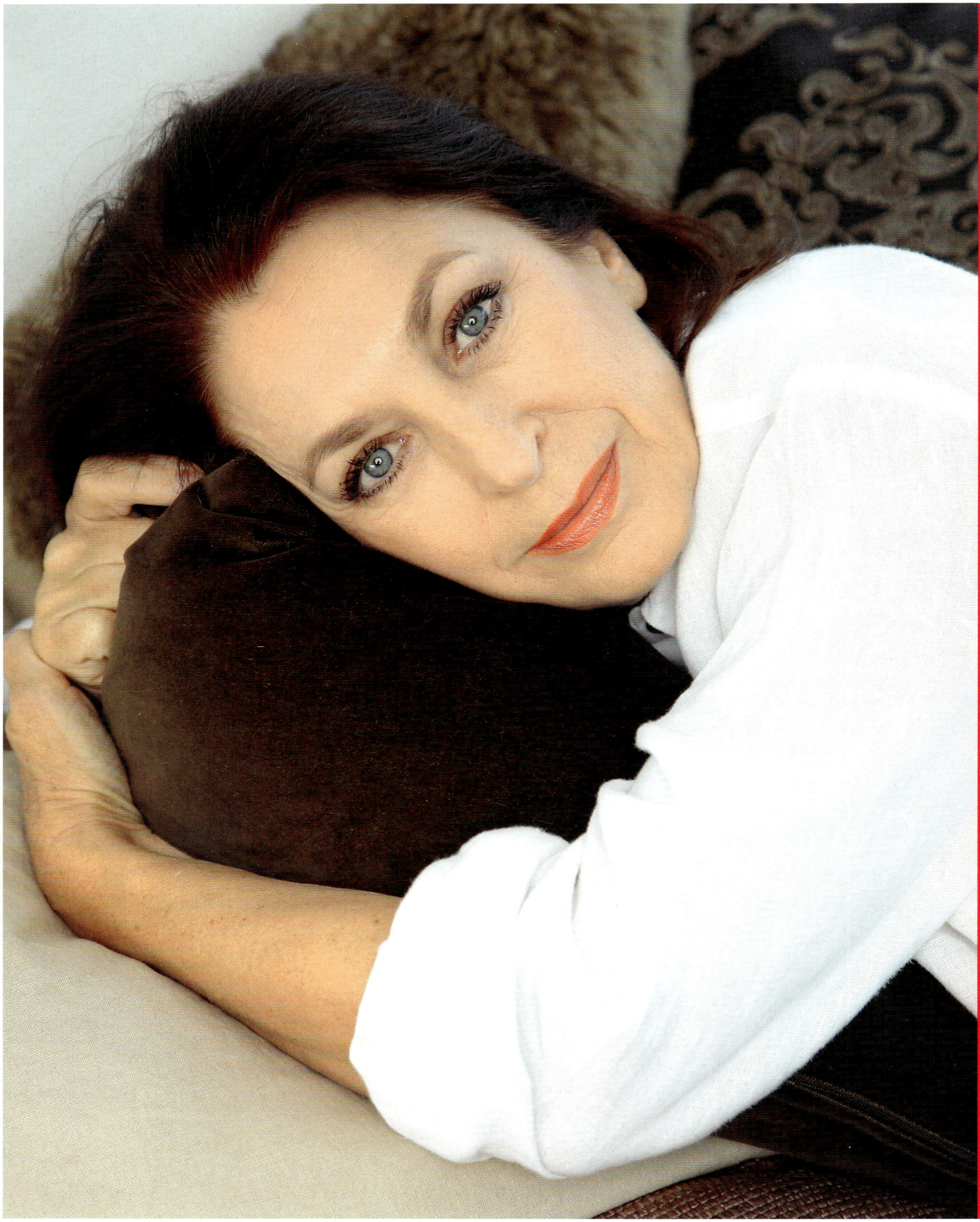

Aphrodite – Schönheit und Weiblichkeit

Keine Lust, nur Frust? Sie fühlen sich unsichtbar? Sie haben das Gefühl, dass niemand Sie beachtet, und geflirtet haben Sie auch schon lange nicht mehr? Sie denken, dass das für eine Frau Ihres Alters normal ist? Höchste Zeit, dass Sie die Aphrodite in sich entdecken. Schaffen Sie die Voraussetzung für ein neues, intensives Lebensgefühl und gewinnen Sie eine Ausstrahlung, die andere Menschen fasziniert und motiviert.

Stark und großzügig

In vielen Köpfen ist Aphrodite „nur" die griechische Liebesgöttin. Ihre Macht, ihr Selbstbewusstsein, ihre Großzügigkeit wird meist unterschlagen. Klar - starke Frauen machen auch schon mal Angst.

Aphrodite, die griechische Göttin der Liebe, der Schönheit und der sinnlichen Begierden: Der Mythologie nach wurde sie aus einer Muschel geboren und entstieg dem Schaum des Meeres. Sie galt als überaus bezaubernd und keine andere Göttin konnte sich an Schönheit mit ihr messen. Diese eigene innere Aphrodite gilt es nun zu entdecken. Denn jede Frau trägt eine Aphrodite in sich – unabhängig von Alter und Lebensphase – mal mehr, mal weniger offensichtlich.

Im Grunde ist das gesamte Aphrodite-Training ein Ausdruck gelebter weiblicher Sinnlichkeit. Das heißt, dass dabei die Welt mit allen Sinnen intensiv wahrgenommen wird und daraus Erfüllung und Wohlbefinden erwachsen. Damit das gelingt, wirkt sich das Training auf verschiedenen Ebenen aus: Übungen für die Liebe, um Selbstliebe zu spüren und zu lernen, Liebe zu geben und zu nehmen. Übungen für die Schönheit, um den Körper zu kräftigen, zu formen und geschmeidiger zu machen. Übungen für die Begierde, um Sexualität zu spüren, zuzulassen, sich zu öffnen und auf andere zuzugehen.

Das Programm unterstützt die positive Einstellung zu sich selbst und zum eigenen Körper. Aus diesem Körpergefühl entwickeln sich Sicherheit, Zuversicht und eine schöpferische Kraft. All dies macht stark und lebendig zugleich, schenkt Vitalität, stellt genügend Energie zur Verfügung, um aktiv am Leben teilzunehmen, seinen Willen kundzutun und dem Dasein Form und Gestalt zu verleihen. Wir beginnen, in Betracht zu ziehen, was Männern selbstverständlich ist: einen (auch sexuellen) Partner in den späteren Jahren. Aphrodite steht für Frauen, die wissen, was sie wollen und sich ihre Wünsche selbstbewusst erfüllen. Sie symbolisiert eine Persönlichkeit, die genügend Selbstvertrauen und Standfestigkeit besitzt, um ihren eigenen Weg zu gehen.

Aphrodite befreit von Zwängen und Gewohnheiten und führt Frauen wieder mehr in ihre innere Mitte. Wesentlich dabei ist, sich selbst zu lieben, zu achten und in sich selbst zu ruhen. Das geschieht über das körperliche Üben. Damit werden Lebensfreude, Lust und Sinnlich-

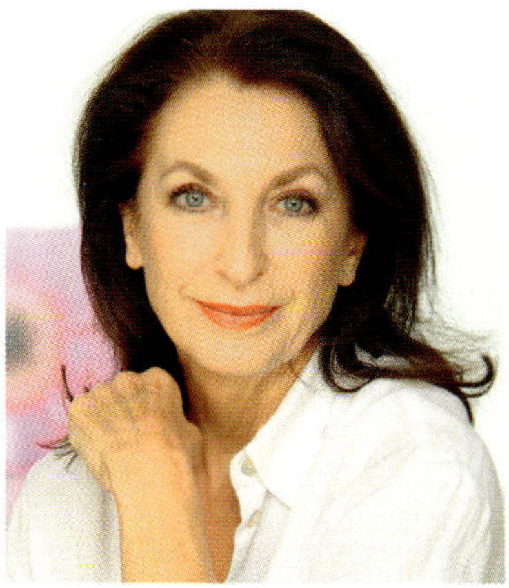

Attraktivität, Selbstbewusstsein, Sinnlichkeit und Lust sind dauerhaft erlernbar. Daniela Ziegler lebt es vor: Du kannst, du darfst, du sollst – und ich zeige dir wie!

keit entfacht, und im Laufe der Zeit entwickelt sich ein starkes Selbstbewusstsein, das alle Aphrodite-Frauen mit sich und ihrem Leben zufrieden sein lässt.

» Ganz Frau sein

So unterschiedlich die Lebenswege sein mögen, ein essenzieller Faktor verbindet uns: das Frausein. Es ist schön, ganz Frau sein zu können, die Freiheit zu haben, Leben und Alltag selbst zu gestalten – in jedem Alter. Nicht immer ist das allen Frauen klar, und so entsteht ab 50 oft das Gefühl, in einer Welt, in der nur jung als schön gilt, nicht bestehen zu können. Häufig schleicht sich das Gefühl ein, dass jenseits der 50 nichts mehr läuft: keine Liebe, keine Lust, nur Frust.

Aber: Die innere Einstellung lässt sich ebenso trainieren wie Ihr Körper. Genau das macht das Aphrodite-Training so einzigartig: Die leicht durchführbaren Übungen machen Sie so fit, straff und geschmeidig, dass Sie sich in Ihrem Körper wohl fühlen und sich in Ihrer Weiblichkeit schätzen. Auf der seelischen Ebene schenkt es Ihnen Sicherheit, Selbstbewusstsein, Selbstachtung, vor allem aber das Gefühl: „Ich bin gut, wie ich bin."

Was an Aphrodite begeistert, ist der spielerische und entspannte Umgang mit sich selbst. Aphrodite ist keine verbissene Frau, kein Vamp, kein Weibchen, keine, die vorgibt, jemand anderes zu sein. Sie legt Wert auf Schönheit, Zufriedenheit, Ausstrahlung und Harmonie im körperlichen wie auch im seelisch-geistigen Bereich. Sie lässt die Kraft der Weiblichkeit in einem ganz neuen Licht erscheinen: Das Weibliche wird weder verdammt noch gehuldigt, es wird ganz einfach gelebt. Finden auch Sie Ihre eigene Form der Weiblichkeit und bringen Sie Ihr innerstes Potenzial zum Strahlen.

Aphrodite hat ihren Stil gefunden. Sie macht die neuesten Trends nicht zwanghaft mit oder versucht, einem gesellschaftlichen Frauenbild gerecht zu werden. Aphrodite ist ganz sie selbst; sie hat gelernt, zu Tugenden und Fehlern zu stehen. Sie liebt ihr Frausein, liebt die Einzigartigkeit ihrer individuellen Weiblichkeit. Ob mit runden Kurven, ob schlank und rank, ob jung oder alt – Aphrodite stellt die Lebensfreude in den Vordergrund und macht deshalb, was ihr gefällt und ihr gut tut. Sie ist eine „Wohlfühlerin", die Sinnlichkeit ebenso schätzt wie Weisheit, sie ist eine, die sich ganz und gar einem Gefühl, einem Gedanken und einer Handlung hingeben kann. Selbst wenn sie dabei mal über die Stränge schlägt, ist das für sie kein Beinbruch. Sie hat den Mut, sich den Konsequenzen zu stellen, und erfüllt ihre Aufgaben im Leben mit einer humorvollen und augenzwinkernden Disziplin.

In jeder Frau schlummern Aphrodite-Aspekte. Die hinreißende Göttin soll Sie inspirieren, verborgene Fähigkeiten und Energien behutsam zu wecken, sie zu entfalten und letztendlich selbstbewusst eigene Stärke zu beweisen. Das ganzheitliche Training hilft Ihnen dabei. Es führt zu mehr Wohlbefinden und schenkt Erfüllung. Übung für Übung verliert das Leben seine Schwere, wird leichter, freier und heiterer – auch in schwierigen Zeiten. Probieren Sie es, Sie werden überrascht sein.

» Aphrodite-Potenzial

Jede Frau besitzt Selbstvertrauen, innere Kraft und ist fähig, in Balance und Zufriedenheit zu leben. Doch nicht jede Frau ist sich dessen bewusst. Gesellschaftliche Anforderungen und ein männlich geprägtes Frauenbild achten weibliche Eigenschaften nicht, ja, missachten sogar intuitive Fähigkeiten und die eigentlichen Stärken einer Frau. Einfühlungsvermögen, Weichheit, Empfindsamkeit, Emotionalität, Großherzigkeit, Liebesfähigkeit und Anpassungsfähigkeit sind jedoch wesentliche Tugenden, ohne die eine gut funktionierende Gesellschaft nicht lebensfähig wäre. Dennoch arbeiten sich Frauen bis an den Rand der Selbstaufgabe ab, um sich männliche Wesenszüge wie Härte, Verstandesorientiertheit oder logisches Denkvermögen anzueignen und typisch Weibliches an sich zu ignorieren, abzulehnen und sogar zu hassen. Anstatt alle Eigenschaften in sich zu integrieren, findet dann im Inneren ein stetiger Kampf statt, der auf Dauer energieraubend und kräftezehrend ist.

Es ist also an der Zeit, positive weibliche Tugenden wiederzuentdecken und sie zu würdigen, wie wir instinktiv, ohne sie zu hinterfragen, männliche Eigenschaften würdigen. Doch welches sind nun konkret Aphrodite-Anlagen, die jede Frau in sich trägt? Die nachfolgende Übersicht stellt lediglich einen Hinweis dar; Sie können sie jederzeit erweitern und ergänzen. Überlegen Sie für sich selbst, welche Fähigkeiten und Botschaften es wert sind, aufgegriffen und integriert zu werden.

» Aphrodites Botschaften

Die griechische Göttin will Ihnen zeigen, dass mehr in Ihnen steckt, als Sie vermuten! Horchen Sie in sich hinein und lauschen Sie der Stimme Ihrer inneren Aphrodite.

- Frauenkörper, Frauengedanken und Frauengefühle sind gut und richtig, wie sie sind.
- Frauenkörper sind schön und ganz und gar einzigartig.
- Pflegen und verwöhnen Sie sich ganz individuell, um sich selbst zu lieben und zu achten. Tun Sie sich selbst Gutes, warten Sie nicht darauf, dass andere es tun.
- Machen Sie sich frei von aufgedrückten Schönheitsidealen. Wenden Sie sich stattdessen Ihrer eigenen Ausstrahlung und Schönheit zu. Bauen Sie Ihre besonderen Stärken aus und bringen Sie Ihre Attraktivität zur Geltung.

- Kümmern Sie sich liebevoll um Ihren Körper, denn er ist das Zuhause Ihrer Seele und kann Ihnen sinnliche Freuden schenken, die Sie rundum genießen sollten.
- Haben Sie Selbstvertrauen. Glauben Sie an sich selbst und Ihre Fähigkeiten.
- Überlegen Sie, was Sie wollen. Verleugnen Sie Ihre Gefühle nicht, stehen Sie zu sich selbst, setzen Sie Grenzen und behaupten Sie sich. Seien Sie authentisch.
- Sagen Sie Ja zu Ihrer Weiblichkeit, zu Ihrem Körper, zu Ihren weiblichen Emotionen, zu Ihrer Sexualität, zu Ihrer Sinnlichkeit. Genießen Sie die Freude am Frausein.
- Nehmen Sie Dinge, die Ihnen gut tun, ganz bewusst wahr. Schärfen Sie Ihre Sinne, um Stimmungen zu erkennen und ihnen nachgeben zu können.
- Entdecken Sie die Muße und das Gefühl, ganz im Augenblick zu sein. Schalten Sie dazu ganz bewusst einige Gänge zurück.
- Bauen Sie sich Inseln im Alltagsleben, wohin Sie sich zurückziehen können. Genießen Sie die Zeit der Stille, besinnen Sie sich und tanken Sie neue Kräfte, bevor Sie wieder einsteigen.
- Hören Sie auf Ihre Intuition und folgen Sie unbeirrt Ihrem Herzen.
- Haben Sie Spaß am Leben, nehmen Sie nicht alles so ernst, lachen Sie auch mal über sich selbst! Mit Humor geht vieles leichter.
- Trauen Sie sich, aus der Reihe zu tanzen, um für Ihre Ideale zu kämpfen und etwas zu bewegen im Leben.
- Akzeptieren Sie Veränderungsprozesse und Entwicklungsschritte, die Sie durchleben.
- Lernen Sie zu verzeihen. Nur, wer ein großes, nicht nachtragendes Herz hat, kann lieben, sich dem Leben hingeben, sich der Welt offenbaren und Liebe empfangen.
- Überprüfen Sie regelmäßig Ihre Geisteshaltung, Ihre Werte und Traditionen: Was stimmt für Sie noch? Was bereitet Ihnen Wohlgefühl? Lassen Sie alles los oder trennen Sie sich von allem, was Ihnen nicht gut tut, Sie stört oder behindert.
- Ausstrahlung, Charisma und Schönheit lassen sich trainieren. Bleiben Sie am Ball!
- Gehen Sie immer Schritt für Schritt durchs Leben. Das lässt Ihnen die nötige Zeit, um Veränderungen anzupacken, erfolgreich zu sein und in Harmonie mit sich selbst zu bleiben.

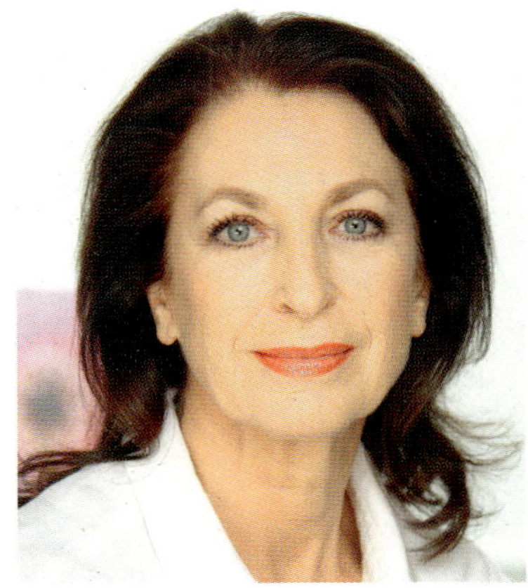

Aphrodites Fähigkeiten und Tugenden sind keineswegs von weiblicher Schwäche geprägt, stattdessen symbolisieren sie ein ganz modernes Frauenbild, das emotionale Stärke, Weisheit und Sensibilität gleichermaßen in sich vereint.

» Die „wilde" und die „weiche" Weiblichkeit

Frauen tut es gut, wenn sie aus sich herausgehen dürfen und sich so zeigen können, wie sie sind. Dann kommen alle Seiten zum Vorschein. „Wilde" und „weiche" Eigenschaften behindern sich dann nicht mehr, im Gegenteil: Sie ergänzen sich überaus harmonisch und offenbaren die gesamte Bandbreite des Frauseins. Sie werden merken, welch gutes Gefühl es ist, zu Ihren Wurzeln und Urkräften zurückzufinden und sich auf die versteckten eigenen Qualitäten zu besinnen. Jede Frau wird dabei ihre individuellen Vorstellungen und Impressionen entwickeln. Ob als wilde Amazone und Kriegerin mit Durchsetzungsvermögen und Willenskraft, ob als mütterliche Madonna mit Herzensliebe und Hingabe, ob als magische Priesterin voller Weisheit und Wissen oder als grazile Fee mit Leichtigkeit und Zauberkraft – die Archetypen und Frauenbilder sind so vielseitig wie die Frauen selbst. Niemand muss sich für ein ganz bestimmtes Frauenbild entscheiden. Frausein bedeutet, alles Weibliche in sich zu tragen, sowohl biologisch-genetisch als auch geistig-seelisch. Interessant wird es, wenn Sie Seiten in sich entdecken, die Sie bisher verleugnet oder vergessen haben. Wer in seinem Leben eher die wilde, kriegerische, draufgängerische oder verantwortungsvolle Rolle übernehmen musste, kann sich hier ganz konstruktiv und völlig unverbindlich mit einer anderen Rolle vertraut machen, um Eigenschaften in sich zu entfalten, die bislang ein vernachlässigtes Dasein fristeten oder fremd waren.

Wir laden Sie ein, sich hier ganz spielerisch mit all Ihren weiblichen Stärken und Eigenschaften auseinanderzusetzen. Zu erkennen, dass ebenso „wilde" wie „weiche" Anteile in Ihnen stecken, stärkt Ihr Selbstbewusstsein, fördert Ihr Körperempfinden und verändert Ihr Selbstbild. Sie lernen sich besser verstehen, können mögliche Bedürfnisse erkennen und befriedigen, sodass Sie auf diesem Wege zu mehr Zufriedenheit für sich und Ihr Leben gelangen.

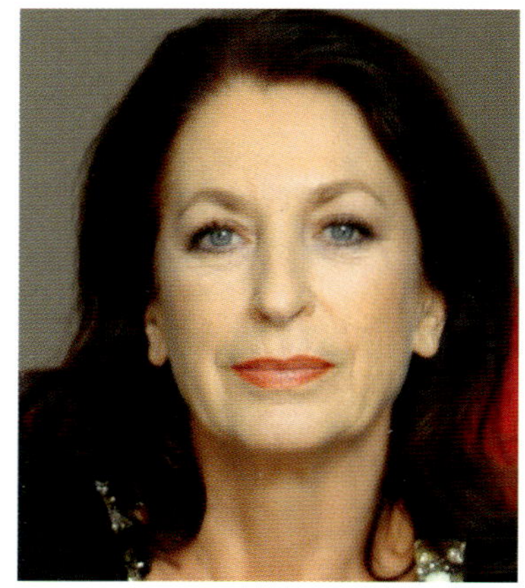

Starke Frauen wissen, dass in ihnen alle Anteile des Frauseins angelegt sind. Die können sowohl weich und anschmiegsam als auch wild und unabhängig sein.

» Schönheit und Wohlgefühl

Das individuelle Empfinden einer Frau für Schönheit hängt von vielen Faktoren ab. Äußere wie innere Einflüsse sind für das eigene Selbstbild verantwortlich und verändern sich im Laufe der Zeit. Die augenblickliche Geisteshaltung spielt dabei eine ebenso große Rolle wie das Feedback der Umwelt. Wenn Sie sich wohl und glücklich fühlen, Ihre Mitmenschen Ihnen aber zu verstehen geben, dass Sie heute schlecht aussehen, dann stört diese Diskrepanz auf jeden Fall Ihr Selbstwertgefühl. Doch auch das Gegenteil kann der Fall sein, Sie kennen es vielleicht selbst: Sie fühlen sich erschöpft und ausgelaugt, andere beteuern Ihnen aber, wie strahlend Sie doch aussehen. Damit bestätigt sich, dass körperliches Empfinden und äußere Wahrnehmung nicht unbedingt übereinstimmen: Das, was Sie sehen und erleben, kann durchaus sehr stark abweichen von dem, was Ihre Umwelt sieht und wahrnimmt. So wird es immer wieder Tage geben, an denen Sie vor dem Spiegel stehen und sich gar nicht leiden können. Tage, an denen Sie sich wünschen, ein bisschen besser auszusehen, schlanker, energiegeladener, jünger, vitaler, glücklicher zu sein. Es ist völlig normal, wenn Sie ab und an so empfinden. Niemand kann dauerhaft in einem ewigen Glückszustand verharren und in purer Selbstliebe schwelgen. Es gehört zum menschlichen Dasein, dass gute und weniger gute Lebensphasen sich abwechseln, dass Sie sich einmal mehr und einmal weniger wohl fühlen.

Das Selbstbild überprüfen

Um an diesem ständigen Auf und Ab im Leben nicht zu verzweifeln, ist es gut, immer wieder sein Selbstbild zu überprüfen. Das hilft Ihnen, mögliche Quellen für ein Unwohlsein aufzuspüren. Ändern Sie dann Ihre Einstellung zu sich selbst, gehen Sie behutsamer mit sich um und werden Sie milder in Bezug auf Ihre Gedanken, Emotionen und Handlungen.

Die nachfolgenden Fragen können Ihnen bei der Überprüfung helfen:

- Wie sehe ich mich heute? Wie fühle ich mich?
- Wie nehmen mich die anderen wahr?
- Bin ich gerne eine Frau?
- Fühle ich mich einigermaßen wohl in meinem Körper, in meiner Haut, in meinem Leben?
- Finde ich mich selbst attraktiv und schön?
- Wirke ich attraktiv auf andere, Männer wie Frauen?
- Lege ich vor allem Wert darauf, gut und attraktiv auf andere zu wirken? Oder ist mir mein inneres Empfinden wichtiger?
- Verbringe ich gern viel Zeit vor dem Spiegel, um mich schön zu machen – für mich selbst und für andere?
- Habe ich Freude daran, meinen Körper zu formen, zu pflegen und zu verwöhnen?
- Ist mir eine gesunde Ernährung wichtig?
- Achte ich auf ausreichend Bewegung, genügend Schlaf, ein stressfreies Leben und eine gesunde Portion Humor?
- Gönne ich mir schöne Dinge?
- Erfülle ich mir meine Herzenswünsche?
- Habe ich Mut zur Hässlichkeit, zur schlechten Laune, zur depressiven Verstimmung, zu ungeschminkten Wahrheiten? Oder passe ich mich so sehr an, dass ich mein inneres Empfinden verleugne?
- Bin ich bereit, mich zu zeigen, mein Bestes von mir zu geben, für andere da zu sein?

Ganz wichtig ist mir Disziplin und Balance zwischen dem, was ich tun muss und dem, was ich will. Ich glaube, das ist auch mein Erfolgsgeheimnis, denn mittlerweile kann ich mich ganz zielorientiert disziplinieren, ohne mich dabei einzuengen oder zu verschließen. Mein Trick ist folgender: Ich muss mir nur innerlich klarmachen, wofür ich etwas tue und was mir das hinterher bringen wird. Ich versuche, mir ganz genau vorzustellen, wie es sich anfühlen wird,

» Wie komme ich gut durchs Leben? Was mache ich, damit es mir gut geht, damit ich mich weiterentwickle ...?

wenn ich das Ziel erreicht haben werde, wie ich Stolz und Freude empfinden werde, wie glücklich es mich machen wird. Und während ich mir das vorstelle, vollzieht sich eine unmerkliche Veränderung - das „ich muss" wird zum „ich will", und mit diesem „ich will" stellt sich die Disziplin von ganz alleine ein. Da ist kein Zwang von außen mehr, nein, der innere Antrieb lässt mich jeden einzelnen Schritt tun, mit allen Konsequenzen. Und ist das nicht auch letztlich wirkliche Freiheit und Zufriedenheit?

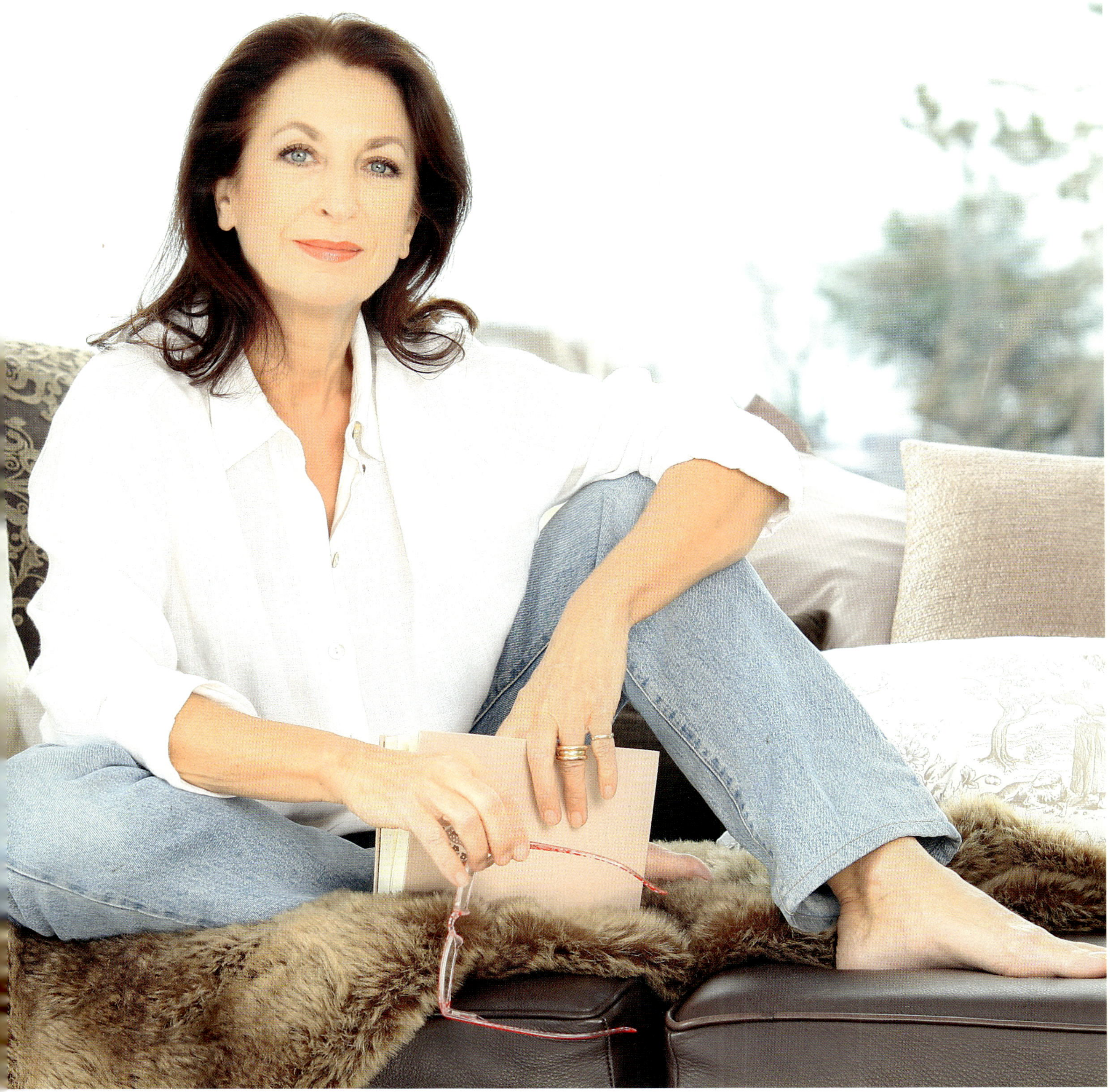

» Perfekte Aphrodite?

Jede Frau hat ihre ganz persönlichen Problemzonen. Zu viel Bauch, zu wenig Busen, zu schwabbelige Oberschenkel, zu krauses Haar, zu runde Hüften, zu wenig Taille – die Beschwerdeliste ist manchmal endlos. Und oft halten sich diese Problemzonen selbst nach eifrigsten Diätversuchen, kosmetischer Behandlung und intensivem Bewegungstraining so vehement, dass es einer unabänderlichen Plage gleichzukommen scheint.

Der Druck der Perfektion entsteht nicht nur aus den eigenen Ansprüchen und Erwartungen, die frau an sich selbst stellt, sondern auch aus zahlreichen Vorbildern der Medienwelt. Denn tagtäglich werden wir mit Bildern überflutet, die oftmals weit weg von der Realität sind. Und diese Bilder tun dem eigenen Selbstwertgefühl nicht gut, weil sich jede Frau automatisch mit dieser künstlichen Perfektion der Werbewelt vergleicht. Machen Sie Schluss damit.

» Es ist Zeit für eine neue Strategie!

Verabschieden Sie sich von unrealistischen Erwartungen und kehren Sie zurück in die Wirklichkeit. Aphrodite steht für eine Frau, die sehr wohl mit ihren Problemzonen zurechtkommt, die trotz aller Makel niemals die Lebensfreude aufgibt. Aphrodite steht dafür, voll und ganz das Leben zu genießen und darauf zu vertrauen, dass genau diese lustvolle Sinnlichkeit ihr Ausstrahlung und Attraktivität verleiht. Es ist nicht immer leicht, diese positive Einstellung zu erreichen. Gefördert wird sie durch ein regelmäßiges Aphrodite-Training, das neben dem Körper auch Geist und Seele jung und fit hält.

Grundlos zufrieden sein. Entscheiden Sie sich, einfach grundlos glücklich und zufrieden zu sein. Hier und heute, jetzt gleich! Auch wenn niemand die Kostbarkeit des Glücks für immer festhalten kann und man erst durch

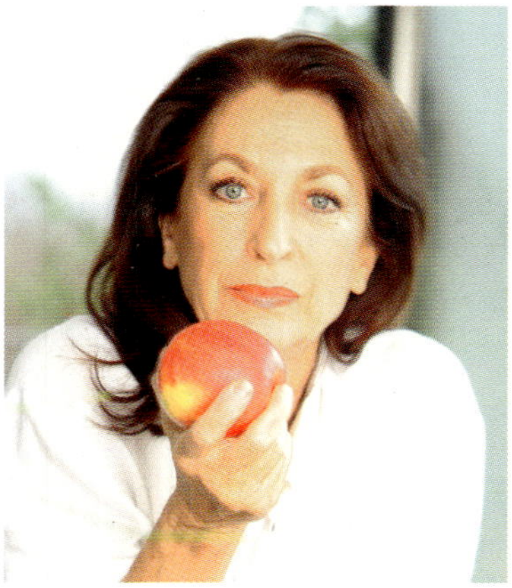

Niemand ist verführerischer, erotischer und sinnlicher als ein Mensch, der sich selbst liebt und selbstbewusst seine Stärken nach außen bringt. Und der zufrieden mit sich selbst ist.

die Erfahrung der Niedergeschlagenheit lernt, wie einzigartig und schön es sein kann, sich glücklich zu fühlen. Es ist Zeit, sich von negativen Gedanken, vom ewigen Jammern und Klagen zu verabschieden. Entschließen Sie sich, der Lebensfreude eine Chance zu geben. Wer eine positive Grundeinstellung zum Leben hat, dem gelingt vieles leichter und mit dem ist man gerne zusammen. Verwöhnen Sie sich deshalb selbst und bieten Sie den Menschen in Ihrer Umgebung ebenfalls die Möglichkeit, sich wohl zu fühlen.

Erkennen Sie, dass die äußere Schönheit nur in Maßen beeinflussbar ist. Werfen Sie stattdessen immer wieder mal einen Blick auf Ihre innere Schönheit, also auf Individualität, Authentizität, Selbstbewusstsein, Präsenz und Auftreten. Sie werden bald feststellen, dass Menschen immer dann besonders schön, strahlend und charismatisch wirken, wenn sie sich durch bestimmte Charaktereigenschaften wie Offenheit oder Einfühlungsvermögen auszeichnen.

» Ausstrahlung gewinnt!

Die Ausstrahlung sagt mehr über eine Person aus als ihr Aussehen und ihr Alter. Menschen mit Ausstrahlung wirken von Herzen gelassen, ruhig und freundlich. Sie ziehen andere in ihren Bann. Man ist gerne mit ihnen zusammen, fühlt sich wohl in ihrer Gegenwart, fühlt sich akzeptiert, angenommen und eventuell sogar geliebt, so wie man ist. Grummelige, unfreundliche Menschen, die intolerant, geizig, rechthaberisch, zickig oder nörglerisch sind, haben dagegen keine Chance, auch wenn sie noch so gut aussehen und einen knackigen, jungen Körper aufweisen.

Man spürt, dass charismatische Menschen nicht nur an sich selbst denken. Dennoch lassen sie eine gewisse Art der Macht erkennen, weil sie eigenmächtig sind und auch so handeln. Sie sind ganz authentisch, auch wenn andere sie vielleicht für exzentrische Freaks halten. Im Grunde führt jeder charismatische Mensch Aphrodite-Anteile in sich, die er mit Überzeugungskraft und Kreativität zum Ausdruck bringt. Er scheut sich auch nicht, einmal einen Fehler zu begehen, und steht zu seinen Überzeugungen, Werten und Traditionen.

Schönheit, die von innen strahlt

Die folgenden Charaktereigenschaften tragen wesentlich dazu bei, strahlend, schön und attraktiv zu sein:

- Offen auf andere zugehen
- Kommunikativ sein, sich für sein Gegenüber ehrlich zu interessieren
- Gut zuhören und aktiv am Leben seiner Mitmenschen teilnehmen
- Sich nicht nur um sich selbst und die eigenen Belange kümmern
- Sich selbst und anderen Aufmerksamkeit, Respekt und Zuneigung schenken
- Bereit sein, ganz behutsam „Liebe“ zu verschenken, also Wohlwollen, Einfühlungsvermögen, Hilfsbereitschaft, Zeit und Engagement
- Bereit sein, Verantwortung zu übernehmen
- Sich selbst und andere so anzunehmen und wertzuschätzen, wie sie sind

» Aphrodite-Wege zu mehr Ausstrahlung

Den Körper spüren lernen. Lernen Sie, Ihren Körper spüren und ihn als Zuhause der Seele wahrzunehmen. Ein gutes Körpergefühl trägt dazu bei, dass Sie ganz schnell merken, wenn Sie aus dem inneren Gleichgewicht geraten; Sie können dann gleich gegensteuern.

Zu sich selbst finden. Gönnen Sie sich immer wieder Momente der Ruhe und Stille und Abgeschiedenheit. Dann kommen Sie ins seelische Gleichgewicht und schaffen Verbindung zu körperlichen, geistigen und seelischen Aspekten Ihres Lebens. Die so gefundene Seelenenergie schenkt Ihnen die Möglichkeit, im Leben Ihren Platz zu finden und zu sich selbst zu stehen.

Zeit für Tagträume. Gönnen Sie sich regelmäßig kurze Pausen nur für Ihre Tagträume. Wo möchten Sie jetzt am liebsten sein? Am Meer? An einem einsamen Strand? In den Bergen? In einer aufregenden Stadt? Auf duftenden Frühlingswiesen? Begeben Sie sich im Geiste an Ihren Lieblingsort und tanken Sie dort Kraft und Energie.

Gedankenkontrolle. Sie sind, was Sie denken. So wie Sie denken, erleben Sie die Welt und erschaffen mit Ihren Gedanken Ihre Wirklichkeit. Tauchen negative Bilder auf, die Sie selbst klein, hässlich, krank oder hilflos machen, dann gebieten Sie ihnen Einhalt. Werfen Sie den Gedanken über Bord. Ist eine Betrachtung mit sehr starken Emotionen, zum Beispiel mit Wut und Trauer, verbunden, dann schreiben Sie alles auf, was Sie belastet. Machen Sie sich bewusst, dass diese Gedanken und Gemütsbewegungen dafür verantwortlich sind, dass Sie leiden. Und jetzt muss Schluss sein! Sie steigen aus dem Kreislauf aus Leid und Verlust aus. Verbrennen Sie Ihre Notizen und verzeihen Sie sich selbst, allen Beteiligten, der Lebenssituation, den Umständen, den Menschen und dem Leben selbst. Durch den Akt der Vergebung und des Verzeihens werden Sie frei von Schuldgefühlen, von seelischen Verletzungen und tief verwurzelten und krank machenden Emotionen.

Neue Perspektiven. Machen Sie sich bewusst, dass es immer auch eine andere Perspektive gibt, die Sie einnehmen können – wenn Sie nur wollen und bereit dazu sind. Jede traurige Tatsache, jedes schlimme Erlebnis, jeder Gedanke und jede Emotion – alles trägt in sich die Chance der Veränderung, wenn Sie Einstellung und Blickwinkel ändern. Sie haben immer die Wahl, eine andere Position, eine andere Geisteshaltung einzunehmen. Formulieren Sie für sich also neue Wege und Ausrichtungen.

Sinnvolle Ziele. Finden Sie für Ihren Lebensweg sinnvolle Ziele, die Ihnen Erfüllung, Befriedigung und Freude schenken. Denn dann wird Ihr inneres Feuer entfacht, sodass Sie mit Begeisterung und Engagement Ihr Leben selbst in die Hand nehmen und sich Schritt für Schritt daranmachen, Ihre Herzenswünsche, Träume und Ziele zu verwirklichen.

Das Wesentliche entdecken. Was ist Ihnen besonders wichtig im Leben? Was ist das Wesentliche, das

Sie aus den Augen verloren haben? Wo möchten Sie andere Prioritäten setzen? Was möchten und was müssen Sie verändern, damit Sie zu mehr Zufriedenheit gelangen und sich wohler fühler? All diese Fragen führen Sie zu sich selbst zurück und schenken Ihnen Authentizität.

Das innere Kind nähren. Gehen Sie spielerisch ans Leben heran und gönnen Sie sich immer wieder mal lustige „Kindereien", die das Leben versüßen, verschönern und Sie zum Lachen bringen. Schlitten fahren im Winter, im Sand Burgen bauen, sich auf eine Schaukel setzen, einen Märchenabend besuchen, Kinderlieder singen, sich verkleiden, einen Zeichentrickfilm ansehen, Roller fahren oder zum Laternenumzug zu gehen sind Vorschläge, die Sie aus Ihrem allzu ernsten Erwachsenenalltag entführen werden. Überlegen Sie selbst, wozu Sie Lust haben.

Die Kunst der Langsamkeit erlernen. Schluss mit Stress und Hektik, denn es geht auch anders. Schalten Sie mehrere Gänge zurück, organisieren Sie sich neu. Schaffen Sie sich ein gesundes Maß an überschaubarer Ordnung und Struktur in Ihrem privaten und beruflichen Alltag. Langsamkeit bedeutet nicht, zu trödeln, sondern sich die nötige Zeit für etwas zu nehmen, es mit Muße und Tatkraft in aller Ruhe zu Ende zu bringen.

» Aphrodite-Mut für Neues

Haben Sie den Mut, aus der Reihe zu tanzen, um Ihr eigenes Ding durchzuziehen und sich selbst treu zu bleiben? Wer aus der Reihe tanzt, steht im Mittelpunkt des Geschehens. Man wird vielleicht über Sie reden oder gar mit dem Finger auf Sie zeigen. Aber insgeheim wird man Sie beneiden, weil Sie unangepasst sind und sich trauen, so zu sein, wie Sie wollen. Dem eigenen Leben Gestalt zu verleihen – nichts kann erfüllender und befriedigender sein, Glücksgefühle schenken. Es lohnt sich auf sein Herz zu hören und die Angst vor der Meinung anderer zu verlieren.

Wer den Mut hat, seinen eigenen, vielleicht auch ungewöhnlichen Weg zu gehen, der ist kein schlechter Mensch, sondern ein selbstbewusster. Solange man andere mit seiner Lebensweise nicht stört oder verletzt, ist das völlig in Ordnung. Heißt es doch, seinen Prinzipien treu zu bleiben und seine Überzeugungen nicht zu verraten. Gleichermaßen bedeutet es aber auch, seine Persönlichkeit zu

Mut in Modedingen

Stellen Sie sich immer wieder die Frage, was Ihnen steht und Ihre Vorteile betont. Suchen Sie nach wirklich guter und tragbarer Mode und setzen Sie das in Szene, was Sie zu bieten haben: Sei es ein großer Busen und ein hinreißend erotisches Dekolleté, rundliche Hüften, eine schmale Taille, kräftige Waden oder eher damenhafte Eleganz oder sportliche Standfestigkeit. Seien Sie auch kritisch in der Auswahl der Stoffe und Muster. Bevorzugen Sie ausschließlich Schnitte, die zu Ihnen passen und Ihre Einzigartigkeit zum Ausdruck bringen. Lassen Sie sich nicht von irgendwelchen Trends beeinflussen.

entwickeln, die Seele reifen zu lassen und Veränderungen zu akzeptieren.

Nur so lässt sich das Leben dynamisch angehen und Sie bleiben „im Fluss“ – werden zu einer starken Persönlichkeit mit Ausstrahlung, Charakter und Profil. Niemand wirkt anziehender, bewundernswerter, ja sogar erotischer als eine Frau, die sich selbst liebt und dies nach außen demonstriert mit Esprit, Feinheit, Taktgefühl und Würde oder mit Präsenz, Standhaftigkeit, Empathie und Begeisterungsfähigkeit.

Ein solch mutiges Verhalten mag der Umwelt nicht passen, aber Sie selbst werden sich unendlich wohler und zufriedener fühlen, wenn Sie der Sehnsucht Ihrer Seele folgen. Trauen Sie sich, Ihren ganz persönlichen Stil zu finden, Ihre Vorlieben zu äußern und in jeder Hinsicht ganz Sie selbst zu sein!

» Aphrodite-Würde

In jeder Frau stecken königliche Würde und der Sinn für Feinheit und Ästhetik. Das Bewusstsein, eine entsprechende Ausstrahlung in sich zu tragen, kann im Alltag sehr viel Kraft und auch Macht verleihen. Doch wie gibt dies dem Leben Gestalt? Ganz einfach: durch Klarheit, Ruhe und Authentizität. Wenn Sie ganz Sie selbst sind und diese Botschaft ganz ruhig, sachlich und unmissverständlich vermitteln, dann sind Sie nicht nur eine würdevolle Königin, sondern werden auch so behandelt!

Die Göttin Aphrodite steht also nicht nur für das, was eine Frau ausstrahlt, sondern auch für die Reaktion auf ihr Dasein, ihr Tun und Handeln. Es findet eine Interaktion statt, die einer Frau Würde verleiht. Diese Würde kann verschiedene Gesichter haben. Vielleicht ist sie von Grazie und Eleganz geprägt, von Standfestigkeit, Willenskraft und Durchsetzungsvermögen oder von Einfühlungsvermögen, Hingabe und Herzlichkeit. Alles ist möglich! Eine Frau, die mit liebendem, offenem, hilfsbereitem Wesen durch die Welt geht, strahlt ebenso Würde aus wie eine, die für ihre Rechte einsteht und eventuell kämpferisch Ziele erreicht.

Natürlich sind nicht immer alle Tage gleich. Nicht immer ist der Mensch gut gelaunt, leistungsfähig und fröhlich. Oft gibt es Phasen im Leben, die von Herausforderungen, Krisen und Krankheiten geprägt sind. Und es gibt Tage der Niedergeschlagenheit, der Müdigkeit und Erschöpfung. All das gehört zum Leben dazu. Niemand kann immer nur glücklich sein. Ein reiches und vielseitiges Leben beinhaltet immer auch „die andere Seite“.

Das Auf und Ab des Alltags anzunehmen, den Mut zu haben, sich dem ganzen Leben zu stellen und sich auch zu den eigenen Schattenseiten, unangenehmen Gedanken und Gefühlen zu bekennen, verleiht Ihnen ebenso Würde wie Ihre Begeisterungsfähigkeit in guten Zeiten. Aphrodite, die Königin, möchte Sie unterstützen, alle Seiten des Lebens willkommen zu heißen und sich so anzunehmen, wie Sie sind.

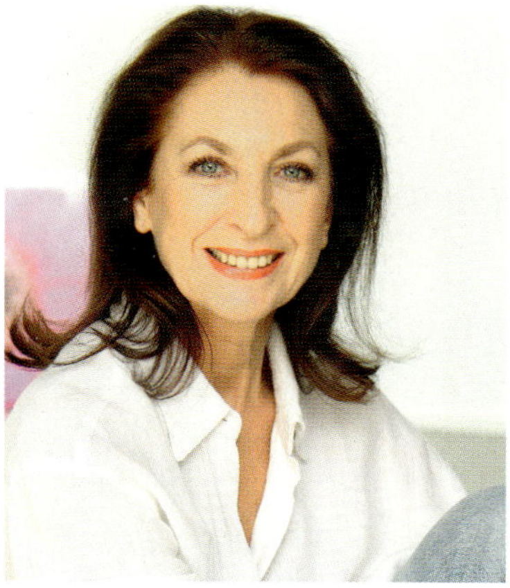

Ausdrucksstärke, Ausstrahlung, Selbstbewusstsein und eine offen gelebte Lebensfreude machen jede Frau unwiderstehlich.

» Sich dem Leben stellen

Allem Jugendwahn zum Trotz: Je älter und reifer eine Frau wird, desto strahlender wird ihr Wesenskern, wenn sie gelernt hat, sich zu lieben, wie sie ist. Nun kann wahre Macht, gepaart mit Magie und einer feinen, ästhetischen Schönheit, wirklich lebendig werden. Und zwar glanzvoll und glaubwürdig zugleich.

Nicht umsonst gelten die Wechseljahre bei vielen Völkern als machtvoller Aufstieg einer Frau. Im Gegensatz zu unserer Zivilisation, die nur die Jugendlichkeit, die Faltenlosigkeit und die Knackigkeit der Haut als wertvoll erachtet, werden in vielen Kulturen die Wechseljahre von Frauen geradezu herbeigesehnt. Endlich nämlich öffnet sich für die Frau eine neue Tür, die Weisheit und Schönheit huldigt und ihr Ansehen, Würde und Macht offenbart. Es ist wie eine Beförderung, aus der Respekt und Wertschätzung hervorgehen. Die Kraft und das Wissen der weisen, ehrbaren und edlen Frau sind dann gefragt wie nie zuvor. Und genau diese Tatsache unterstreicht die Schönheit der Reife und des Alters und lässt die Ausstrahlung und das Charisma einer wertgeschätzten und respektierten Frau noch heller und leuchtender werden.

Dieses natürliche Prinzip müssen sich Frauen in unserem Kulturkreis erst einmal wieder bewusst machen, denn von allen Seiten werden Horrorszenarien entwickelt für die „welkende" Frau, die medizinischer Fürsorge bedarf, um den entsetzlichen Auswirkungen des Älterwerdens entgegenzuwirken und zu entgehen. Fit, schlank, vital, jung und knackig – das sind die Attribute, der die reife Frau häufig nacheifert. Und leistungsfähig soll sie auch sein. Also körperlich, geistig und seelisch in Saft und Kraft stehen und das Älterwerden möglichst ignorieren oder verdrängen, zur Not mit einer Schönheitsoperation verschieben. Warum?

Es ist doch normal, dass das Leben Veränderungen mit sich bringt und Entwicklungen stattfinden. Körperliche Jugendlichkeit ist vergänglich, auch wenn sie mithilfe der Chirurgie verlängert werden kann, aber persönliche Ausstrahlung und Attraktivität sind unvergänglich.

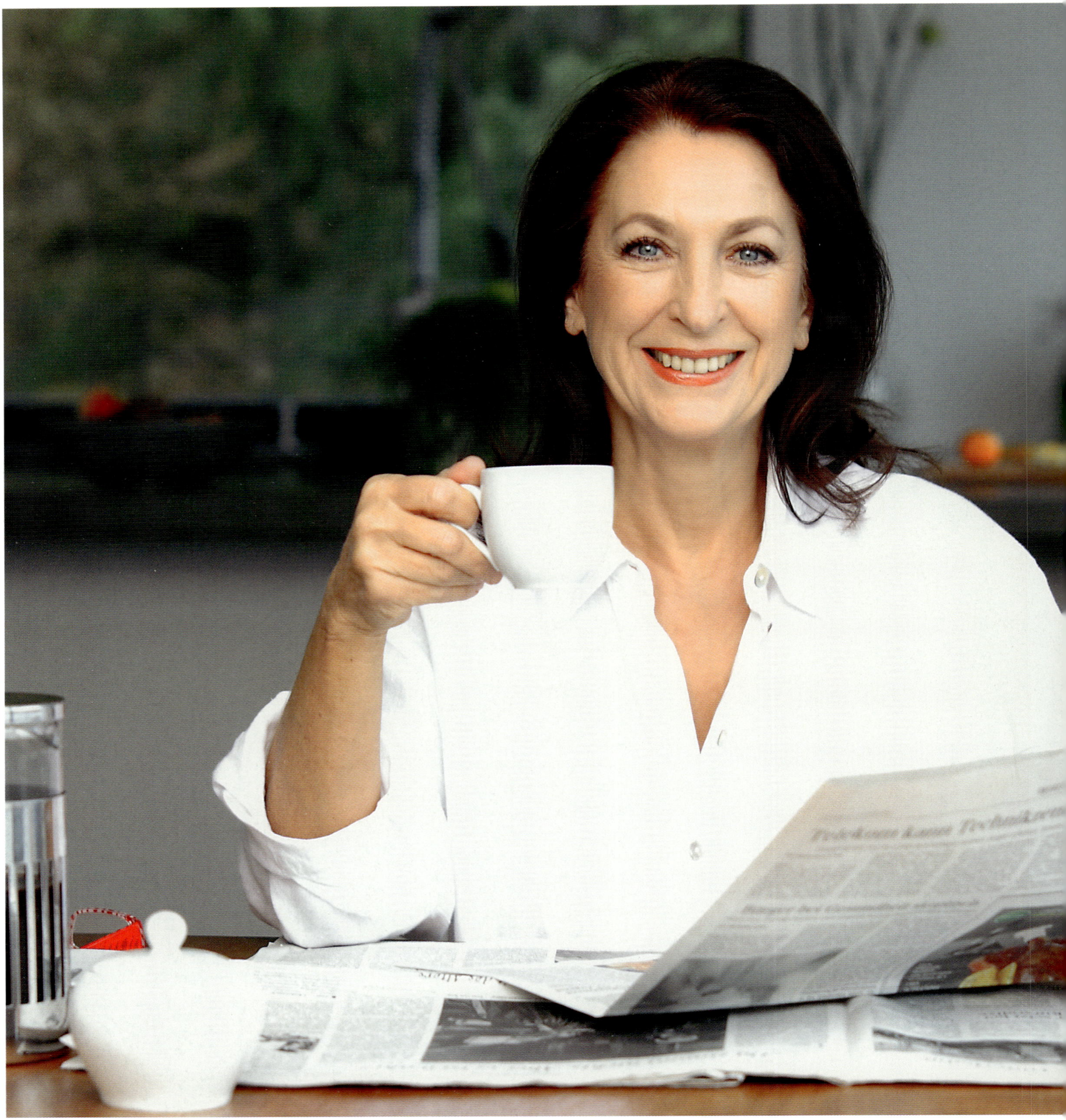

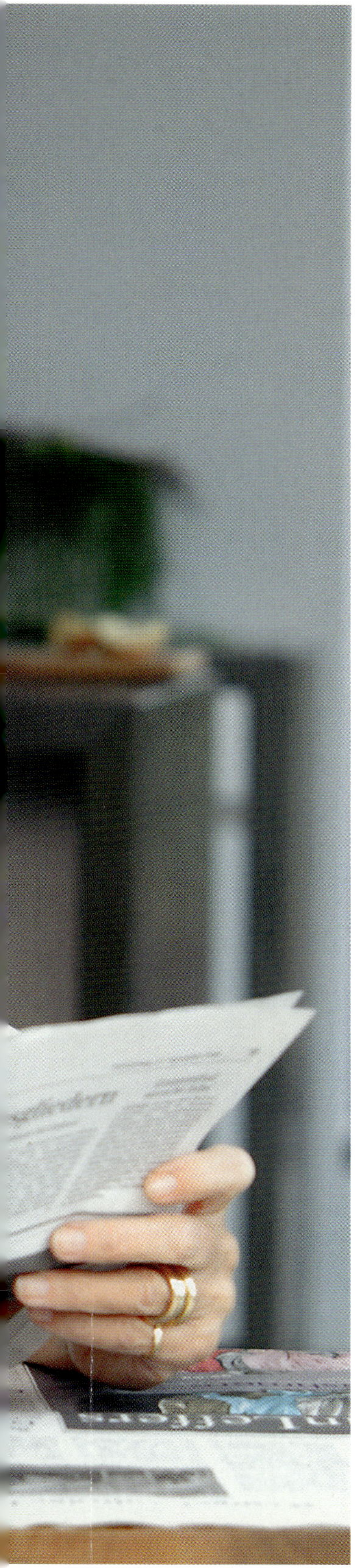

Lob - wann sind Sie das letzte Mal gelobt worden? Sicher ist das auch schon eine Weile her. Mir geht es da nicht anders als Ihnen. Wir erfahren viel eher, wann wir etwas falsch gemacht oder wo wir uns unpassend verhalten haben, als dass uns jemand sagt, was gut an uns ist. Nur, mit Lob lebt es sich besser. Viele Frauen haben sich zu sehr angepasst und spielen – falls sie denn gelobt werden – ihre Leistung herunter: „Ach, das war doch nichts!“ Schließlich gibt es immer mehr, das „nichts“ ist. Was macht das aus ihnen? Fühlen solche Frauen sich nicht mit der Zeit wertlos und entbehrlich? Ich zum Beispiel mache mir manchmal ein kleines Geschenk, wenn etwas geklappt hat. Ein schönes Parfüm, einen Theaterbesuch, ein Treffen mit Freunden, oder einfach Zeit für eine Beauty-Behandlung. Und natürlich bedanke ich mich, entweder bei mir selbst, oder aber bei denen, die das möglich gemacht haben.

» Viele Frauen haben sich zu sehr angepasst und spielen – falls sie denn gelobt werden – ihre Leistung herunter …

Sie haben es nicht nötig, sich mit Menschen abzugeben, die Ihre Werte mit Füßen treten. Wenden Sie sich bewusst von denen ab, die Sie einzig über Ihre Figur, Ihr Aussehen und die Straffheit Ihrer Haut beurteilen. Lassen Sie sich erst gar nicht auf solche Auseinandersetzungen ein. Bleiben Sie gelassen und seien Sie gewiss: hinter äußerlichen Angriffen steckt oft eine große Portion Neid.

Lebensgaben auskosten

Auch wenn der Körper den Gesetzen der Natur unterliegt, also mit den Jahren noch ein wenig weiblicher, weicher und hingebungsvoller wird – bitte nennen Sie Ihn nie schlapp, faltig und unelastisch! Geist und Seele sind stets frei und von Leichtigkeit gekennzeichnet. Wer es schafft, sich selbst zu lieben und die kostbaren Gaben des Lebens voll auszukosten, wird jeden Tag ein kleines Wunder erleben, Glück und Zufriedenheit empfinden. Ganz Frau zu sein und dieses Frausein unabhängig vom Alter zu genießen, das sind die Ziele des Aphrodite-Trainings.

» Lächeln heißt, die Angst verlieren

Es gibt immer wieder Frauen, die Angst haben vor sich selbst und dem Leben. Sie trauen sich nicht, das Leben zu genießen, und schaffen es nicht, sich selbst zu lieben, wie sie sind. Stattdessen lenken sie ihre gesamte Aufmerksamkeit auf all das, was nicht funktioniert oder mit einem vermeintlichen Makel behaftet ist. Sie sehen nicht ihre schönen Augen, ihren wohl geformten Busen oder die glänzenden Haare, sondern nur ihre dicken Oberschenkel, das kleine Bäuchlein und die allzu kräftigen Waden. Die Manie, sich an den Problemzonen festzuklammern und sich selbst nur noch über alle körperlichen Makel zu definieren, ist groß. Und auf diese Weise sinkt das Selbstwertgefühl gegen null.

Dabei wäre es doch so einfach! Frau bräuchte ihr Augenmerk nur auf die schönen, wohl proportionierten und einzigartigen Attribute ihres Körpers richten. Denn niemand ist nur hässlich. Das gibt es gar nicht. Jeder Körper besitzt wunderbare Eigenheiten und Merkmale, die einfach nur entdeckt werden wollen.

Um den Blickwinkel zu verändern, beginnen Sie zu lächeln. Nur so haften Ihre Gedanken nicht zwanghaft an Ihren Makeln. Wenn Sie ein Lächeln aufsetzen, können Sie keine tristen Gedanken mehr haben. Stattdessen kommt ein kleiner Sonnenstrahl aus dem Dickicht hervor und berührt Sie sanft. Dieser Sonnenstrahl führt Sie behutsam zu dem, was schön ist. Machen Sie sich gleich daran und spüren Sie das auf. Finden Sie heraus, wo Ihre verborgene Schönheit liegt. Und es lohnt die Mühe, alles Wundervolle, Schöne und Bemerkenswerte, das Sie finden, auch aufzuschreiben. Beginnen Sie am besten jetzt gleich damit!

» Das eigene Tun mit Vorsatz gestalten

Leben Sie, wie es Ihnen gefällt – ganz bewusst und voller Achtsamkeit. Genießen Sie Wohlgefühl, stellen Sie Forderungen und gebärden Sie sich auch mal so, dass Sie sich nicht alles gefallen lassen. Setzen Sie Grenzen, wenn Sie merken, dass Ihnen etwas nicht gut tut. Lernen Sie Nein zu sagen. Überlegen Sie, was Ihre Wünsche und Träume sind. Was möchten Sie darstellen? Wie wollen Sie sein? Möchten Sie gern eine streitbare

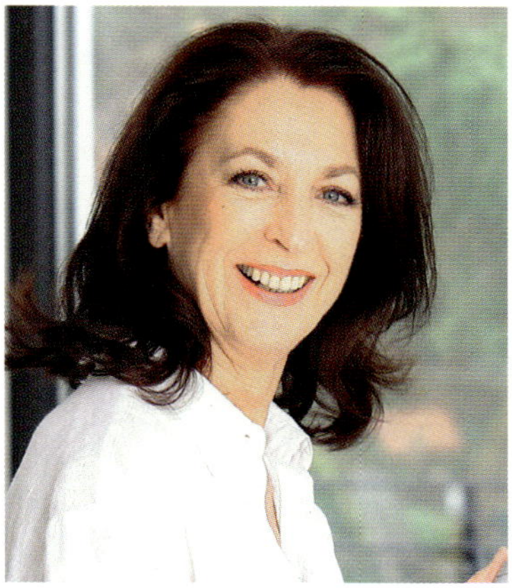

Nehmen Sie lächelnd alles Schöne an sich wahr und denken Sie immer daran: Das, worauf Sie Ihr Augenmerk richten, wird verstärkt und aufgewertet! Es erhält Energie und Nahrung und nimmt Präsenz in Ihrem Leben ein. Das gilt für Gedanken, Gefühle und Taten. Schenken Sie deshalb Ihre Aufmerksamkeit den Dingen, auf die Sie stolz sind im Leben und die Sie an sich mögen. Dann verstärkt sich Ihr Empfinden für Schönheit, und Ihr Selbstwertgefühl steigt ebenso.

Amazone sein? Dann stellen Sie sich vor, sie wären eine und handeln auch so. Wollen Sie eine Königin sein? Dann stellen Sie sich vor, Sie wären eine. Tun Sie einfach so, als ob Ihre Wünsche längst Wirklichkeit wären. Schlüpfen Sie in Ihre Lieblingsrolle und halten Sie sie konsequent durch. Gestalten Sie sich Ihre Welt so, dass Sie sich darin wohlfühlen.

Aphrodite hätte eine wahre Freude an Ihnen. Und Ihre Mitmenschen werden Sie glühend beneiden und bewundern, weil Sie es wagen, Ihre Träume wenigstens ein wenig zu verwirklichen. Seien Sie ganz Sie selbst und folgen Sie Ihrem Herzen. So entwickeln Sie Charisma. Das macht Sie interessant, und die Menschen werden neugierig auf Sie, weil Sie so sind, wie Sie sind. Sie selbst fühlen sich einfach wohl und inspiriert. Einen besseren Jungbrunnen gibt es nicht. Andere Frauen mögen sein, was sie wollen – Sie sind Aphrodite!

» Die Macht der Rituale

Aphrodite ist eine, die beides kann: sich spontan und voller Leidenschaft dem Moment hinzugeben oder überlegt zu handeln in den Fällen, in denen Ratio nötig ist. Spontaneität und Struktur empfindet sie nicht als Gegensatz, sondern als Ergänzung. Sie hat erkannt, dass Rituale Ordnung, Ruhe und Klarheit in ihr Leben bringen. Rituale, und mögen sie noch so klein sein, geben Kraft im Alltag. Ob Sie sich jeden Morgen aufmunternd im Spiegel zulächeln, in Stresssituationen tief ausatmen oder nach Feierabend mit einem Prosecco in die Badewanne steigen - machen Sie regelmäßig das, was Ihnen gut tut.

Zu allen Zeiten haben Frauen Rituale vollzogen, die die Weiblichkeit feiern und eine ganz besondere Energie in die Atmosphäre lenken. Vor allem Lebensübergänge wurden mit einem besonderen Ritual bedacht, um den Eingeweihten Macht und Kraft zu schenken. Unsere Kultur jedoch hat fast jegliche Form weiblicher Rituale aus dem Alltag verbannt.

Auf der anderen Seite finden sich zunehmend Menschen zusammen, die an alte heidnische Rituale anknüpfen oder spirituelle Feste feiern. Doch meist sind diese Rituale ebenso weit von der Realität des modernen Alltags entfernt, weil sie entweder allzu esoterisch anmuten oder einfach viel zu abgehoben oder zu fremd erscheinen. Und Ritualkreise für Frauen, in denen sich alle wohl fühlen, gibt es kaum. Dabei ist es gar nicht so schwer, weibliche Übergänge zu würdigen und rituell zu begehen. Es lohnt sich sicher, hier nach eigenen Wegen zu suchen.

Wechseljahre. Zu den großen Meilensteinen im Leben einer Frau gehören die Wechseljahre. Für viele sind sie nicht einfach anzunehmen. Denn die Mitte des Lebens ist jetzt überschritten, der Lebensherbst beginnt, der aber noch viele Früchte bringen kann und der in vollen Zügen genossen werden darf.

Manchmal hilft hier ein Ritual, sich selbst wieder zu finden und zu lieben und vor allem das Frausein nicht nur unter negativen Aspekten wie Hitzewallungen, Schlaflosigkeit, depressiven Verstimmungen zu betrachten. Schließlich symbolisieren die Wechseljahre den Eintritt in Weisheit und gehobenes Ansehen.

Anerkennungsritual. Überlegen Sie, ob ein solches Ritual zu Ihnen passt und zelebrieren Sie es dann liebevoll alleine oder in einer Frauengruppe. Wenn Sie mögen, dekorieren Sie dazu den Tisch mit einem Tuch, Blumen, einer Kerze oder anderen Lieblingsgegenständen. Vielleicht haben Sie ja ein Duftlämpchen zu Hause, das Sie mit Ihrem Lieblingsduft füllen und anzünden wollen. Wohlgerüche verbreiten Wohlgefühl, machen gute Laune und lassen Sie entspannen.

Je nach Ritual erfolgt dann ein Spruch. Es kann der nebenstehende sein oder ein eigener. Wichtig ist, dass Sie Worte wählen, die eine aufbauende, bejahende und lebensfrohe Botschaft vermitteln und Ihnen entsprechen. So manifestieren Sie, dass ein Übergang vollbracht worden ist und etwas Neues im Leben folgen kann. Sie können das Ritual immer wiederholen, wenn Sie es brauchen oder bestätigen wollen.

Oft reichen auch schon ein paar positive Worte, um sich etwas Gutes zu tun und Selbstvertrauen und Zuversicht zu schaffen. Schließlich kann Ihre innere Einstellung Berge versetzen. Sagen Sie sich beispielsweise öfters mal: „Ich liebe es, eine Frau zu sein! Es ist herrlich, in purer

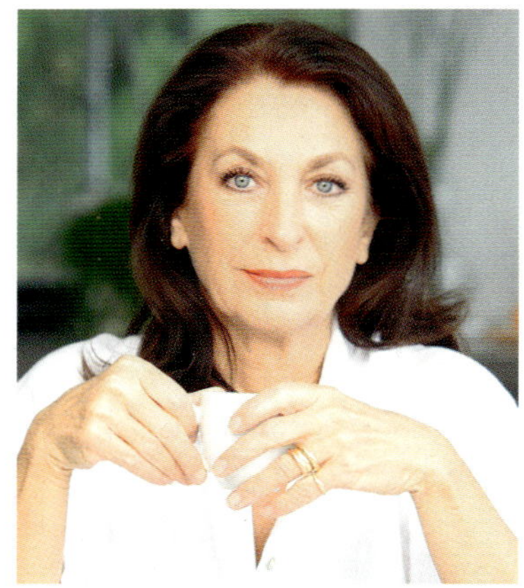

Nun gehöre ich zu den weisen Frauen voller Reife und königlicher Schönheit. Ich bin angesehen und werde respektiert, weil ich mich selbst liebe und meine Entwicklung und das Reifen meiner Seele mit liebenden Augen betrachte. Auf meinem Lebensweg wird mir noch viel Wunderbares begegnen, das ich dankbar annehmen werde. Ich freue mich auf alles Neue.

Weiblichkeit zu schwelgen und das Leben als Frau zu genießen! Ich habe die Kraft, alle Herausforderungen zu meistern. Ich habe die Kraft, mein Leben zu gestalten und ihm Sinn zu verleihen. Ich liebe mich selbst und verschenke mein Wohlwollen offen, aufrichtig und mit Herzlichkeit an meine Mitmenschen. Ich danke für all das Schöne in meinem Leben und richte meine Aufmerksamkeit auf Schönheit, Würde, Freude und Liebe. All das strahle ich aus und all das macht mich glücklich. Ich finde Erfüllung im Leben als Frau ganz auf meine Weise und habe den Mut, so zu sein, wie ich bin und sein will. Ich gehe meinen Weg und lebe mein Leben, ich träume mein Leben und lebe meine Träume."

Frauen, die nach der Aphrodite-Weisheit leben, haben mehr vom Leben. Sie genießen ihre Weiblichkeit, und das täglich. Unabhängig vom Lebensalter, vom persönlichen Schicksal, vom Aussehen und den Lebensumständen kann es daher sinnvoll sein, in anstrengenden und schwierigen Phasen – oder einfach zur Bekräftigung und Bestätigung – ein Ritual auszuführen, um wieder Halt im Leben zu spüren, sich sicher, geborgen und aufgehoben zu fühlen.

» Aphrodite-Balance

Männer wie Frauen agieren stets mit Herz und Verstand. Auch wenn Sie sich selbst als reinen Kopfmenschen betrachten, der seine Gefühle unter Kontrolle hat, so stehen Ihnen stets im Leben alle Emotionen zur Verfügung. Niemand entscheidet nur aus dem Bauch heraus, und niemand ist so „verkopft", dass er weder seinen Körper noch seine Bedürfnisse und Wünsche wahrnehmen kann.

Obwohl Frauen nachgesagt wird, dass sie mehr aus dem Bauch heraus handeln, auf ihre Intuition hören, feinfühliger sind, ihre Gefühle schneller und leichter zum Ausdruck bringen, so stimmt dies nur bedingt. Kalkül und Berechnung, ja reine Logik und Verstandeswissen gehören auch zum weiblichen Leben. Gut ist es, wenn Frauen im inneren Gleichgewicht sind. Diese Balance macht erst alles stimmig. Sie sorgt dafür, dass Gefühle als wichtige Handlungsfaktoren ebenso herangezogen und berücksichtigt werden wie logische und strukturierte Überlegungen.

Ziel im Alltag sollte sein, Herz und Verstand miteinander kooperieren zu lassen. Wer Entscheidungen nur nach Fakten trifft, also nicht auf sein Herz oder sein Bauchgefühl hört, scheitert fast immer oder ist mit der Entscheidung nicht glücklich. Ebenso unklug ist es, aus einer einmaligen und augenblicklichen Stimmung heraus wichtige Entscheidungen zu treffen und sich unüberlegt in eine Sache hineinzustürzen. Auch hier spielen ausgleichende Faktoren eine Rolle, die Intuition und Verstand kommunizieren lassen.

Ein gutes Körpergefühl trägt viel dazu bei, körperlich und seelisch ausgeglichen zu sein und dann aus dem Vollen schöpfen zu können. Deshalb laden wir Sie ein, über das Aphrodite-Training die richtige Balance zu erhalten. Das richtige Maß an An- und Entspannung, an Muskelaktivität, Gelenkigkeit, Beweglichkeit, Ausdauer und Haltung sorgt für Wohlgefühl und Selbstvertrauen. Auf diese Weise können auch Gefühle die entscheidenden Wegweiser sein, die dem Leben die richtige Richtung zeigen und zusammen mit der Logik des Verstandes ein erfülltes, erfolgreiches und zufriedenes Leben offerieren.

» Mentales Aphrodite-Training

Lebensfreude beginnt im Kopf, ebenso das Gefühl für Sinnlichkeit und die Lust an der Sexualität. Sie sind das, was Sie denken und fühlen. Ihre Gedanken erschaffen Ihre Wirklichkeit, Ihre Gefühle melden Ihnen, ob Sie sich im Leben unwohl oder wohl fühlen. Wie Sie über sich selbst, über das Frausein, Ihre Mitmenschen und das Leben an sich denken, bestimmen Sie selbst! Und so fühlen Sie sich dann auch, entweder voller Gelassenheit oder gestresst.

Das Gute ist: Sie können stets neu entscheiden, wie Sie denken und fühlen wollen. Richten Sie Ihre Aufmerksamkeit immer auf alles Schöne und Gute, nicht auf Stress, Problemzonen, Makel und Unpässlichkeiten. Das ist zwar manchmal nicht einfach, weil der Mensch unbewusst stets in alte Gedankenmuster, Vorstellungen und Gewohnheiten zurückfällt. Aber sobald Ihnen dieser Negativ-Kreislauf bewusst wird, können Sie ihn ausschalten. Denn das, was Sie wahrnehmen, ist Ihre Wirklichkeit. Es ist von außen betrachtet erst einmal weder gut noch schlecht. Erst Ihre Entscheidung, wie Sie darüber denken, gibt dem Ganzen eine Wertung. Ihr Gedanke kehrt dann als Gefühl zu Ihnen zurück.

Nehmen Sie zum Beispiel das Wetter. Es regnet. Sie können nun entscheiden, wie Sie darüber denken: Regen ist grässlich, das Nasskalte macht mich ganz verrückt. Sie ärgern sich über den verregneten Tag und empfinden Ärger als Gefühl. Doch es geht auch anders: Der Regen tut den Blumen gut, endlich ist Zeit zum Kuscheln und Lesen, Sie können ohne schlechtes Gewissen ins Kino gehen. Nur eine positive Geisteshaltung bringt Sie weiter. Sie fühlen sich dann gleich viel besser. Und genau so kann es immer sein, wenn Sie sich Ihre Gedanken bewusst machen.

Schluss mit Jammern. Allzu oft neigen wir dazu, viel Energie auf Negatives zu verlegen. Doch jegliche Schwarzmalerei bringt uns nicht weiter, sondern schwächt nur. Dennoch dürfen Sie sich nicht unter Druck setzen und fortan nur positive Gedanken und Gefühle erwarten. Zum Menschsein gehört eben beides, die Negativität sollte jedoch nicht überwiegen. Wenn Sie sich künftig bei negativen Gedanken ertappen, dann sagen Sie laut „Stopp!“ und verbannen Sie sie aus Ihrem Kopf. Sind die Gedanken mit starken negativen Emotionen verbunden, dann absolvieren Sie die Anti-Stress-Übungen aus dem Aphrodite-Training. Verteilen Sie Boxer und Kicks, um Gedanken und Gefühle loszulassen.

Störenden, angstvollen Vorstellungen, die immer wieder auftauchen, stellen Sie ein zeitliches Ultimatum. Wie lange wollen Sie sich damit beschäftigen? Eine Minute? Fünf Minuten? Nun gut. Stellen Sie sich einen Wecker. Und nun kosten Sie es aus! Ärgern, jammern, schimpfen und wehklagen Sie, bis die Zeit um ist. Dann ist gut! Genug Energie verbraucht. Jetzt gilt es, sich eine neue Sichtweise zu erschaffen.

Gedanken und Gefühle loslassen. Leben bedeutet, mit allen Gedanken konfrontiert zu werden. Die eigentliche Stärke liegt darin, mit ihnen fertig zu werden. Oft sind es seelische Verletzungen und schlechte

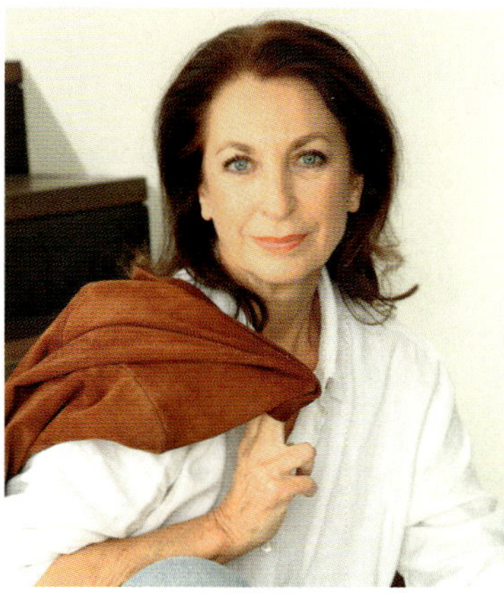

Frauen können und dürfen selbstbewusst ihren eigenen Weg gehen, sich verändern, verwandeln, wenn sie Lust dazu haben. Es braucht nur etwas Mut und schöpferische Kraft dazu.

Erfahrungen im Leben, die ausschlaggebend für eine negative Lebenssicht sind. Das Festhalten daran schwächt und macht krank. Es hat Macht über sie. Wie lange wollen Sie das noch zulassen? Haben Sie nicht schon genug gelitten! Verabschieden Sie sich von schlechten, schlimmen und sorgenvollen Gedanken ganz bewusst. Geleiten Sie sie hinaus aus Ihrem Leben. Lassen Sie los!

Lernen, sich selbst und das Leben neu zu sehen

- Versuchen Sie, eine Situation nicht zu beurteilen. Sie ist nun mal, wie sie ist. Die Frage ist nun, was können Sie aus dieser Situation machen? Wie können Sie das Beste für sich selbst herausholen? Wie können Sie die Situation umgestalten und verändern?
- Erkennen Sie, dass vor allem auch in Krisen die Chance der persönlichen Entwicklung am größten ist. Denn nun zeigt es sich, wie kreativ Sie sind, Ihr Leben zu meistern.
- Erträumen und erschaffen Sie sich die Welt, so wie Sie es sich wünschen. Und handeln Sie dann auch entsprechend.
- Nutzen Sie das neu erworbene Wohlgefühl, um Ihre Gedanken ebenso neu zu formulieren. Wer sich wohl fühlt, kann besser planen und den Geist auf gute Gedanken neu programmieren.
- Finden Sie heraus, was das Wesentliche in Ihrem Leben ist. Was sind Ihre Lebensaufgaben? Welche Talente bringen Sie mit in die Welt hinein? Was ist Ihnen in die Wiege gelegt worden an Fertigkeiten und Kompetenzen? Leben Sie alles aus, was Ihnen Wohlgefühl bereitet. So zeigt sich der Sinn in Ihrem Leben.
- Betätigen Sie sich schöpferisch. Kreatives Tun schafft Lebenssinn, bringt Freude und Erfüllung. Was für eine schöpferische Tätigkeit, ist dabei gleichgültig, Hauptsache Sie tun etwas.
- Erfinden Sie Ihr Leben neu, wenn es Ihnen nicht mehr gefällt. Ab und zu ist dieser Schritt dringend nötig, um nicht zu erstarren, depressiv zu werden und im Jammern zu enden.

Auch für mich als Schauspielerin ist die Zeit hektischer geworden – schnell eine Lesung hier, ein Gala-Abend da, dann Filmaufnahmen. Oft verschiebt sich der komplette Terminkalender kurzfristig. Diese Hektik macht nicht nur müde, sondern auch unlustig. In der Folge kommt vieles zu kurz – selbst bei mir. Dabei liebe ich es, Bücher zu lesen, gute Filme zu schauen und ins Konzert, ins Theater oder

» Auch ich brauche „Input“, brauche Kunst und Fantasie, um immer wieder in andere Rollen zu schlüpfen oder einfach nur ich selbst zu sein.

in Ausstellungen zu gehen. Denn auch ich brauche „Input“, brauche Kunst und Fantasie, um immer wieder in andere Rollen zu schlüpfen oder einfach nur ich selbst zu sein und zu genießen. Ich merke, wie meine Lebensqualität leidet, wenn ich längere Zeit nicht auftanken kann. So bin ich kulturell zum Genussmenschen geworden. Wie das geht? Sie können sich zum Beispiel ein Abo kaufen, ein bestimmtes Buch überall mit hinnehmen, um Pausen mit Lesen auszufüllen, oder im Kalender eine Zeit fest eintragen. So macht man sich eine Vorgabe und befolgt sie, selbst, wenn man müde oder lustlos ist - vorausgesetzt, man nimmt die Termin mit sich selbst ebenso ernst wie Verabredungen mit anderen.

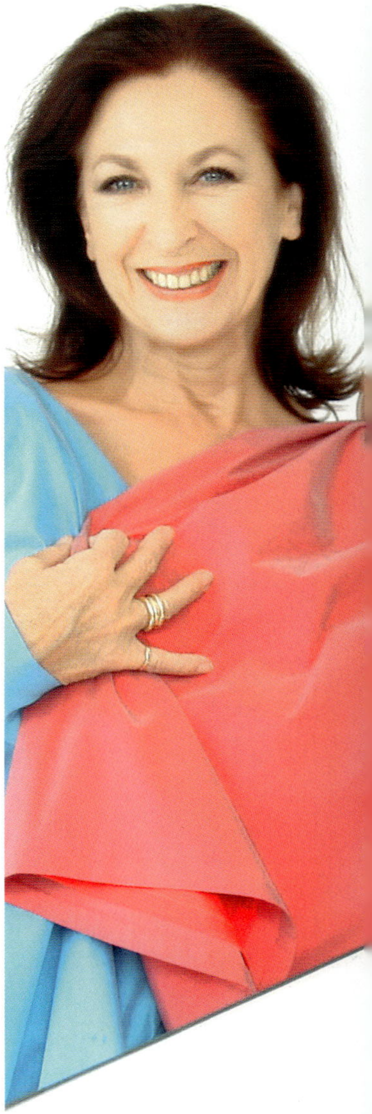

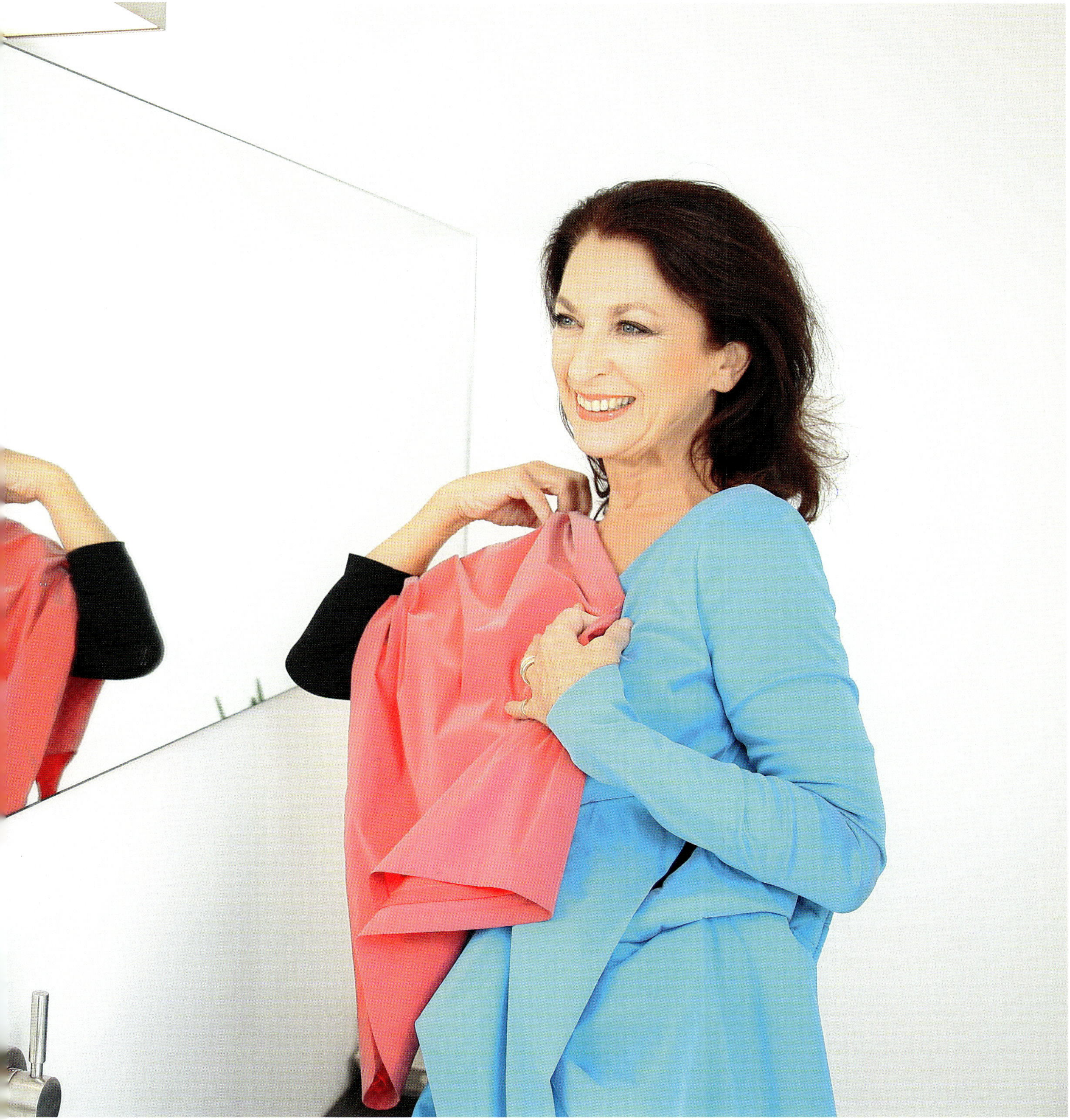

Individuelle Schönheit und Ausstrahlung

Dies ist ein ganz und gar weibliches Übungsprogramm, das auf die Bedürfnisse der reifen Frau zugeschnitten ist. Bauen Sie es locker und entspannt in Ihren Alltag ein. So weckt es verborgene Energien und schenkt Ihnen neue Kräfte.

Das Aphrodite-Training ist ein ganzheitliches Training. Was genau bedeutet das? Die Übungen straffen einzelne Muskelgruppen und machen den Körper sanfter und geschmeidiger – doch das leistet auch jede Gymnastik. Das Aphrodite-Training gibt Ihnen mehr: mehr Weiblichkeit, mehr Selbstbewusstsein und ein besseres Körpergefühl. Genau nach diesen Kriterien sind seine Übungen aus Yoga, Bodyforming, Beckenbodentraining und Dance zusammengestellt. Sie tun Körper und Seele gleichermaßen gut und geben Ihnen das sichere Gefühl: „Ich bin gut, wie ich bin."

Ob Sie den Programmen folgen oder ob Sie sich nach einiger Zeit Ihre Lieblingsübungen selbst zusammenstellen, bleibt Ihnen überlassen. In jedem Fall werden Sie sich mit Leib und Seele wohl fühlen, mehr Selbstvertrauen und Lebensfreude empfinden und stets und für jeden sichtbar bleiben.

Alle Übungen wirken über das Bewusstsein und rücken jeweils bestimmte Lebensbereiche in den Vordergrund, sodass sich bei stetiger Anwendung alles Körperliche, Geistige und Seelische verändern und im Fluss bleiben kann. Dabei ist es wichtig, der Lebensdynamik des Menschen zu folgen, da die Übungen fließend dynamisch, statisch, aufbauend, energetisierend oder entspannend wirken. So erfasst das Aphrodite-Training die ganze Bandbreite der menschlichen Bedürfnisse, nicht zu vergessen die positiven gesundheitlichen Aspekte.

Wichtig: Es gibt keinen Druck, keinen Drill, keine vorgeschriebene Trainingszeit und kein vorgefertigtes

Ziele des Aphrodite-Trainings

- Lebensfreude, Selbstvertrauen und Selbstliebe wachsen lassen
- Geschmeidigkeit, Beweglichkeit und Haltung festigen
- Stress abbauen, neue Kräfte entwickeln, Energie tanken
- Wechseljahrssymptome lindern und harmonisieren
- Sich mit Leib und Seele wohl fühlen
- Mehr Ausstrahlung gewinnen und den Mut haben, den eigenen Weg zu gehen
- Flexibilität und Dynamik in den Alltag einbauen
- Gelassenheit fördern, um auch schwierigen Herausforderungen gewachsen zu sein

Programm. Denn jede Frau ist anders und jede Frau reagiert anders. Es gibt allerdings einige wenige Grundregeln, die Sie beachten sollten, dann können Sie nach Herzenslust loslegen.

» Training in Harmonie mit dem Körper

Bestimmt haben Sie es selbst schon bemerkt: Nicht zu jeder Zeit sind Ihre Bereitschaft zu körperlicher Leistung, Ihre Leistungsfähigkeit, Kraft und Ausdauer gleich ausgeprägt. Das kann mit dem Wetterumschwung, dem persönlichen Biorhythmus oder einer anstehenden Lebenssituation zusammenhängen. So macht schwülheißes Wetter jegliches Training zunichte, weil Ihnen bei der kleinsten Bewegung vielleicht schon die Zunge regelrecht heraushängt. Dann ist beispielsweise Ausdauertraining zu vermeiden. Auch die Mondphasen nehmen Einfluss auf das körperliche Befinden. Bei abnehmendem Mond fällt etwa das Abnehmen leichter, bei zunehmendem Mond hingegen ist Krafttraining am effektivsten und unterstützt den Muskelaufbau.

Frauen sind beweglicher, dehnfähiger und geschmeidiger als Männer. Deshalb benötigen sie ein angepasstes Training, das ganz auf weibliche Bedürfnisse ausgelegt ist. Der gesamte Gewebeaufbau ist weich und elastisch. Dafür besitzen Frauen eine geringere Muskelmasse als Männer. Das ist der Grund, warum sie einfach nicht so viel Kraft entwickeln können.

Das Wunderbare am Aphrodite-Training ist, dass es keine Altersgrenze kennt. Es ist nie zu spät, den Körper sanft zu trainieren, um ihn geschmeidig und beweglich zu halten. Probieren Sie es aus! Steigen Sie behutsam ein und bleiben Sie am Ball. Und wenn Ihnen die eine oder andere Übung zunächst nicht gelingt, ist das nicht schlimm. Absolvieren Sie nur die Übungen, die Sie problemlos ausführen können.

Nicht trainieren sollten Sie:

- Wenn Sie Fieber haben oder gerade einen akuten Infekt auskurieren. Dann ist Bettruhe angesagt und sonst gar nichts.
- Bei akuten Schmerzen, die nicht zyklusbedingt sind. Weibliche Zyklus- oder Wechseljahrsbeschwerden lassen sich hingegen wunder-

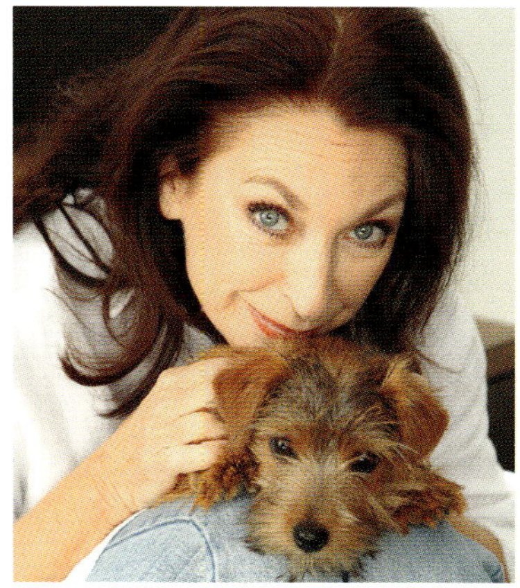

Jede Frau ist schön, wenn sie ihre Stärken kennt und diese ausbaut. Das Aphrodite-Training hilft Ihnen dabei, Ihre Werte und Vorteile zu nutzen.

bar mit dem Aphrodite-Training lindern.
- Während Übelkeit und Erbrechen, während einer Migräneattacke oder einer anderen Krankheit, die Sie stark beeinträchtigt.
- Wenn Sie an einer chronischen Erkrankung leiden. Fragen Sie dann Ihren behandelnden Arzt, welche körperlichen Aktivitäten Sie ausführen dürfen.

» Vorbereitungen

Für das Aphrodite-Training brauchen Sie weder hoch funktionelle und teure Fitnesskleidung noch einen separaten Trainingsraum unter Optimalbedingungen mit einer Hightech-Musikanlage. Machen Sie den Raum zu Ihrem Trainingsraum, in dem Sie sich wohl fühlen und der für die Übungen auch gut geeignet ist. Viele Übungen lassen sich einfach in den Alltag integrieren wie das Beckenbodentraining. Einen Stuhl hat jeder im Haus. Für manche Tanzübungen können Sie sich einen schönen Schal oder ein Tuch um die Hüften binden – aber nur wenn Sie wollen.

Etwas Musik kann das Training unterstützen, ist aber auch nicht zwingend notwendig. Ein stilles Training ist genauso effektiv. Apropos Stille: Wichtig ist, dass Sie Ihr Aphrodite-Training in Ruhe ausführen können. Wenn Sie üben, dann üben Sie. Danach müssen sich alle richten. Für Lärmgeräte wie Fernseher, Telefon, Handy, und Türglocke gilt: AUSSCHALTEN! Sie sind im Augenblick für die Außenwelt unerreichbar. Lassen Sie sich nicht stören, wenn Sie Ihr Training absolvieren! Diese Zeit gehört Ihnen.

Tipps für das Aufwärmen. Bevor Sie mit dem Training beginnen, empfiehlt sich eine kurze Aufwärmphase, mit der Sie Ihre Muskeln geschmeidig machen. Ideal wäre ein Heimtrainer, aber auch ein flotter Spaziergang oder Walken. Oder wie wäre es, wenn Sie einfach nur durch die Wohnung tanzen? Lieblingsmusik rein – und los. Fünf Minuten reichen völlig aus.

Theraband. Für einige Übungen benötigen Sie ein elastisches Gummiband (Theraband). Sollten Sie kein solches Band zur Verfügung haben, geht es zunächst auch ohne. Doch die Anschaffung lohnt sich. Ein Theraband kostet nicht viel und lässt sich wunderbar überallhin mitnehmen, an den Arbeitsplatz oder in den Urlaub. Durch den Einsatz des Bandes verstärkt sich die Übungsintensität, und die Muskulatur wird besonders aktiviert.

Probieren Sie das Band beim Kauf aus, damit Sie nicht unter- oder überfordert werden, denn es gibt verschiedene Stärken. Sollte beim Üben später dennoch das Gefühl entstehen, dass Sie ein wenig „mehr" vertragen können, dann nehmen Sie das Band einfach doppelt. Oder Sie besorgen sich ein zweites, denn nicht überall im Körper ist die Kraft gleich verteilt.

» Das richtige Umfeld

- Üben Sie nicht mit vollem oder knurrendem Magen. Mindestens eine Stunde sollte nach der letzten Mahlzeit vergangen sein.
- Eine dicke Decke, eine Gymnastikmatte, ein flauschiges Handtuch oder ein Extrateppich können als Unterlage dienen. Wenn Sie in Ihrer Wohnung nur Fliesen haben, sollten Sie für die Bodenübungen mehrere Decken übereinander-

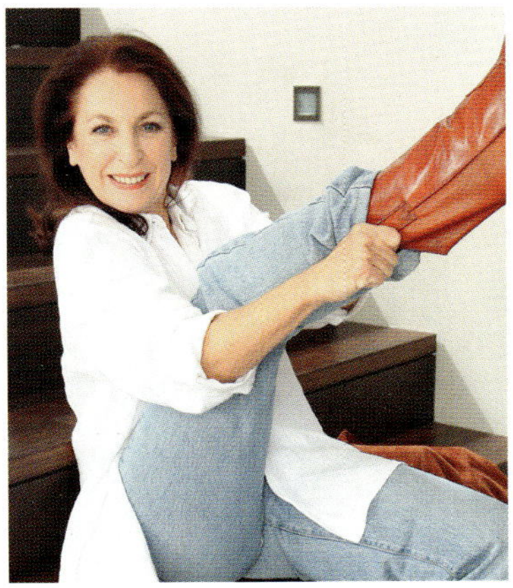

Bleiben Sie am Ball. Wenden Sie das Training immer wieder an, lassen Sie es zum essenziellen Bestandteil Ihres Alltags werden. Nur so wirkt es und trägt dazu bei, dass Sie sich gesund, ausgeglichen und attraktiv fühlen.

legen oder sich eine flauschige Matte besorgen. Es gibt nichts Schlimmeres, als auf kaltem Boden zu liegen oder zu sitzen. Das gefährdet die Unterleibsorgane und sorgt für Frösteln und kalte Füße, sodass Sie unter Umständen infektanfällig sind, wenn Ihr Immunsystem nicht außerordentlich fit ist.

- Vermeiden Sie unbedingt Zugluft und Überhitzung im Zimmer!
- Bei den Entspannungsübungen ist es sinnvoll, wenn Sie sich zusätzlich ein Jäckchen anziehen oder sich beim Liegen mit einer Decke zudecken. Ansonsten wird Ihnen eventuell schnell kalt.
- Achten Sie auf Standfestigkeit und einen sicheren Halt. Führen Sie Übungen im Stehen nie auf einer Decke aus, die auf glattem Parkett oder rutschigen Fliesen liegt. Stellen Sie sich bei Standübungen barfuß hin – aber nur, wenn der Untergrund nicht kalt ist – oder mit rutschfesten Schuhen oder Gymnastikslippern mit Gummisohle. Anders sieht es aus, wenn Sie einen großen, stabilen Teppich oder Teppichboden haben. Dann können Sie auch in Socken trainieren.
- Vergessen Sie das Atmen nicht! Viele Übungen werden im Atemfluss ausgeführt, dies ersehen Sie aus der jeweiligen Anleitung.
- Direkt vor dem Schlafengehen sollten Sie nicht mehr trainieren. Das Üben versorgt Sie mit Energie und bewirkt unter Umständen, dass Sie sich hellwach fühlen und nicht einschlafen können. Nach 20 Uhr empfehlen sich nur noch beruhigende Atem- und Entspannungsübungen.

Ganzheitliches Training mit Humor

Wenn gar nichts mehr geht, dann lache über dich selbst. Nimm dich und deine Probleme nicht mehr so ernst, wende dich der inneren Leichtigkeit zu, sei zart und liebevoll zu dir. – Mit Humor und einer gewissen Milde gegenüber den eigenen Schwächen und Fehlern lässt es sich viel leichter leben – und trainieren! Humorloses Training, das zum seelenlosen Drill ausartet, tut keiner Frau gut.

» Sinnvoll trainieren

Versuchen Sie, täglich wenigstens 10 bis 15 Minuten für Ihr Training zu reservieren, zuzüglich Aufwärmphase. Liebe, Schönheit, Begierde – auf welche Übungen haben Sie am meisten Lust? Welches der Programme passt am besten auf Ihre aktuelle Situation, auf Ihre Wünsche? Nichts? Auch gut. Dann suchen Sie sich aus dem gesamten Programm die Übungen heraus, die für Sie im Augenblick wichtig sind. Vergessen Sie nicht am besten täglich Ihren Beckenboden zu kräftigen. Diese Übungen müssen nicht unbedingt mit dem restlichen Aphrodite-Training verbunden sein. Sie können immer und überall ausgeführt werden. Mal eine Minute da, mal eine Minute dort, während Sie fernsehen, an der roten Ampel warten, in Bus und Bahn sitzen oder telefonieren. Lassen Sie die Übungen über den Tag verteilt in den Alltag einfließen.

Variieren Sie mit den Übungen. Ein abwechslungsreiches Training hält Ihren Körper fit und schön und schafft Wohlbefinden. Durch die Aktivität werden vermehrt Glückshormone ausgeschüttet, was zur Harmonisierung von Leib und Seele beiträgt. Besonders während und nach den Wechseljahren ist es sinnvoll, täglich moderat zu trainieren. Dies sorgt dafür, dass Ihre Knochen stabil bleiben, Sie nicht an Gewicht zunehmen, Ihr Beckenboden gekräftigt wird, Stimmungsschwankungen sowie Schlafprobleme ausgeglichen werden. Das Training hilft Ihrem Körper also in jeder Hinsicht und schenkt Ihnen vermehrt Lebensfreude! Wer nicht alleine trainieren möchte, kann sich gerne mit Gleichgesinnten zusammentun.

Leistungsdenken und falscher Ehrgeiz sind beim Aphrodite-Training fehl am Platze. Gehen Sie es immer ruhig und gelassen an. Freuen Sie sich an Ihren Fortschritten, ohne etwas forcieren zu wollen. Eiserner Wille, Disziplin bis zum Umfallen und Überforderung sind genauso unsinnig wie eine allzu große Bequemlichkeit. Überwinden Sie „den inneren Schweinehund", aber lassen Sie das Training nicht zum Stressfaktor werden.

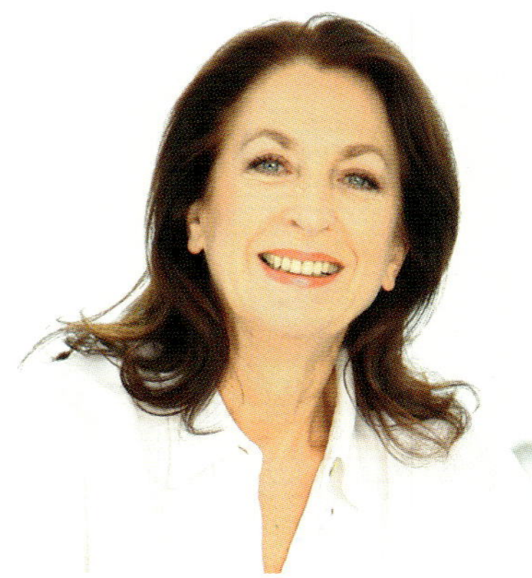

Denken Sie während des Übens immer daran, dass Sie Schönheit und Ästhetik versinnbildlichen. Führen Sie deshalb die Übungen genau so aus: ganz bewusst, ganz gezielt, mit viel Muße und mit einem Lächeln auf den Lippen. Sobald Ihre Muskeln sich melden und ein unangenehmes Signal übermitteln, unterbrechen Sie und erholen sich einige Atemzüge lang. Erst dann setzen Sie das Training fort. Nehmen Sie sich Zeit für sich.

» Das Training selbst

Jetzt geht es los! Wir wünschen Ihnen, dass Sie mit unserem Programm viel Freude und Erfolg haben werden. Alle Übungen sind leicht auszuführen und werden Ihnen bald sichtbare Erfolge schenken. Sollten Sie sich bei einer Übung unbeweglich fühlen oder merken, dass Sie sie nicht genauso ausführen können wie beschrieben, dann variieren Sie sie so, dass Sie zu Ihrer derzeitigen Beweglichkeit und Ihrem Krafteinsatz passt. Dehnen Sie dann nur ein wenig oder verringern Sie die Übungsintensität. Es ist ganz normal, dass man sich zunächst vielleicht steif, unbeweglich und kraftlos fühlt. Denn der Körper baut erst ganz allmählich Kraft, Beweglichkeit, Gelenkigkeit und natürlich auch Ausdauer auf. Das ist reine Übungssache – wenn Sie täglich dran bleiben. Lassen Sie sich also nicht verunsichern, wenn etwas nicht auf Anhieb klappt.

Für ein optimales Training gilt wie bei allen Aktivitäten:

- Gehen Sie nie über die Grenzen der Belastbarkeit hinaus, wenn Ihr Körper Schmerzsignale aussendet.
- Bei Dehnübungen darf im Körper ein sanftes Ziehen zu spüren sein, aber niemals ein Schmerz! Dehnen Sie deshalb immer nur so weit, wie es Ihr Körper mitmacht. Gehen Sie nie über Ihre Grenzen hinaus.
- Richten Sie sich nach Ihrer Tagesform, dem aktuellen Wetter und allen anderen Begebenheiten, die Leib und Seele mit beeinflussen.
- Passen Sie alle Übungen und deren Intensität Ihrem aktuellen Fitness-Stand an. Führen Sie alles so aus, dass Sie sich dabei stets rundherum wohl fühlen.
- Machen Sie Krafttraining nur nach einer ausreichenden Erwärmungsphase.

Sollten Sie schon sehr lange keine körperlichen Übungen absolviert haben, dann verspüren Sie möglicherweise schon nach wenigen Minuten Training am Tag darauf einen Muskelkater. Selbst einfachste Haltungsübungen können einen Muskelkater auslösen, wenn der Rücken seit vielen Jahren nichts mehr getan hat. Ebenso mag es Bauch, Beinen und Armen gehen. Seien Sie nicht überrascht oder gar entsetzt! Das ist einfach ein Zeichen, dass Sie lebendig sind und Ihr Körper auf das Training reagiert. Ein warmes Bad wirkt dann Wunder. Bald schon wird Ihr Körper nicht mehr mit Muskelkater reagieren. Halten Sie also durch und beginnen Sie immer ganz sanft. Sie entscheiden selbst, wie intensiv die Übungen verlaufen, ganz aktuell Ihrem Beweglichkeitsstand entsprechend.

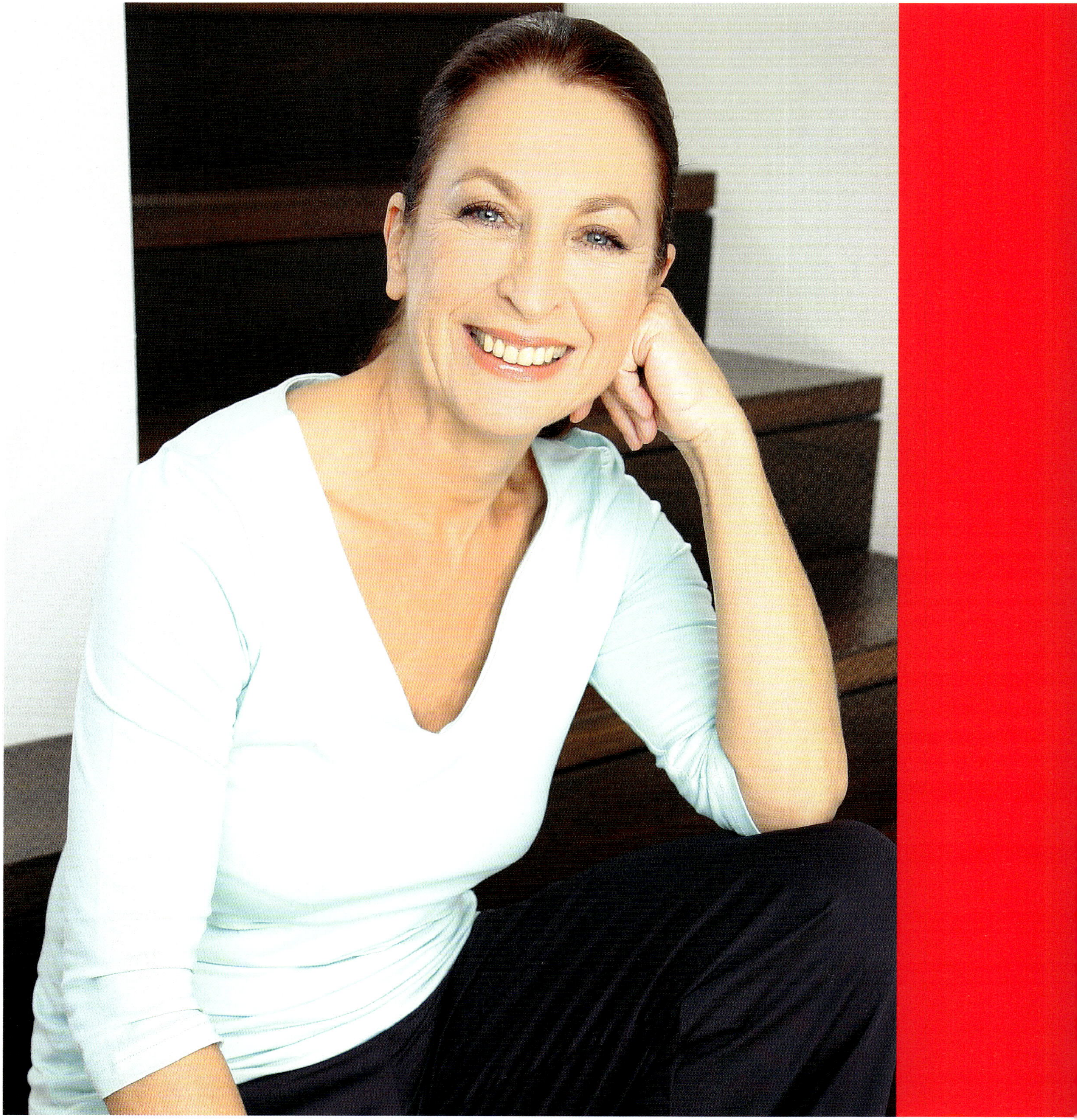

Übungen für die Liebe

Die Liebe kennt viele Facetten. Man liebt den Partner, die Kinder, die Eltern, die Freunde, man liebt schönes Essen oder auch schöne Landschaften. Doch die Liebe ist nichts ohne Selbstliebe. Wenn man sich nicht selbst liebt, so ist man auch nicht fähig, anderen Liebe zu geben. Alle Übungen hier wirken körperlich und geistig-seelisch zugleich und stärken Ihre Selbstliebe.

Gesunde, echte Liebe beginnt bei mir selbst

Liebe ist schön, macht schön. Sie schenkt uns Lust am Leben, Neugierde, es in allen Facetten zu erfahren und zu genießen, und den festen Stand, um auch Krisenzeiten unbeschadet auszuhalten.

Wer sich selbst liebt, hat mehr vom Leben. Eine positive Einstellung sich selbst gegenüber stellt das Fundament dar, auf dem das Selbstbewusstsein wachsen kann. Sie ist die Basis, das Leben tatkräftig und mit Selbstvertrauen anzupacken. Wer sich selbst liebt, findet sich schön und ist bereit, seinen Körper zu hegen und zu pflegen, damit er seine zeitlose Schönheit bis ins hohe Alter hinein bewahren kann.

Wie wirkt nun das Aphrodite-Training zum Thema Liebe? Diese besonderen Übungen, die sich in verschiedene Einheiten gliedern, stellen Sie selbst mit all Ihren körperlichen, aber auch vor allem mit Ihren seelischen Bedürfnissen in den Vordergrund. Sie alle wirken sehr sanft, erreichen aber dennoch Körper und Seele in ihrer Tiefe. Sie sorgen für Ruhe und Entspannung, vermitteln Halt und Rückgrat und fördern die Dehnbarkeit des Körpers, um Weite im Herzen erleben zu können. Dann wird das Spüren der Liebe – der Selbstliebe und der fließenden Liebe für die Welt – ganz harmonisch in Ihrem Leben Einzug halten und Ihnen innere und äußere Stärke vermitteln. Sich selbst zu lieben heißt, glücklich zu sein und die schönen Momente zu genießen! Zu lieben heißt, Ja zum Leben zu sagen und für die stetige Entwicklung von Körper und Seele offen zu sein.

Haltungsübungen. Die ersten Übungen sind Haltungsübungen, die sich jederzeit in Ihren Alltag integrieren lassen. Sie unterstützen Sie, eine aufrechte Körperhaltung einzunehmen und so Präsenz im Leben zu demonstrieren. Sie werden von Ihrer Umwelt ganz anders wahrgenommen. Doch diese Übungen können noch mehr: Sie machen Ihnen Mut und schenken Ihnen ein neues Körpergefühl, um sich nicht klein zu machen, die Schultern einzuziehen, nach vorne zu sacken und sich im wahrsten Sinne des Wortes zu ducken. Sie werden lernen, über das Empfinden des Aufgerichtetseins innere Stärke und Selbstvertrauen zu entwickeln. Plötzlich nämlich entfalten sich Ihre Rückenmuskeln, machen Sie groß und stark und verleihen Ihnen Standhaftigkeit. Und dieses Gefühl tragen Sie nach außen, mit respektvoller und würdevoller Selbstliebe, sodass jeder es sehen kann. Schau her! Hier stehe ich wie ein Fels in der Brandung. Nichts kann mich erschüttern oder umwerfen. Ich liebe mich selbst genug, um kraftvoll zu sein und Selbstbewusstsein auszustrahlen!

Sanfte Dehn- und Beweglichkeitsübungen. bilden einen weiteren Trainingspart. Beweglichkeit, Dehnbarkeit und Elastizität verleihen Selbstsicherheit, um in allen Lebenslagen unabhängig zu sein. Leib und Seele sind flexibel, agieren und reagieren mit Souveränität und äußern diese weibliche Geschmeidigkeit auch nach außen, hinein ins Leben. Sie werden sich innerlich stark fühlen und stolz auf sich sein, wenn es Ihnen mithilfe des Aphrodite-Trainings gelingt, vital, elastisch, geschmeidig und beweglich zu bleiben. Damit stärken Sie Ihr Selbstbewusstsein und geben sich ausreichend Grund, sich selbst zu lieben.

Übungen für die Körperwahrnehmung. Auch ein gutes Körpergefühl gehört dazu, um sich wohl in seiner Haut zu fühlen und den individuellen Bedürfnissen Folge zu leisten, statt sich von fremden Meinungen leiten zu lassen. Nur wenn Sie mit Ihrem Körper vertraut sind und ihn intensiv spüren, können Sie auf seine Botschaften hören und merken sofort, wann Ihnen etwas gut tut und wann nicht. Alles, was Unbehagen verursacht, können Sie dann sofort enttarnen und verändern. Und im Gegenzug alles, was Ihnen Wohlgefühl schenkt, mit sämtlichen Sinnen voll und ganz annehmen und genießen. Die Übungen tragen dazu bei, dass Sie selbst Gutes tun und sich auf Wohlgefühl „programmieren".

Atem- und Entspannungsübungen. runden das Aphrodite-Training für die Liebe ab. Sie nehmen den Druck aus Ihrem Leben und schenken Ihnen Gelassenheit. Denn um sich selbst zu lieben, bedarf es einer guten Portion entspannter Sorglosigkeit. Ein zu hoher Leistungsanspruch an sich selbst, ein Selbstbild voller Selbstzweifel, Stress und Hektik entfernen Sie von Selbstvertrauen und Selbstliebe und berauben Sie der inneren Stärke. Der Weg zur Gelassenheit führt über die bewusste Atmung. Sie energetisiert Leib und Seele und schenkt Kraft. Die Entspannungsübungen führen in die Stille. Endlich können Sie alles loslassen, was Sie belastet, und inneren Frieden erleben. Nur wer inneren Frieden erleben kann, hat die Kraft, sich selbst zu lieben und wertzuschätzen.

Aphrodite-Übungen für die Liebe tun Körper und Seele besonders gut. Sie unterstützen die persönliche Ausstrahlung, die Freude am Frausein und lassen Sie achtsamer, gelassener und bewusster mit sich und Ihrer Umwelt umgehen. So erlangen Sie innere Stabilität und lernen, das Leben stets entspannt zu meistern.

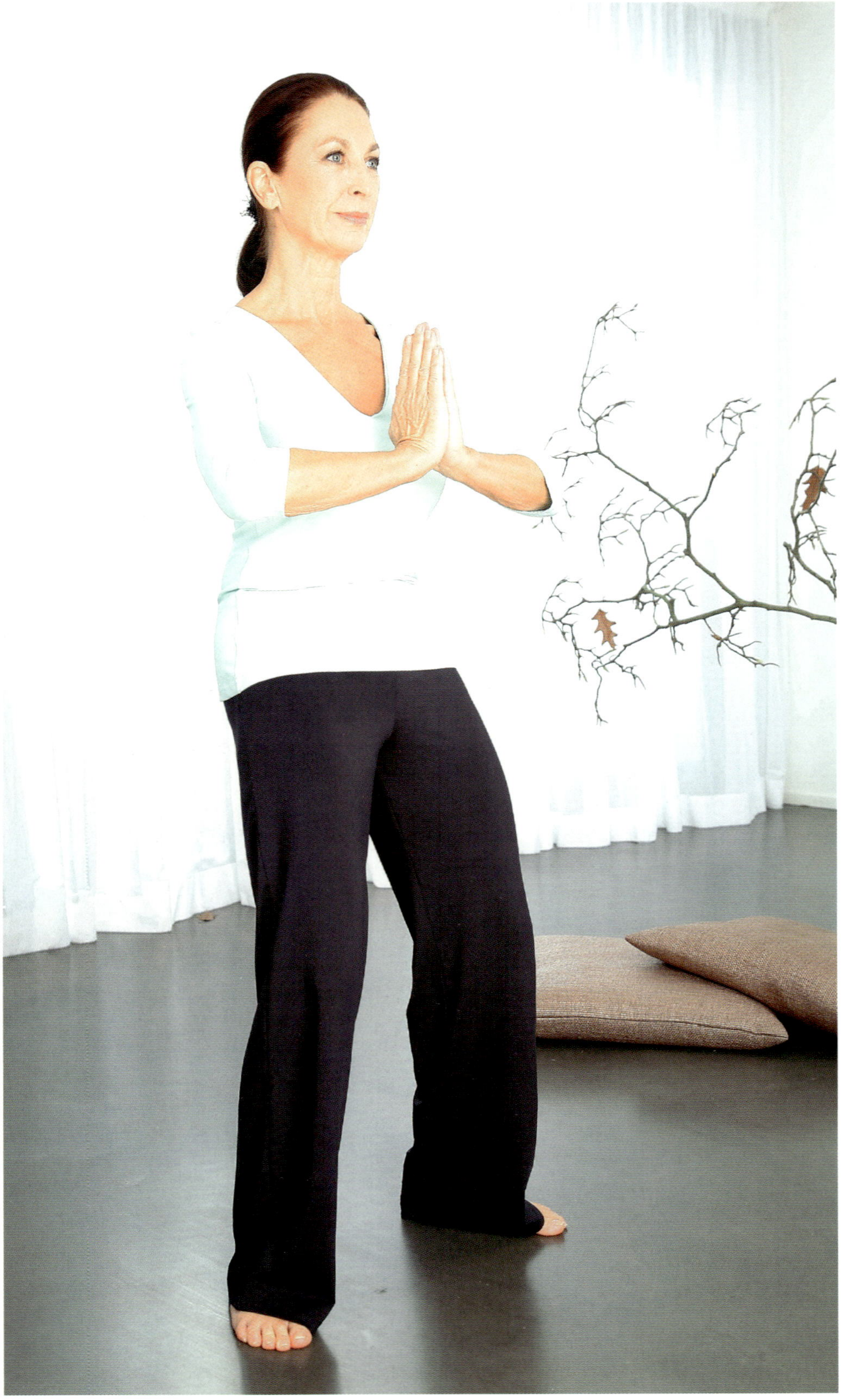

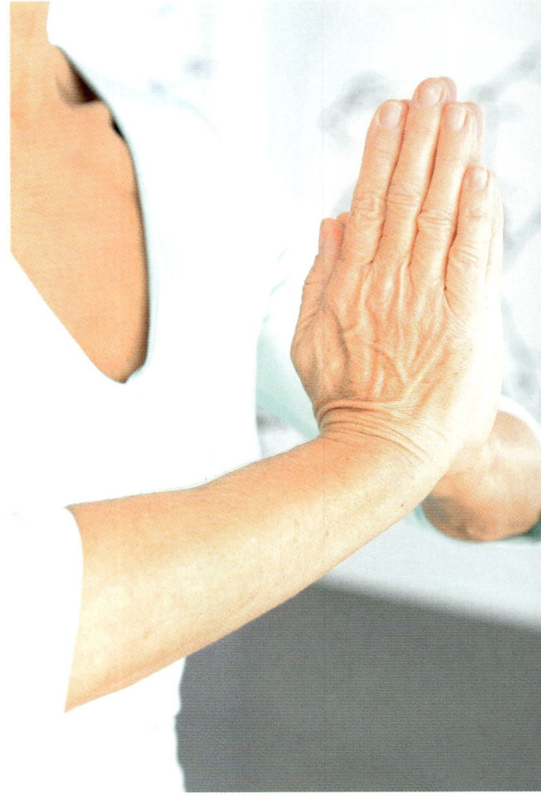

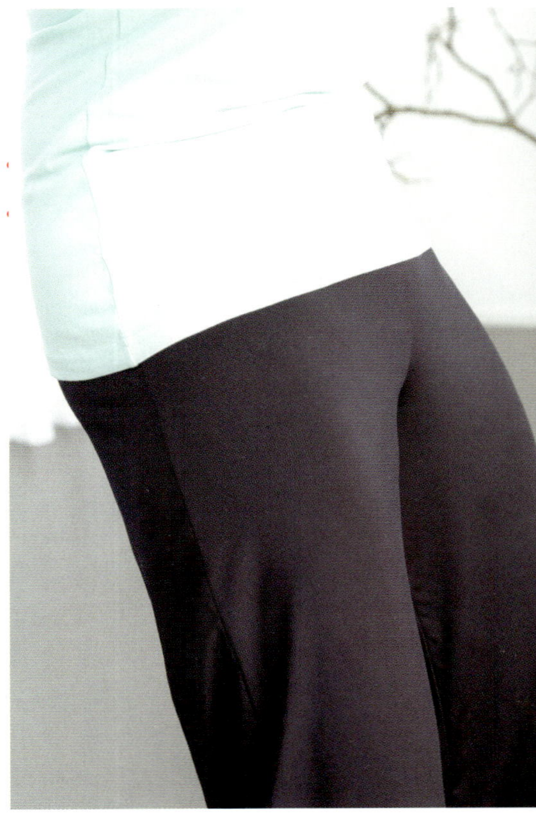

Die Wurzelkraft

- Stellen Sie sich aufrecht hin, die Füße sind hüftbreit auseinander. Gehen Sie in die Knie – aber nur ganz leicht. Richten Sie den Oberkörper auf und nehmen Sie die Schultern leicht zurück. Der gesamte Oberkörper bleibt dabei so locker wie möglich. Die Arme hängen locker seitlich des Körpers.
- Kippen Sie Ihr Becken minimal nach vorne. Das Schambein wird dabei leicht nach oben – also in Richtung Nasenspitze – gezogen, das Steißbein in Richtung Boden gedrückt. Automatisch strafft sich dabei der gesamte Unterkörper und erfährt eine Muskelanspannung, die von den Beinen bis zum Gesäß und Bauch zu spüren ist.
- Nehmen Sie die Hände nun nach oben, legen Sie die Handflächen zusammen und ziehen Sie die zusammengelegten Hände an den Brustkorb heran. Die Fingerspitzen zeigen nach oben.
- Lächeln Sie! Überprüfen Sie Ihre Haltung noch mal. Achten Sie darauf, dass Sie nicht verkrampft sind. Ihr Oberkörper ist ganz entspannt und die Schultern sind unten. Drücken Sie nun ganz leicht die Handflächen zusammen, um Spannkraft in den Brustkorb zu bekommen. Atmen Sie gleichmäßig und regelmäßig weiter.
- Lassen Sie Ihr Bewusstsein in die Fußsohlen gleiten und stellen Sie sich vor, wie ganz viel Wurzelkraft aus dem Erdboden in Ihren gesamten Körper fließt. Richten Sie Ihre Aufmerksamkeit auf Stärke und Standhaftigkeit. Fühlen Sie sich gut geerdet und präsent im Leben!
- Halten Sie die Position mindestens 30 Sekunden lang. Dann schütteln Sie Arme und Beine aus.
- Wiederholen Sie die Übung ein Mal. Ansonsten führen Sie sie immer dann aus, wenn Sie eine Portion Wurzelkraft im Leben benötigen.

Wirkung

- Energetisiert den Körper
- Kräftigt ganz sanft Beine, Gesäß und Bauch
- Stabilisiert den Rücken
- Erhöht den Muskeltonus der inneren Beckenbodenschicht
- Hilft, sich geerdet und standfest zu fühlen
- Hilft, sich im Leben präsent und wichtig zu fühlen
- Schenkt Selbstvertrauen und Selbstbewusstsein

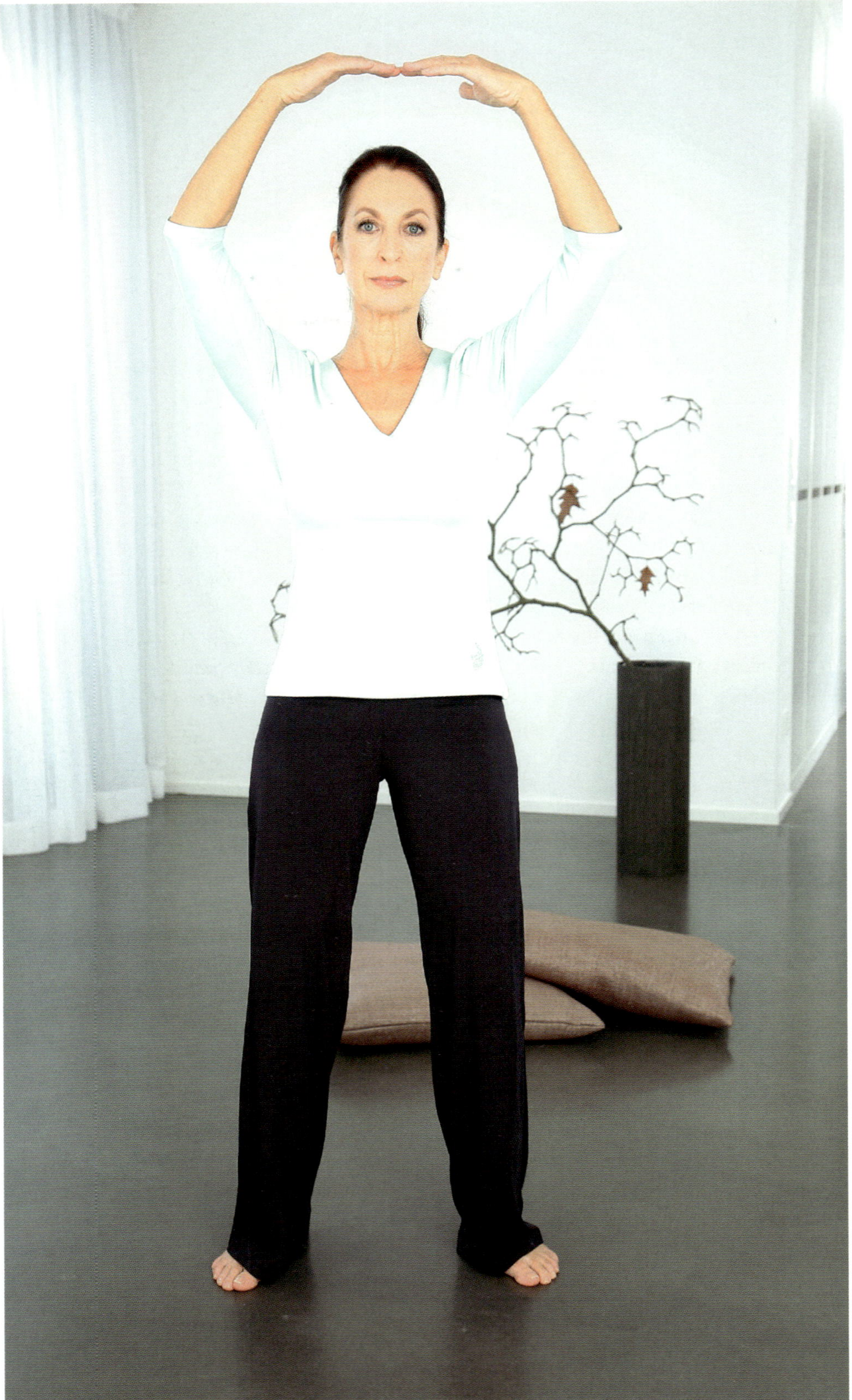
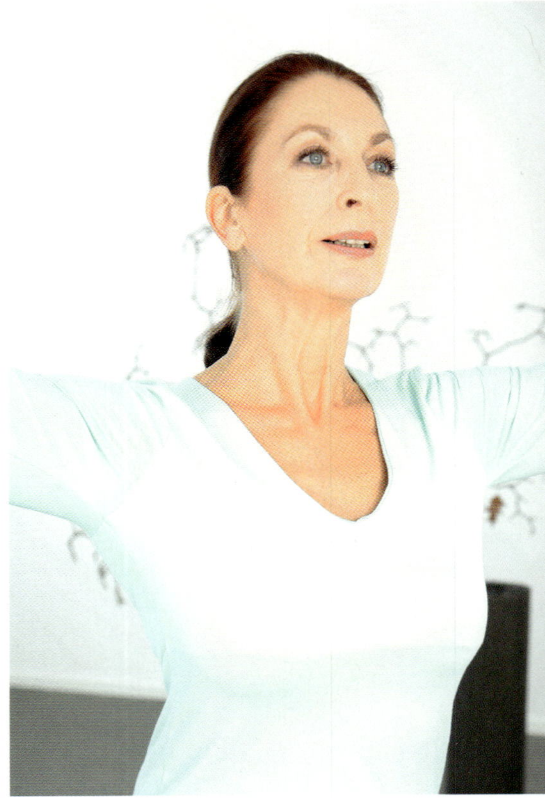
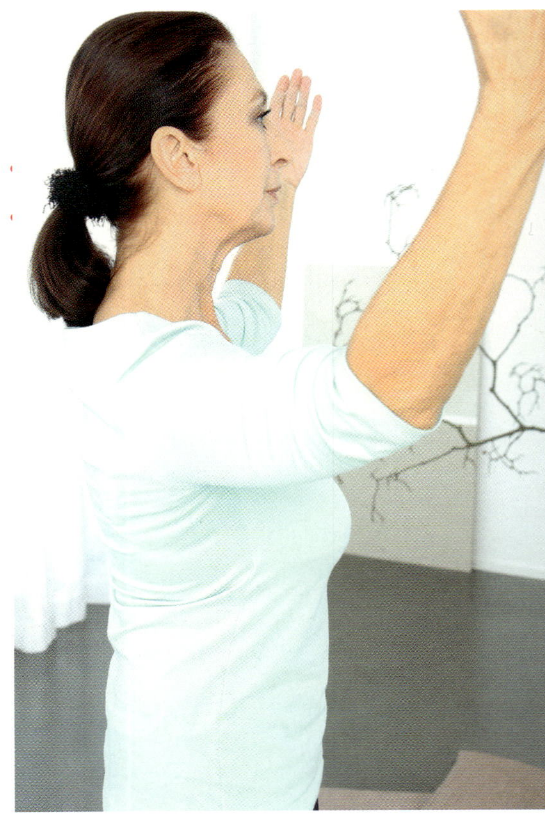

Die Rosenblüte

- Sie stehen hüftbreit und aufrecht mit beiden Fußsohlen auf dem Boden. Beugen Sie minimal Ihre Knie und kippen Sie Ihr Becken leicht nach vorne. Das Schambein wird dabei in Richtung Nasenspitze gezogen, das Steißbein Richtung Boden gerichtet. Die Arme hängen zunächst locker zu den Seiten.
- Schieben Sie den Brustkorb ein wenig nach vorne und nehmen die Schultern zurück. Heben Sie nun die Arme seitlich des Körpers nach oben, bis sich die Fingerspitzen beider Hände oberhalb des Kopfes treffen. Ihre Arme bilden einen Kreis und sind nicht durchgestreckt.
- Atmen Sie aus und führen Sie die gerundeten Arme seitlich bis auf Schulterhöhe nach unten. Öffnen Sie Ihre Arme dabei so, wie sich eine Rosenblüte öffnet. Ihre Schultern und der gesamte Oberkörper bleiben dabei weiterhin ganz locker.
- Lächeln Sie! Atmen Sie gleichmäßig und regelmäßig ein und aus, während Sie die Position beibehalten. Stellen Sie sich vor, selbst eine wunderschöne Rosenblüte zu sein, die standhaft im Boden verankert ist, ihren feinen Duft verströmt und dennoch auch Dornen hat, um sich zur Wehr setzen zu können. Spüren Sie, wie Sie alles Gute vom Universum empfangen. Sie sind es sich wert! Ihre offenen Arme lassen Bewusstheit und Herzlichkeit zu. Neue Kraft kann zu Ihnen strömen und wird von Ihnen mit offenen Armen angenommen. Sie sind bereit, das Gute im Leben zu akzeptieren.
- Halten Sie die Position mindestens 30 Sekunden, dann lösen Sie sie auf und schütteln Arme und Beine aus.
- Wiederholen Sie die Übung noch ein Mal. Ansonsten setzen Sie sie ein, wann immer Sie das Gefühl von strömender Liebe benötigen.

Wirkung

- Kräftigt sanft den Unterkörper mit Beinen, Gesäß und Bauch
- Stabilisiert den Rücken
- Schenkt ein Gefühl für Schönheit und Ausstrahlung
- Macht die sanfte Stärke der Weiblichkeit bewusst
- Unterstützt die natürliche Grazie und Eleganz einer Frau
- Lässt Offenheit und Herzlichkeit zu
- Macht empfänglich für Hingabe und die eigene Macht
- Stärkt das Selbstwertgefühl
- Macht Ihnen bewusst, dass Sie das Beste im Leben verdient haben

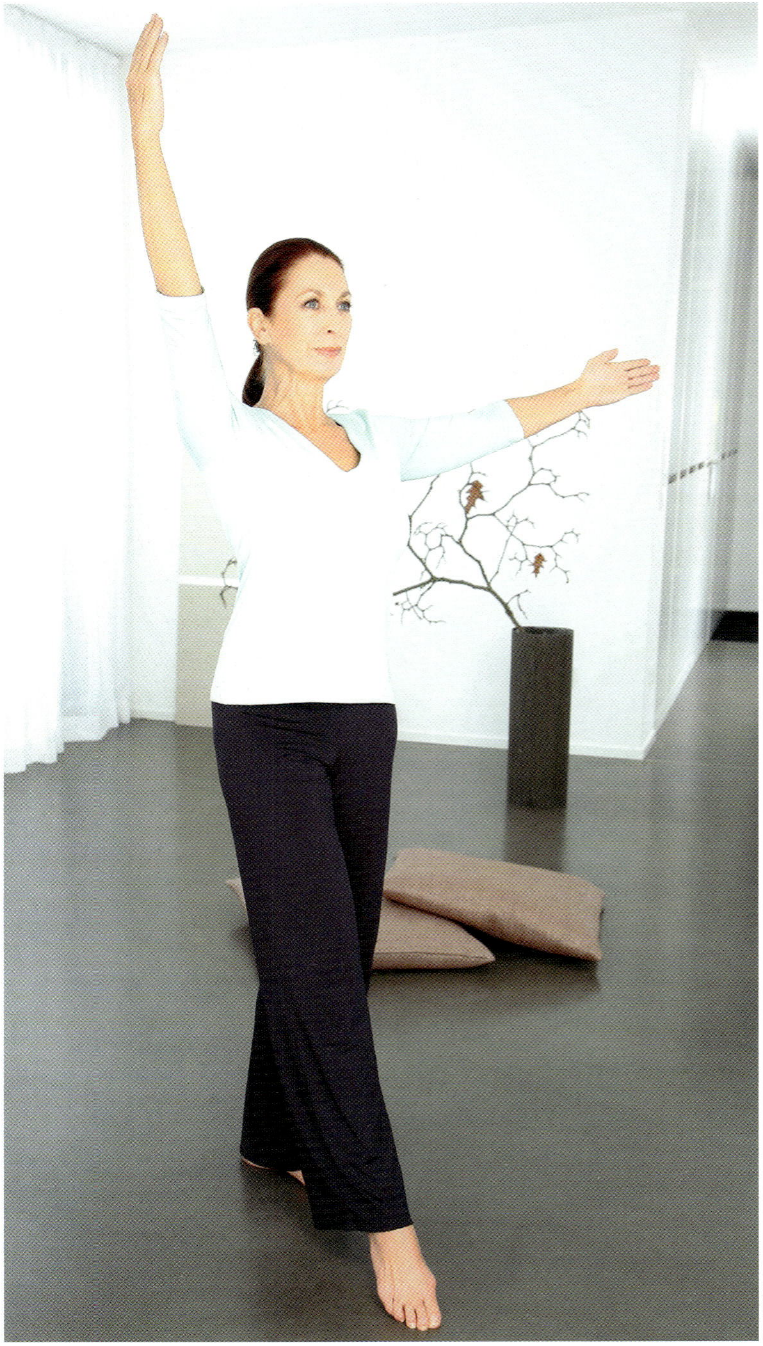

Die Powerfee

- Stellen Sie sich aufrecht hin. Beide Fersen sind eng beieinander. Die Fußspitzen zeigen schräg nach außen. Schieben Sie nun ganz sanft den Brustkorb etwas nach vorne und nehmen Sie die Schultern zurück. Achten Sie darauf, dass Sie nicht verspannen oder die Schultern hochziehen.
- Schieben Sie nun das rechte Bein weit nach vorne und stellen Sie den Fuß auf die Zehenspitze. Nehmen Sie den linken Arm gestreckt zur linken Seite. Die Handfläche zeigt nach vorne. Heben Sie danach den rechten Arm nach oben über den Kopf, sodass er ganz gestreckt ist, die Fingerspitzen zeigen zur Decke.
- Lächeln Sie! Atmen Sie gleichmäßig ein und aus und versuchen Sie, die Balance zu halten. Spüren Sie Ihren Selbstausdruck, Ihre innere Kraft und Stärke. Fühlen Sie Ihre natürliche Schönheit und Weiblichkeit.
- Halten Sie die Stellung mindestens 30 Sekunden lang. Dann schütteln Sie die Arme und Beine aus.
- Wiederholen Sie die Übung noch ein Mal. Strecken Sie dabei das linke Bein nach vorn, den rechten Arm zur rechten Seite und den linken Arm nach oben. Anschließend Arme und Beine wieder ausschütteln.
- Wiederholen Sie das Ganze bei Bedarf noch ein Mal. Ansonsten wenden Sie die Übung an, wann immer Sie sich aufgerichtet und stark fühlen möchten.

Wirkung

- Stabilisiert Rücken und Oberschenkel
- Schenkt ein Gefühl für Eleganz und Standfestigkeit
- Stärkt das Selbstwertgefühl
- Schenkt das Gefühl von Flexibilität und innerer Freiheit
- Zeigt weibliche Macht
- Unterstützt eine schöne Silhouette

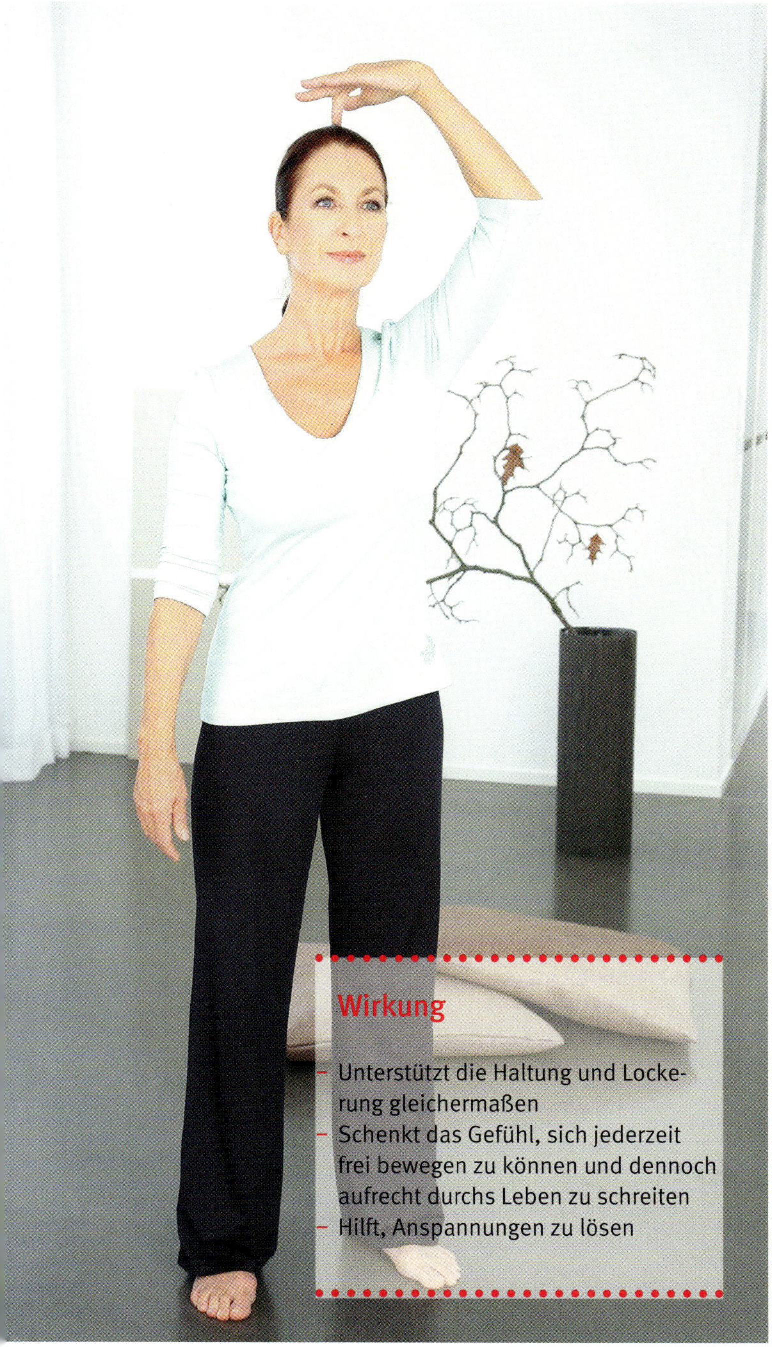

Wirkung

- Unterstützt die Haltung und Lockerung gleichermaßen
- Schenkt das Gefühl, sich jederzeit frei bewegen zu können und dennoch aufrecht durchs Leben zu schreiten
- Hilft, Anspannungen zu lösen

Die Marionette

- Stellen Sie sich seitlich vor einen Spiegel und nehmen Sie eine aufrechte Position ein. Die Füße stehen hüftbreit fest auf dem Boden. Das Körpergewicht ist gleichmäßig auf die Fußsohlen verteilt. Korrigieren Sie Ihre Haltung im Spiegel falls nötig.
- Legen Sie einen Zeigefinger – mit der Fingerspitze – oben mittig auf Ihren Kopf. Stellen Sie sich vor, Sie wären eine Marionette, die an einem Faden befestigt ist. Ihr Zeigefinger symbolisiert dabei den Faden.
- Nehmen Sie nun sämtliche Anspannung aus den Muskeln. Ihre Schultern senken sich dabei nach unten, Ihr Becken wippt leicht von rechts nach links und umgekehrt, die Beine werden leicht geschüttelt. Lächeln Sie! Ihr Körper bleibt dabei immer locker und flexibel, aber dennoch aufrecht – wie durch einen unsichtbaren Faden gehalten. Fühlen Sie sich wie eine Marionette. Sie können nachgeben, locker lassen und die Anspannungen des Lebens lösen. Ihr Halt existiert weiterhin, was auch immer geschieht im Leben.
- Atmen Sie gleichmäßig ein und aus, während Sie mindestens eine Minute lang in dieser Haltung bleiben. Stehend und mit dem Finger auf dem Kopf versuchen Sie, den restlichen Körper sanft zu lockern. Anschließend schütteln Sie den gesamten Körper aus.
- Wiederholen Sie die Übung mit dem anderen Zeigefinger. Wenden Sie die Übung ansonsten immer dann an, wenn Sie sich aufrecht und gehalten fühlen wollen.

Übungsvariante. Versuchen Sie auch mal, einige Schritte zu gehen, während Sie Ihren Zeigefinger – wie einen unsichtbaren Faden – weiterhin auf dem Kopf halten. Wichtig ist, dass Sie auch hier immer aufrecht, aber dennoch locker bleiben. Verspannen oder verkrampfen Sie nicht.

Die Selbstwert-Übung

- Stellen Sie sich aufrecht hin, die Füße stehen hüftbreit und fest auf dem Boden. Richten Sie den Oberkörper auf und legen Sie eine Handfläche auf Ihren Hinterkopf, die andere Handfläche auf Ihr Kreuzbein. Im Grunde erinnert dieser Griff an den allerersten Halt, den ein Mensch erfährt, wenn er auf die Welt kommt. Und diese Berührung prägt sich ins Körpergedächtnis und vermittelt allzeit Urvertrauen.
- Lächeln Sie! Fühlen Sie in die Wärme Ihrer Hände hinein und versuchen Sie, sich bewusst an diese allererste Haltung zu erinnern. Nun sind Sie es selbst, die sich hält! Ja, Sie können Vertrauen haben in alles, was geschieht, und in Ihre eigenen Kräfte. Sie sind stark und energiegeladen genug, um sich selbst Halt und Stärke zu vermitteln. Dieses Wissen sollte Sie stolz machen. Sie können es! Sie haben die Kraft, mit allem fertig zu werden, was das Leben Ihnen präsentiert. Sie sind eine starke Frau mit Selbstbewusstsein, Standfestigkeit und Durchsetzungsvermögen.
- Halten Sie die Position mindestens eine Minute lang. Dann schütteln Sie Arme und Beine aus. Sie können die Übung der Körpersymmetrie zuliebe noch ein Mal wiederholen. Wechseln Sie hierzu die Hände.
- Wenden Sie die Übung an, wann immer Sie das Gefühl haben, Halt und Stärke im Leben zu brauchen.

Übungsvariante. Diese Übung eignet sich auch gut als Partnerübung. Dazu stellen Sie sich gegenüber, sodass sich Ihre Körper und Gesichter sehr nahe sind. Dann legt zuerst der eine Partner dem anderen die Handflächen an Hinterkopf und Kreuzbein, dann wechseln Sie. So können Sie sich gegenseitig Kraft, Stärke, Halt und Geborgenheit vermitteln.

Wirkung

- Stabilisiert den gesamten Rücken
- Vermittelt Halt und Geborgenheit
- Vermittelt Urvertrauen in das Leben
- Schenkt Selbstvertrauen und Kraft
- Gibt das Gefühl, aufgerichtet und stark durchs Leben zu schreiten
- Sorgt für eine schöne Silhouette
- Löst und lindert Rückenschmerzen durch die Körperwärme der Hand

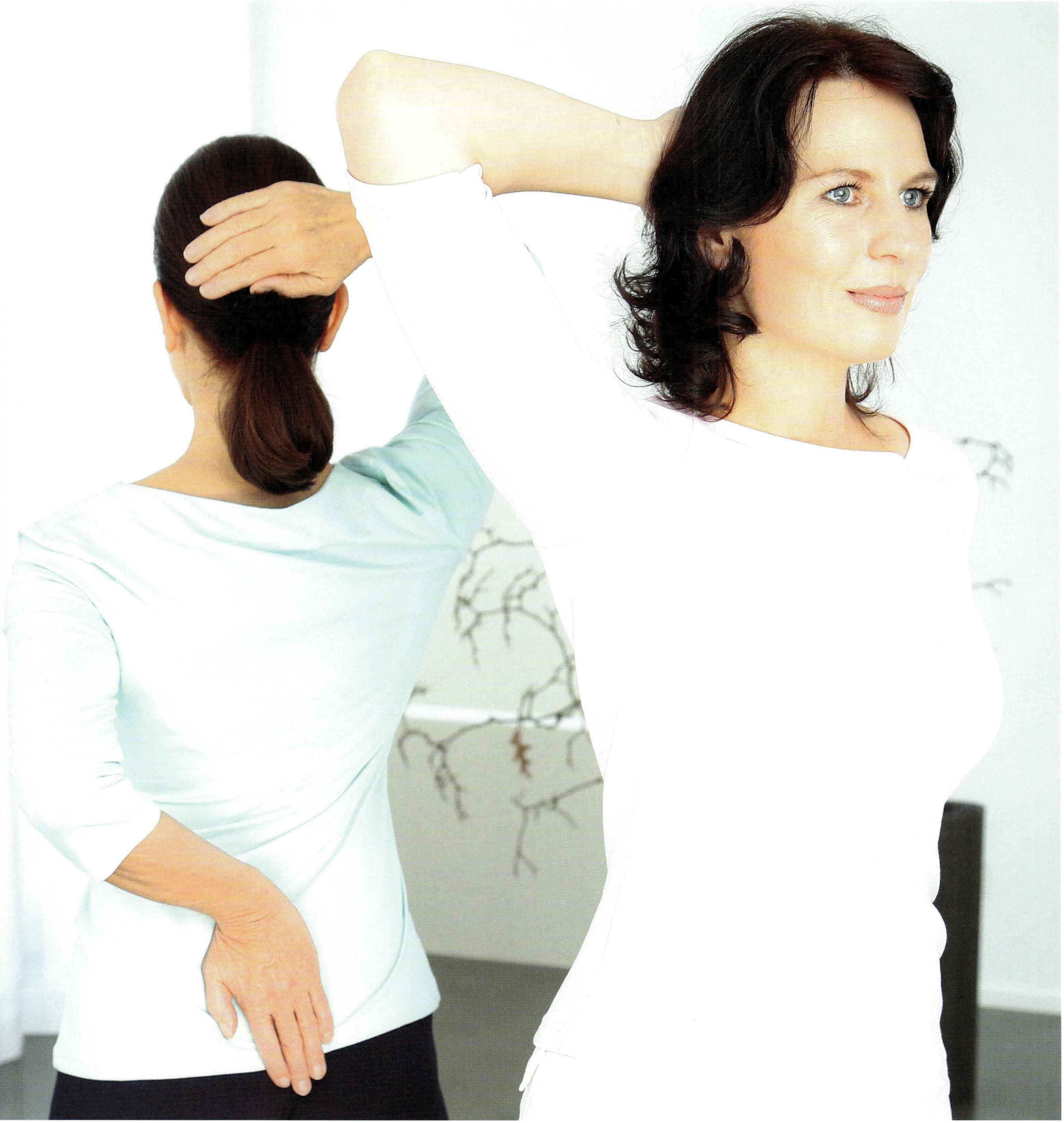

Der Felsen

- Lehnen Sie sich mit dem Rücken gegen eine freie Wand, stellen Sie die Füße so, dass dabei die Fersen etwas von der Wand entfernt sind. Achten Sie auf einen sicheren Stand und gutes Schuhwerk oder einen rutschfesten Boden. Die Arme lassen Sie seitlich des Körpers locker herabhängen oder nehmen sie über den Kopf.
- Kosten Sie zunächst das Gefühl aus, sich absolut anlehnen zu können und gehalten zu sein. Die Wand kann nicht nachgeben.
- Drücken Sie nun mit dem Rücken gegen die Wand, dabei müssen Sie ein wenig Kraft aufwenden. Dafür können Sie aber auch kraftvoll Alltagsballast loswerden. Drücken Sie all Ihren Lebensfrust, Ihre Unsicherheit, Ihre Zweifel und Ängste in die Wand hinein.
- Sobald Sie den Eindruck haben, alles Belastende an die Wand abgegeben zu haben und wieder Halt und Stärke zu gewinnen, versuchen Sie, den Rücken richtig gegen die Wand zu pressen, sodass wirklich kein Zwischenraum mehr zwischen Rücken und Wand besteht. Halten Sie die Position drei Sekunden lang, dann lösen Sie sie.
- Anschließend kippen Sie Ihr Becken im fließenden Wechsel vor und zurück. Ihr Rücken liegt dabei abwechselnd vollständig an der Wand oder ist leicht gewölbt, sodass ein Hohlkreuz entsteht. Hier bewegt sich nur das Becken.
- Lächeln Sie und gönnen Sie sich wenigstens zwei Minuten an der Wand. Danach lösen Sie die Position und schütteln Arme und Beine aus.
- Führen Sie die Übung immer dann aus, wenn Sie Frust loswerden wollen und sich anlehnungsbedürftig fühlen.

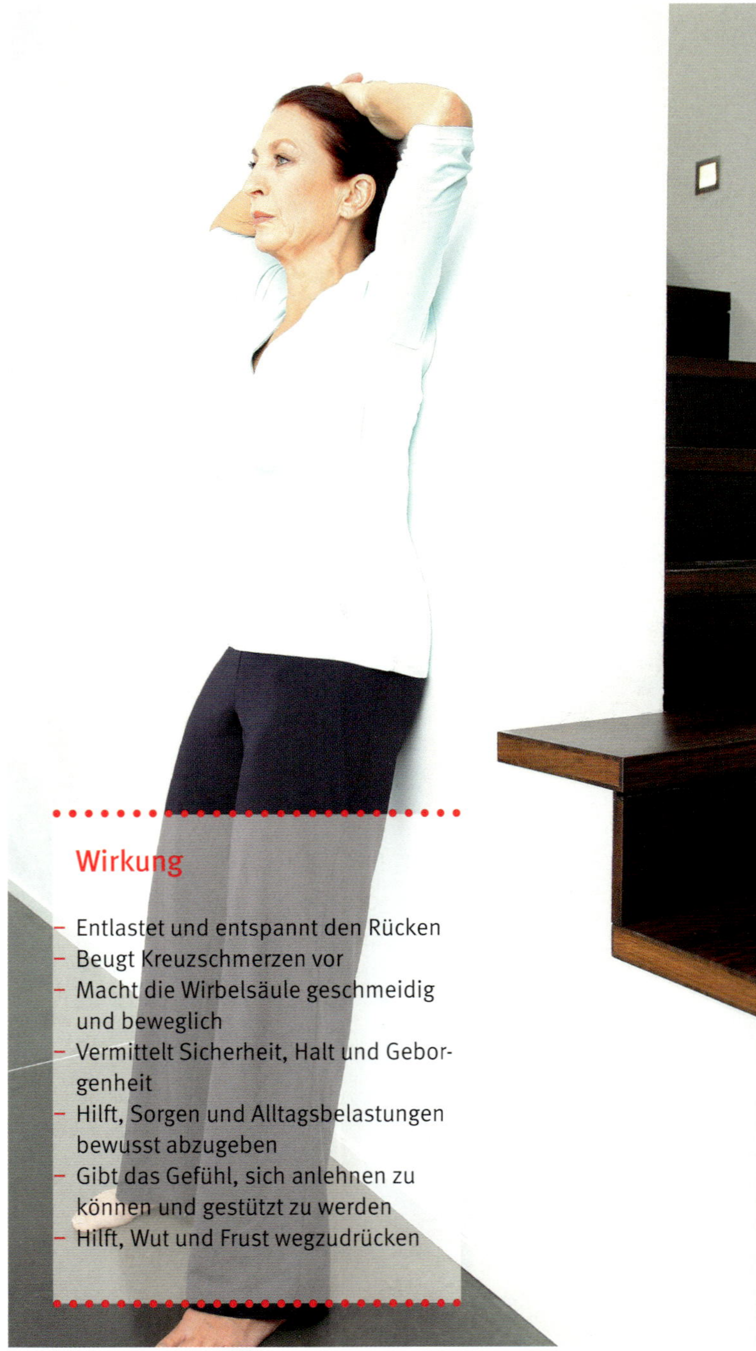

Wirkung

- Entlastet und entspannt den Rücken
- Beugt Kreuzschmerzen vor
- Macht die Wirbelsäule geschmeidig und beweglich
- Vermittelt Sicherheit, Halt und Geborgenheit
- Hilft, Sorgen und Alltagsbelastungen bewusst abzugeben
- Gibt das Gefühl, sich anlehnen zu können und gestützt zu werden
- Hilft, Wut und Frust wegzudrücken

Balance mit Buch

- Nehmen Sie ein dickeres Hardcover-Buch und legen Sie es sich auf den Kopf. Lassen Sie es los und versuchen Sie zunächst, das Buch einfach auf dem Kopf zu halten, ohne dass es herunterfällt!
- Sobald Ihnen dies gelingt, probieren Sie verschiedene andere Posen aus, ruhig auch vor dem Spiegel. Gehen Sie zunächst in die Knie. Ganz vorsichtig, sodass das Buch auf dem Kopf bleibt. Dann drehen Sie den Oberkörper, mal nach rechts und mal nach links. Wieder darf das Buch nicht herunterfallen. Nehmen Sie danach erschwerend die Arme über den Kopf. Strecken Sie ein Bein von sich, sodass Sie nur noch auf einem Bein stehen. Wieder müssen Sie den Körper ausbalancieren, damit das Buch oben bleibt.
- Anschließend versuchen Sie, mit dem Buch auf dem Kopf zu schreiten. Lächeln Sie. Atmen Sie gelassen ein und aus und setzen Sie sich in Bewegung. Erspüren Sie, wie aufrecht Sie den Kopf dabei halten müssen, damit das Buch nicht herunterfällt.
- Führen Sie die Übung mindestens drei Minuten lang aus.
- Setzen Sie diese Balanceübung so oft wie möglich ein.

Haltungsschulung. Führen Sie die Übung auch mal im Sitzen und beim Verzehr einer Mahlzeit aus. Mit der Zeit werden Sie lernen, sich aufrecht zu halten, aufrecht zu sitzen und aufrecht zu gehen. Und eine gute Haltung symbolisiert Eleganz und verleiht jeder Frau „das gewisse Etwas“. Vor allem demonstriert es Ihr Selbstbewusstsein, und setzt Sie mit Ausdrucksstärke in Szene.

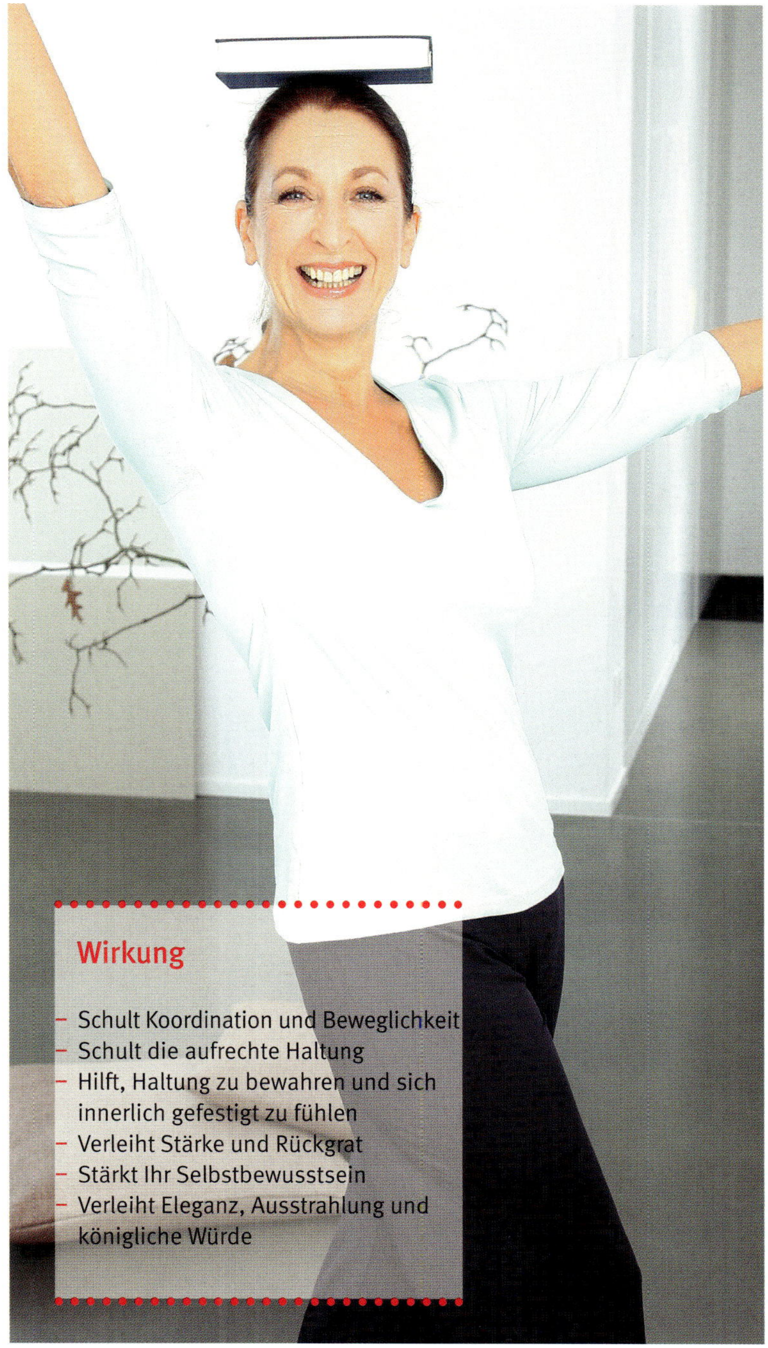

Wirkung

- Schult Koordination und Beweglichkeit
- Schult die aufrechte Haltung
- Hilft, Haltung zu bewahren und sich innerlich gefestigt zu fühlen
- Verleiht Stärke und Rückgrat
- Stärkt Ihr Selbstbewusstsein
- Verleiht Eleganz, Ausstrahlung und königliche Würde

Die Umarmung

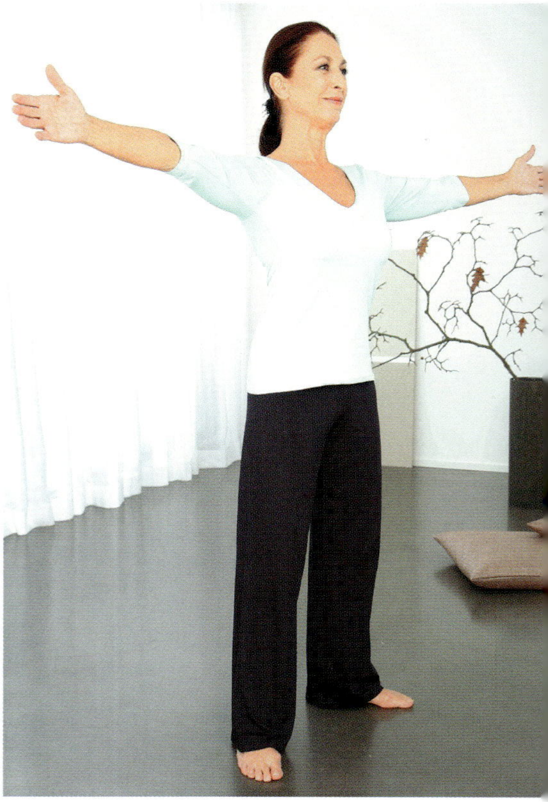

- Stellen Sie sich aufrecht auf den Boden hin, die Beine sind hüftbreit geöffnet. Die Fußsohlen geben Ihnen einen sicheren Halt. Schlingen Sie beide Arme fest um Ihren Körper und umarmen Sie sich selbst. Der Kopf liegt auf einer Ihrer Schultern. Schließen Sie die Augen und fühlen Sie, wie liebenswert Sie sind und wie lieb Sie sich selbst haben. Sie sind eine einzigartige, kostbare Persönlichkeit, die ganz viel Licht und Liebe im Leben verdient hat und die viel zu geben hat.
- Lächeln Sie! Schmiegen Sie sich fest an sich selbst und halten Sie die Position mindestens eine Minute lang. Dann lösen Sie die Arme und richten den Kopf wieder gerade. Wiederholen Sie die Übung noch ein Mal, indem Sie den Kopf auf die andere Schulter legen.
- Grätschen Sie nun die Beine, so weit es möglich ist. Die Fußspitzen zeigen dabei entweder zu den Seiten oder schräg nach vorne, je nachdem, was für Sie angenehmer ist. Heben Sie die gestreckten Arme seitlich bis auf Schulterhöhe. Die Handflächen zeigen nach vorne. Spüren Sie in diese Powerhaltung hinein! Lächeln Sie! Sie stehen fest und sind gut verankert. Sie haben die Kraft, sich gegen alles aufzulehnen und alles auszuhalten, was das Leben Ihnen präsentiert. Sie lassen sich nicht von Ihrem Platz weisen, sondern stehen sicher, standhaft und selbstbewusst auf dieser Welt.
- Atmen Sie ganz entspannt ein und aus, spannen Sie nun zusätzlich den Beckenboden an. Halten Sie die Position mindestens 30 Sekunden. Dann schütteln Sie Arme und Beine aus.
- Wiederholen Sie die Übung, wann immer Sie sich Gutes tun wollen.

Zart und stark zugleich. Diese Übung weckt auf zarte Art und Weise Ihre Selbstliebe und das Gefühl, Gutes verdient zu haben und liebenswert zu sein. Gleichzeitig aber zeigt sie auch Ihre innere Stärke. Wie eine Dampfwalze haben Sie die Kraft, alles niederzuwalzen, was Sie behindert. Sie stehen im Leben nach dem Motto: Hier bin ich, nichts kann mich umwerfen, entwurzeln oder zu Fall bringen, ich überstehe alles! Ich zeige es euch!

Wirkung

- Stabilisiert und energetisiert den gesamten Körper
- Schenkt Selbstvertrauen und innere Stärke
- Weckt Selbstliebe und Zartheit, aber auch Frauenpower

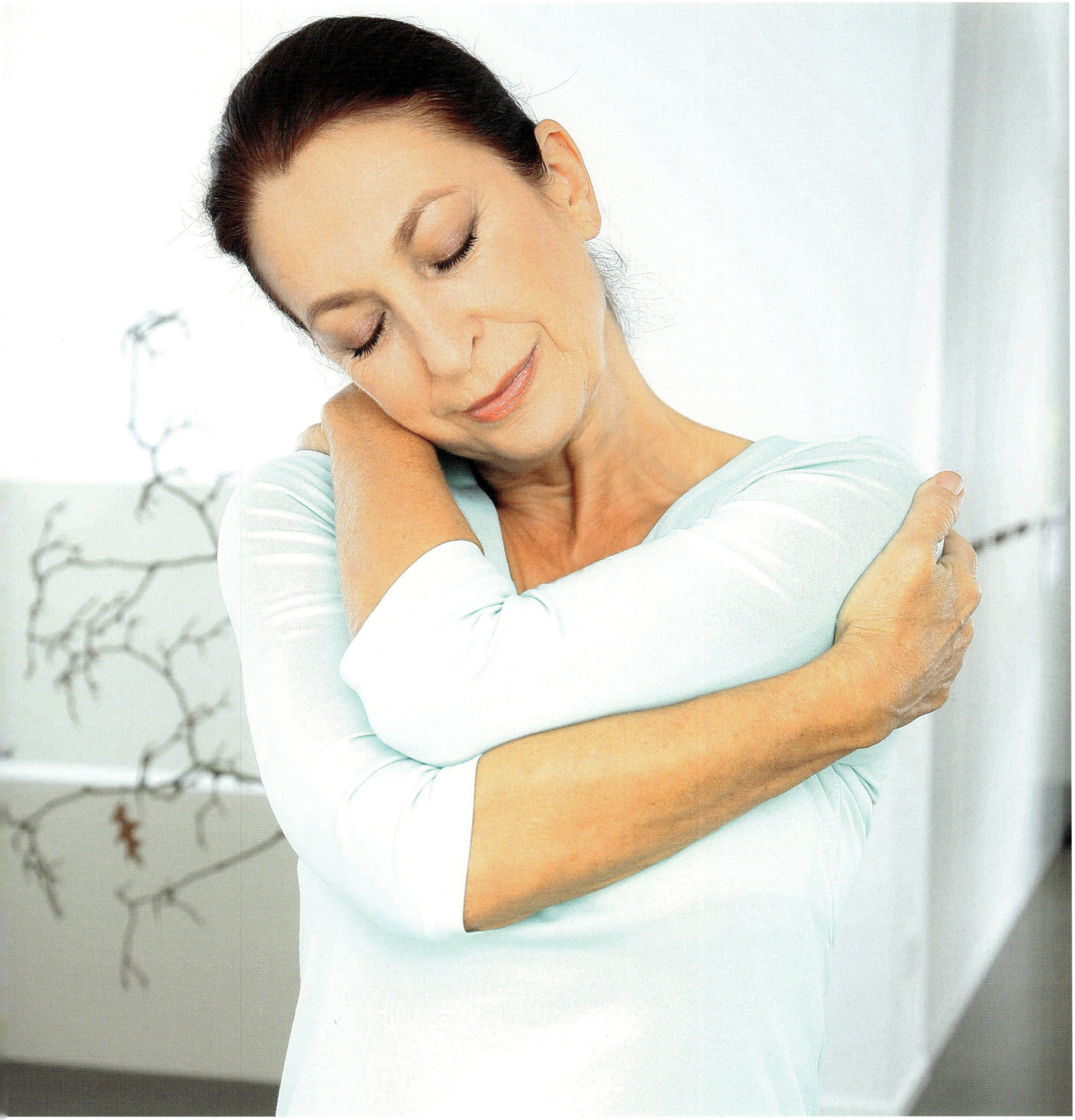

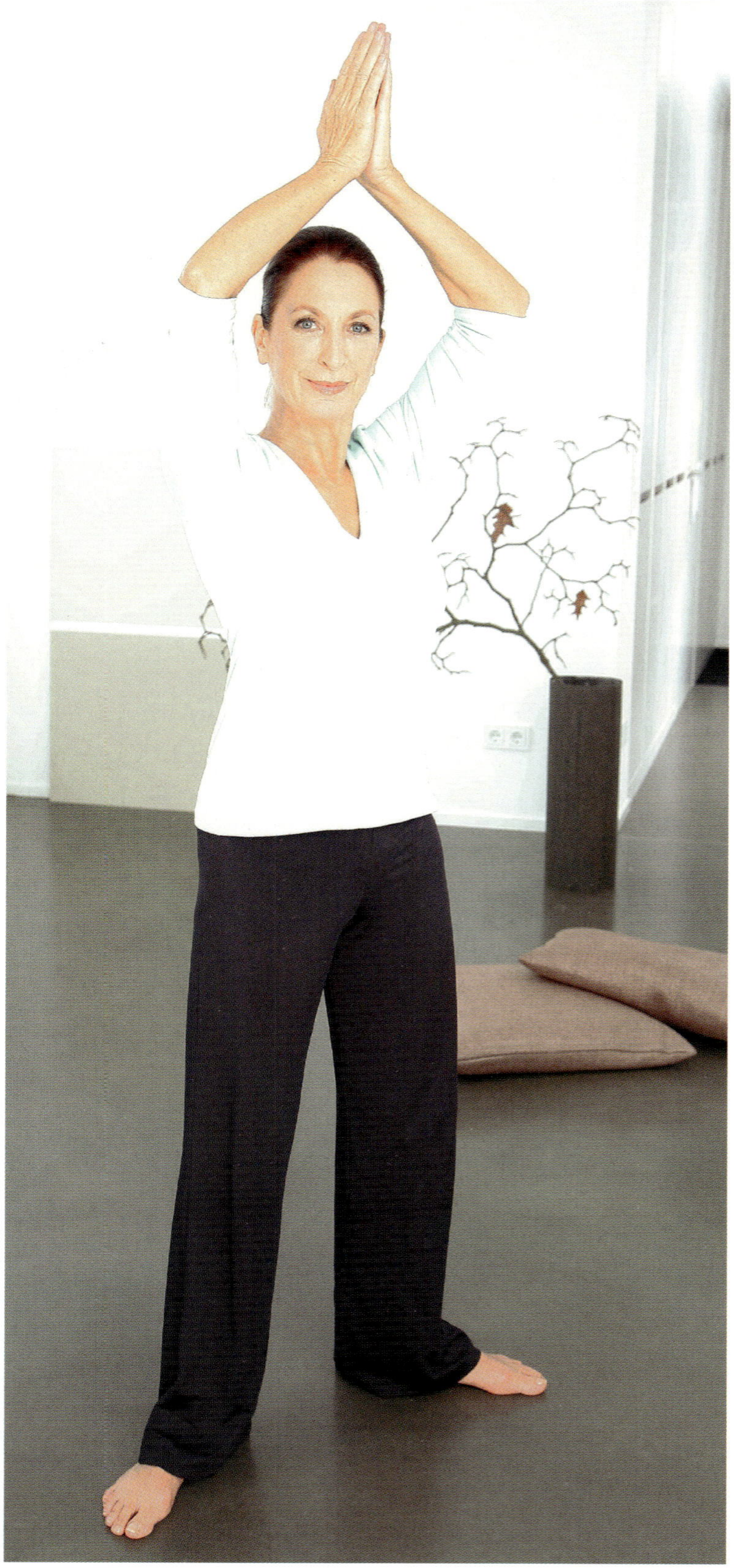
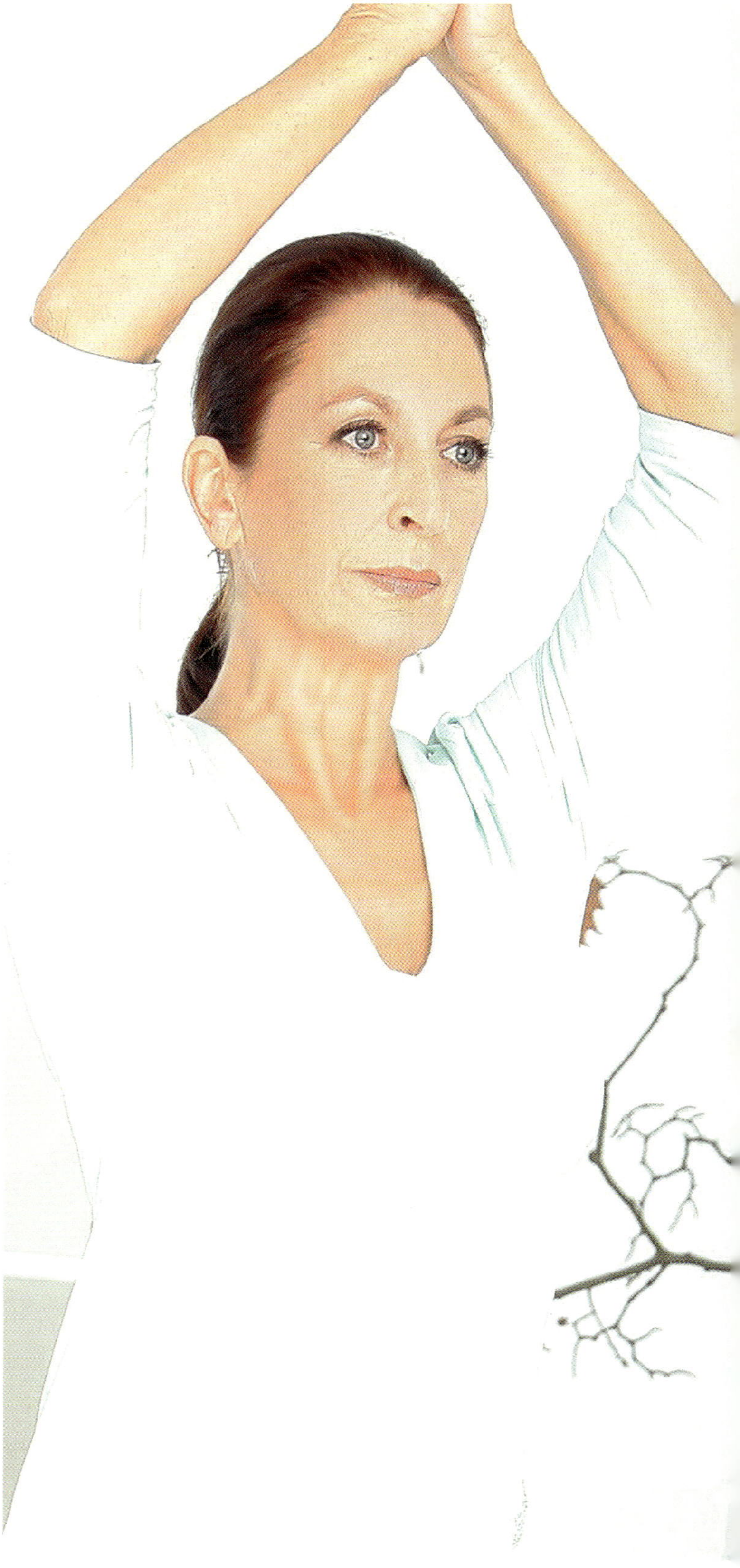

Der Wunderbaum

- Stehen Sie aufrecht und mit beiden Beinen hüftbreit am Boden. Die Fußspitzen zeigen nach außen. Legen Sie die Handflächen zusammen und führen Sie die zusammengelegten Hände über den Kopf. Die Handflächen bleiben zusammen. Die Arme müssen nicht ganz durchgestreckt sein.
- Spannen Sie das Gesäß, den Bauch und den Beckenboden an. Lächeln Sie! Spüren Sie in den kraftvollen Unterteil Ihres Körpers hinein, die Kraft Ihrer Beine, die Kraft der Mitte!
- Nehmen Sie die Schultern ein wenig zurück und fühlen Sie, wie Ihr Körper Himmel und Erde gleichermaßen verbindet. Das Irdische (Materielle) und das Himmlische (Geistige und Seelische) finden harmonische Verbundenheit und Vereinigung. Als Mensch, als Frau sind Sie ein Ganzes. Sie sind vollkommen, wie Sie sind, ein Teil der Natur, ein einzigartiger Ausdruck der gesamten Schöpfung. Dies erweckt Ihre spirituelle Lebenskraft, die sich in Weisheit und lichter innerer Kraft äußert.
- Atmen Sie ruhig und tief ein und aus. Halten Sie die Position mindestens 30 Sekunden. Dann schütteln Sie Arme und Beine aus. Wiederholen Sie die Übung noch ein Mal.

Selbstvertrauen gewinnen. Diese Übung aktiviert Ihre Wurzelkraft und macht Sie gleichermaßen flexibel, um dynamisch auf Veränderungen des Lebens reagieren zu können. Sie symbolisiert aber auch die Schönheit der gesamten Natur und der Schöpfung, zu der der Mensch ebenfalls gehört und Teil davon ist. Dass alles in einem höheren Zusammenhang steht, jeder seine Aufgaben und Bestimmungen im Leben hat und alles irgendwie Sinn ergibt – auch wenn der Mensch dies nicht immer erkennen und überblicken kann, ist dies die Haltungs-Erfahrung dieser Übung.

Wirkung

- Stabilisiert und energetisiert den gesamten Körper
- Hilft, sich stark wie ein Baum zu fühlen
- Lässt Verbundenheit spüren
- Hilft, Selbstbewusstsein zu entwickeln
- Ermöglicht die Entfaltung spiritueller Kräfte
- Verschafft der Seele Raum zum Wachsen und Reifen
- Lässt innere Weisheit erspüren und wahrnehmen
- Lässt den Sinn des Lebens erahnen und dadurch Zufriedenheit erlangen
- Ermöglicht, Licht-und Liebevolles im Leben willkommen heißen

Mal die Zeit still stehen zu lassen, wer wünscht sich das nicht. Ich schaffe das hin und wieder. Wie? Eigentlich ist es ganz einfach. Ich will es mal am Beispiel von Kirchenglocken erklären, denn ich liebe ihr Läuten. Und egal, ob ich an etwas arbeite, ein Buch lese oder mit dem Auto irgendwohin fahre – wann immer ich Kirchenglocken höre, halte ich für mich die Zeit an. Ich halte inne, öffne die Fenster oder bleibe mit dem Auto stehen und lausche dem Glockengeläut bis zum letzten Ton.

» Mal die Zeit still stehen zu lassen, wer wünscht sich das nicht? Ich schaffe das hin und wieder. Eine Auszeit, die mir viel Kraft gibt.

Wie gut das tut, sich einfach dem sinnlichen Genuss des Hörens hinzugeben, jede einzelne Glocke, jeden Ton bewusst zu erleben, zuzulassen, dass mich der Klang innerlich berührt. Es ist eine kleine Auszeit, die mir viel Kraft gibt. Oder Musik: Welche Musik macht mich fröhlich? Welche gibt mir die nötige Ruhe? Welche erinnert mich woran? Es tut mir gut, wenn ich mir den Zusammenhang zwischen Musik und Stimmungen bewusst mache und somit weiß, wie ich mir mit Musik einen Dreh in eine andere Richtung geben kann. So habe ich jederzeit ein großes Repertoire parat gegen die Widrigkeiten des Lebens, oder auch, um ein gutes Gefühl noch zu verstärken.

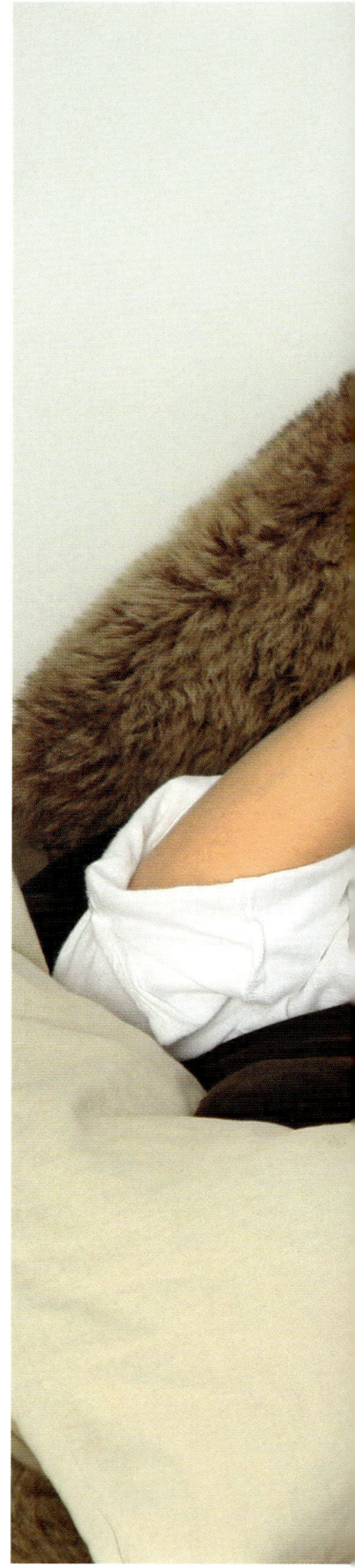

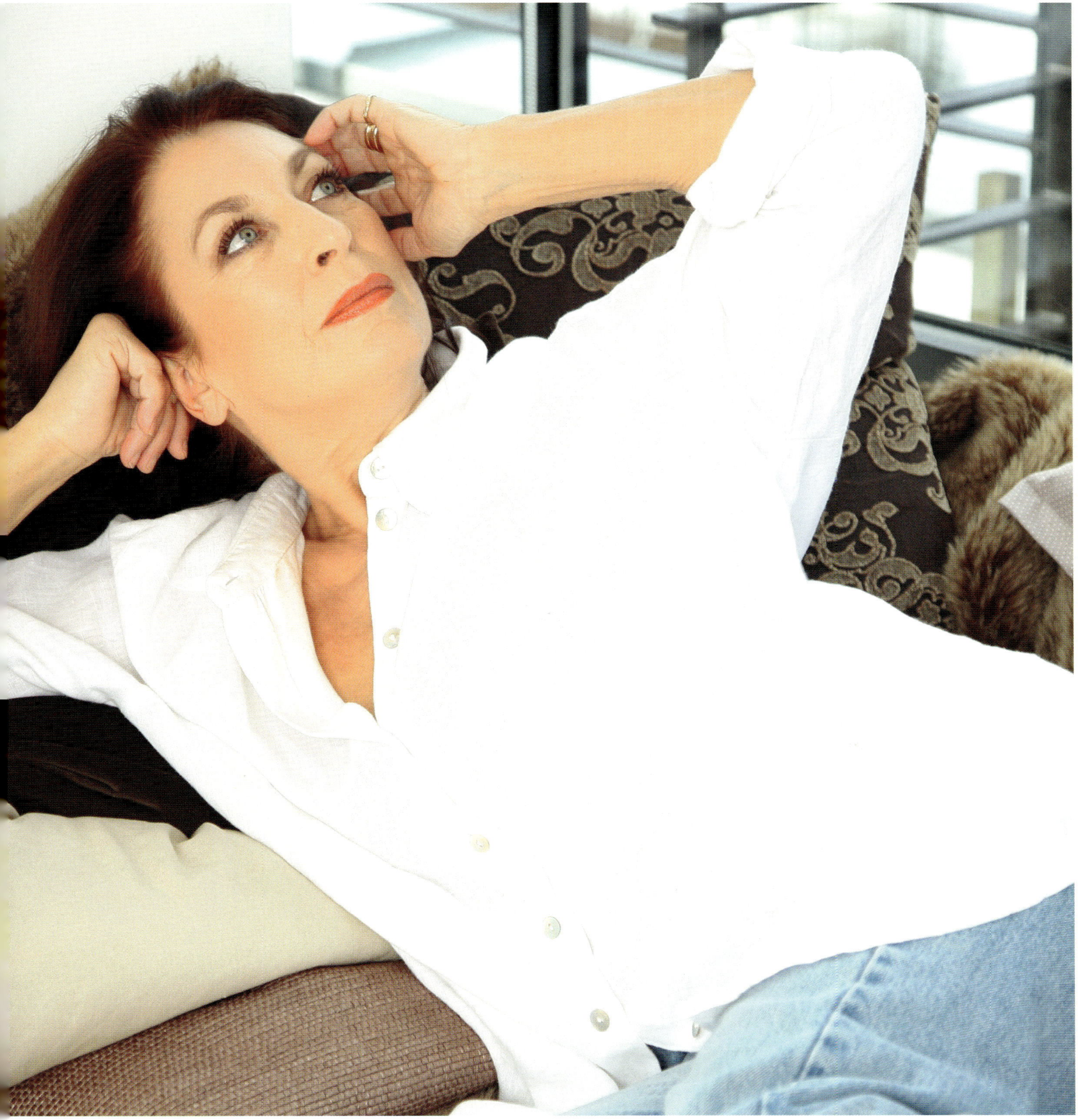

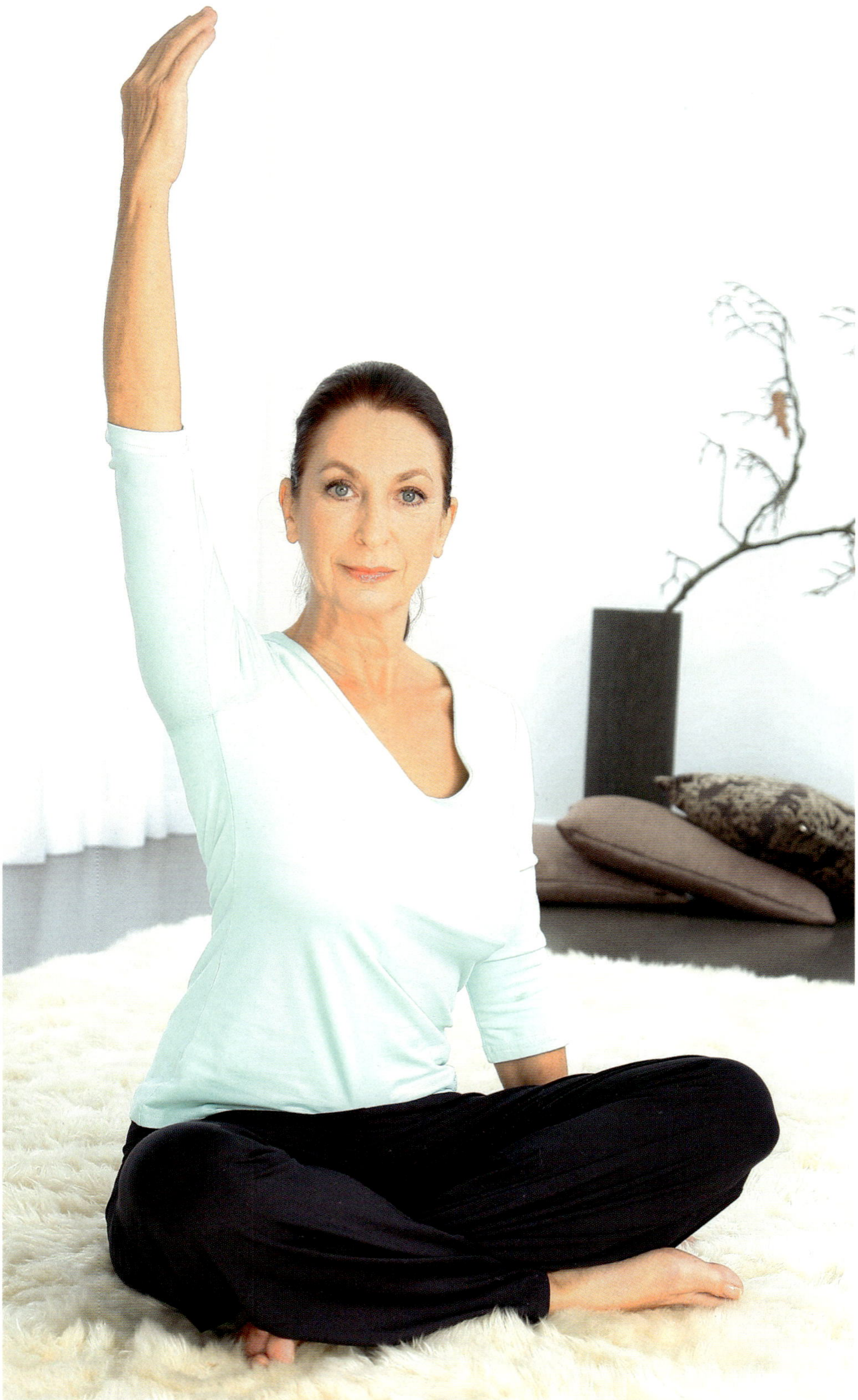
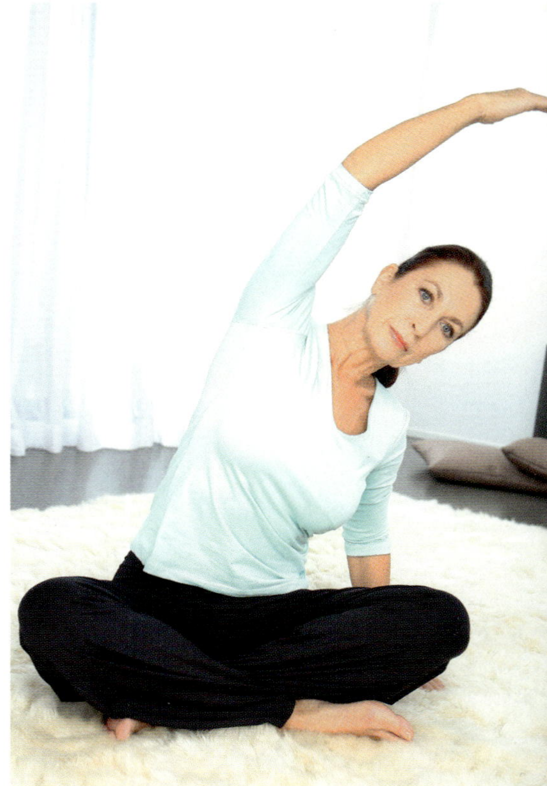
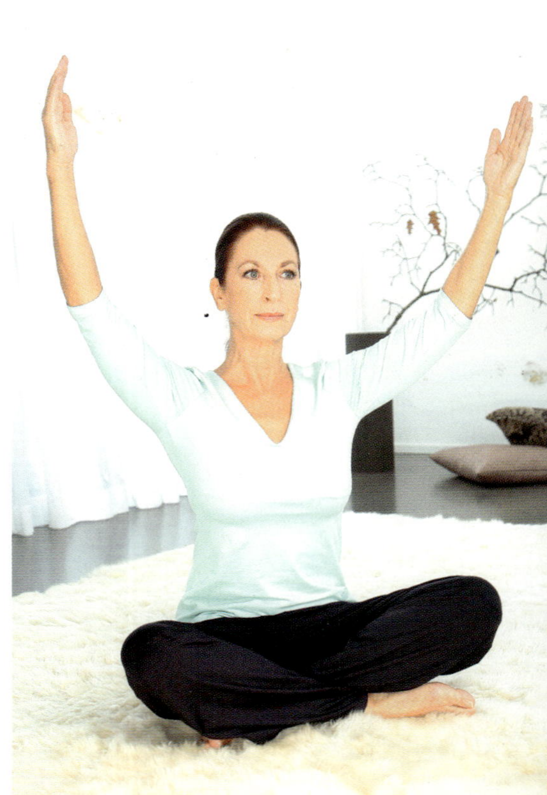

Ich bin geborgen im Auf und Ab des Lebens

- Setzen Sie sich aufrecht im Schneidersitz auf Ihre Unterlage. Stützen Sie sich mit der linken Hand seitlich des Körpers ab. Strecken Sie den rechten Arm gerade nach oben, die Fingerspitzen zeigen zur Decke.
- Atmen Sie aus und beugen Sie den Oberkörper samt des gestreckten Arms zur linken Seite. Das Gesäß bleibt am Boden. Ihr Blick ist weiterhin nach vorne gerichtet.
- Atmen Sie nun ein und richten Sie den Oberkörper wieder auf. Dabei heben Sie zusätzlich den linken Arm weit nach oben über den Kopf, sodass beide Arme nun trichterförmig gestreckt sind.
- Bei der nächsten Ausatmung nehmen Sie den rechten Arm nach unten und stützen sich mit der rechten Hand seitlich des Körpers ab. Der linke Arm bleibt weiterhin gestreckt. Beugen Sie Ihren Oberkörper nun zur rechten Seite, der linke Arm geht ebenfalls mit.
- Während der nächsten Einatmung richten Sie Ihren Oberkörper wieder auf und strecken beide Arme nach oben. Wiederholen Sie diesen Ablauf dynamisch fließend im Rhythmus Ihres Atems mindestens eine Minute lang.
- Führen Sie die Übung aus, wann immer Sie Kraft und Halt benötigen, um die Stürme des Lebens – wie Gras im Wind – gut zu überstehen.

Wirkung

- Seitendehnung für den Oberkörper
- Macht bewusst, dass alles im Leben ein Auf und Ab beinhaltet – wie Grashalme im Wind
- Verleiht die Kraft, das Leben zu meistern
- Schafft das Gefühl von Geborgenheit

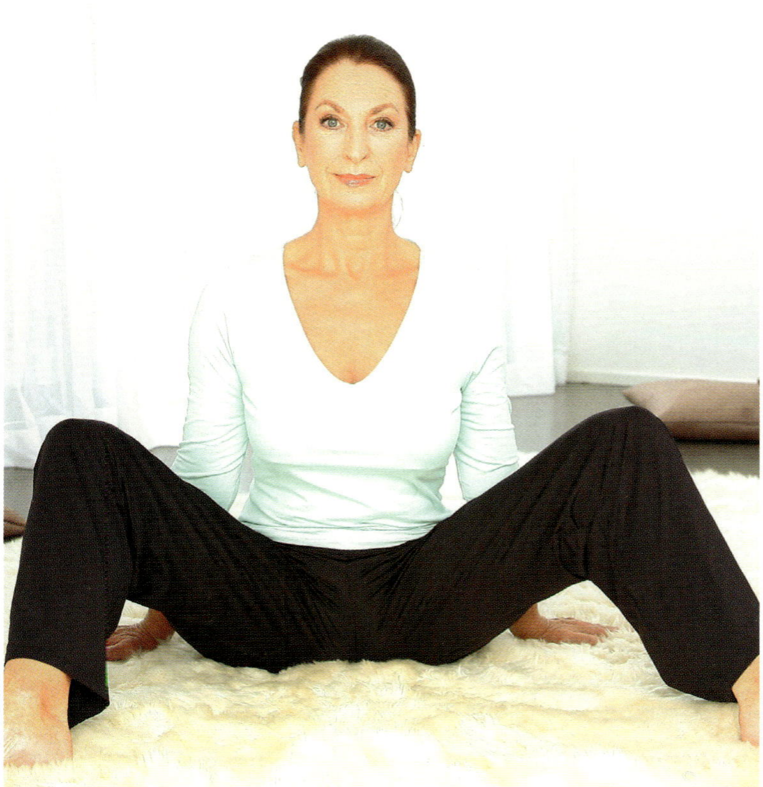

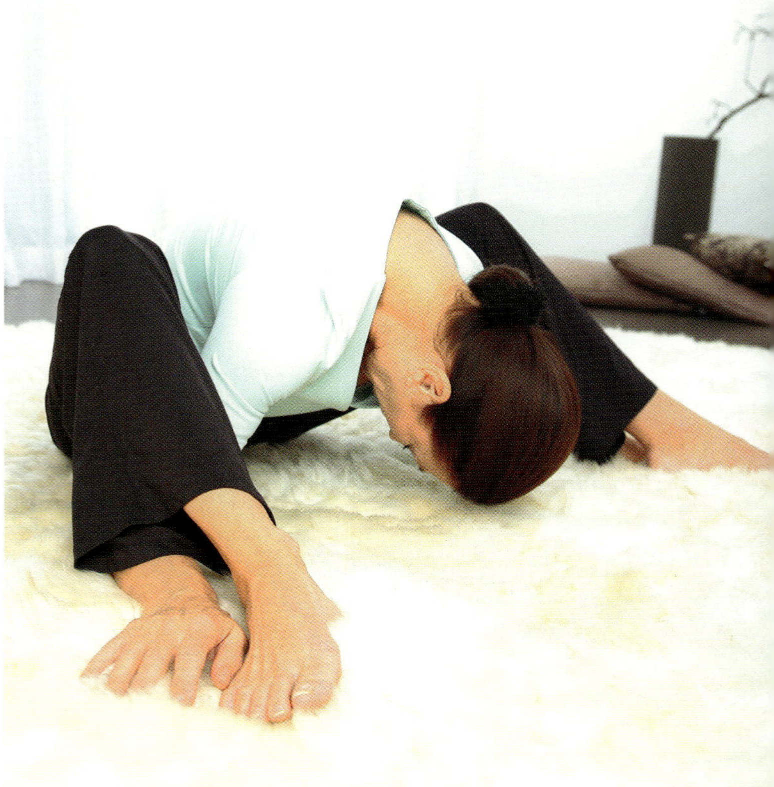

Ich bin geduldig

- Setzen Sie sich aufrecht auf Ihre Unterlage. Grätschen Sie die Beine und stellen Sie sie so auf, dass die ganze Fußsohle Kontakt mit dem Boden hat.
- Beugen Sie den gesamten Oberkörper nach vorne und schieben Sie die Hände so weit wie möglich unter den Kniekehlen hindurch, an den Fersen vorbei, nach außen. Die Handflächen liegen dabei am Boden. Lassen Sie den Kopf locker hängen und spüren Sie in den Rücken hinein, der nun ganz gerundet ist.
- Dies ist eine statische Übung. Sie drückt aus, dass Sie wie eine Schildkröte geduldig sein können. Spüren Sie, wie an Ihrem Rücken alles abprallt, was Sie aus der Ruhe bringen will.
- Halten Sie die Position mindestens 30 Sekunden lang, dann ziehen Sie die Hände wieder langsam zurück und richten sich auf.
- Wiederholen Sie die Übung noch ein Mal. Ansonsten immer dann, wenn es Ihnen an Geduld fehlt.

Wirkung

- Macht den Rücken geschmeidig
- Dehnt und öffnet den Beckenbodenbereich
- Dehnt die Oberschenkelinnenseiten
- Verankert Geduld und Gelassenheit im Ich
- Macht es leichter abzuwarten und sich Zeit zu nehmen
- Übt, die Kunst der Langsamkeit zu beherrschen und genießen

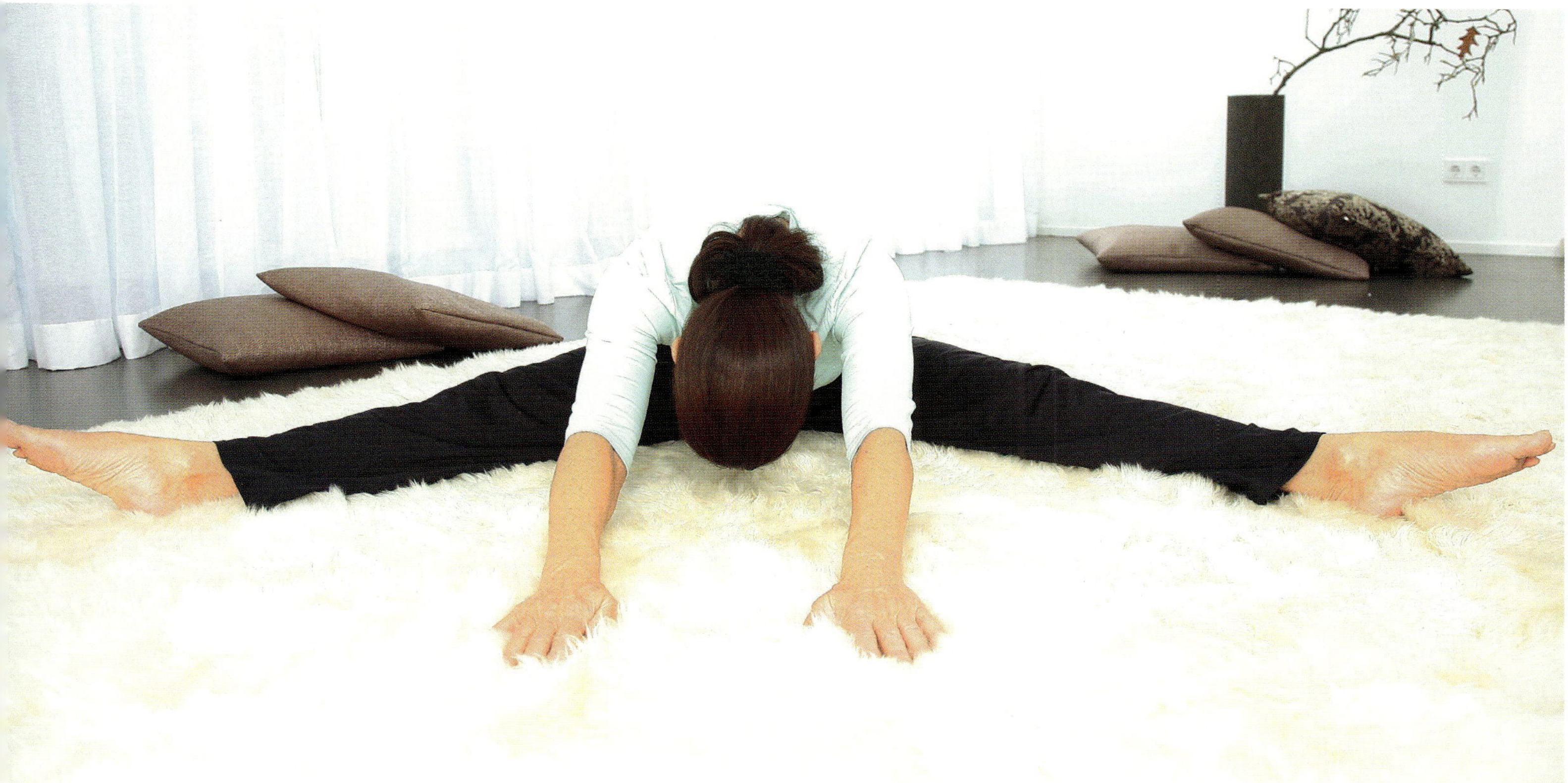

Ich mache den Weg frei

- Sie sitzen mit ausgestreckten, gegrätschten Beinen auf Ihrer Unterlage. Die Handflächen liegen nebeneinander vor Ihnen auf dem Boden.
- Atmen Sie nun kräftig aus und schieben Sie beide Handflächen ganz langsam auf dem Boden nach vorne. Achten Sie darauf, dass Ihre Beine immer am Boden liegen bleiben und die Kniekehlen sich nicht anheben. Lassen Sie den Kopf locker hängen, Ihr Blick ist nach unten gerichtet. Beenden Sie das Vorbeugen, wenn Sie ein sanftes Ziehen in den Beinen spüren, selbst wenn Sie nicht weit mit Ihren Händen gekommen sind.
- Halten Sie die Position für mindestens 10 Sekunden. Dann atmen Sie bewusst ein und ziehen die Hände wieder ganz langsam zurück. Rollen Sie den Rücken dabei Wirbel für Wirbel auf, bis Sie wieder aufrecht sitzen.
- Wiederholen Sie die Übung noch zwei Mal. Stellen Sie sich dabei vor, wie Sie alles aus Ihrem Leben hinausschieben, was nicht mehr hereinpasst. Sie machen sich den Weg frei und entsorgen unnötigen Ballast einfach aus Ihrem Alltag.

Wirkung

- Macht den Rücken geschmeidig
- Dehnt die Beinmuskeln
- Hilft beim inneren Ordnungschaffen
- Befreit vom Ballast des Alltags

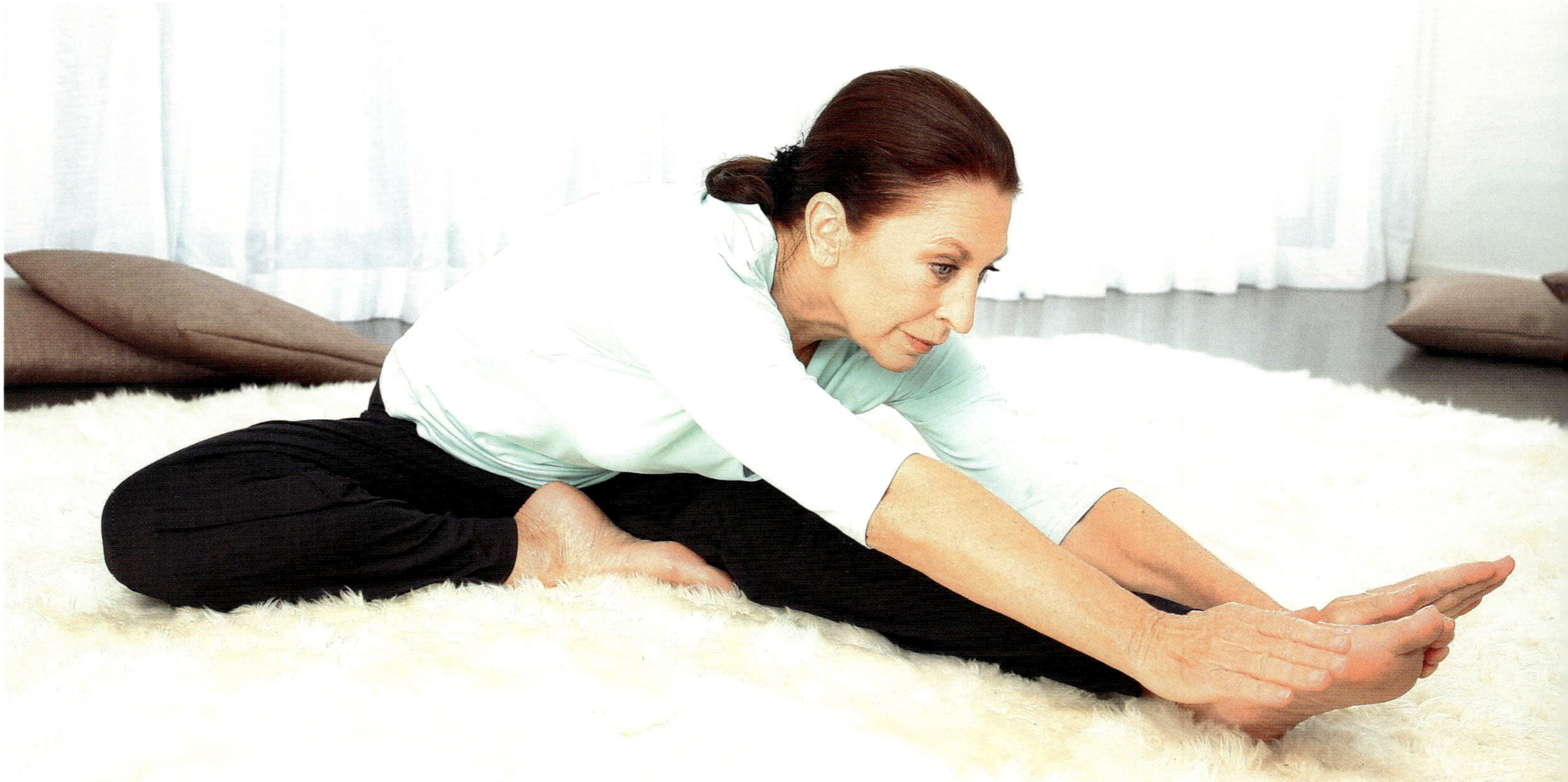

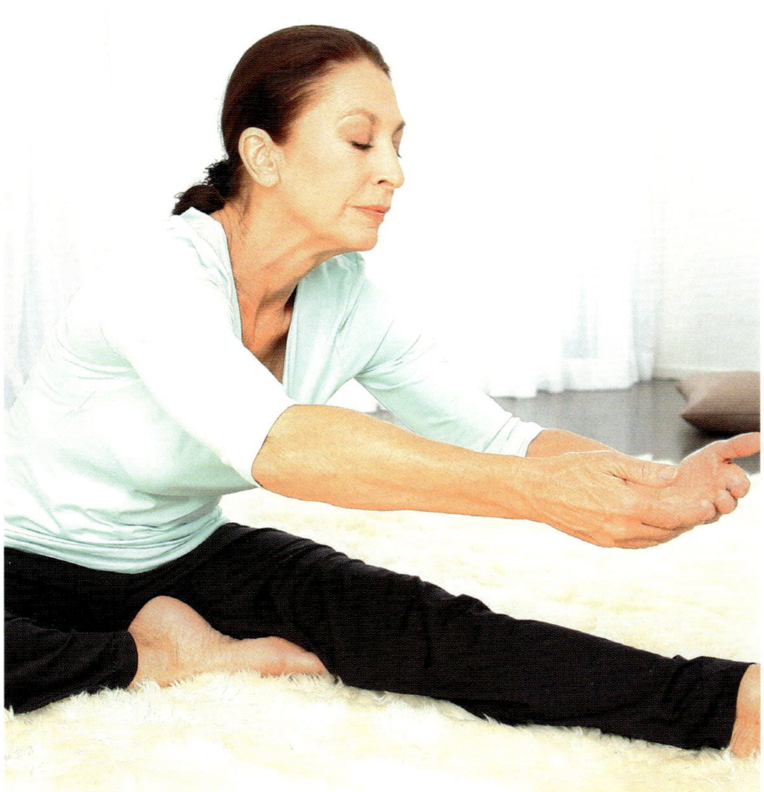

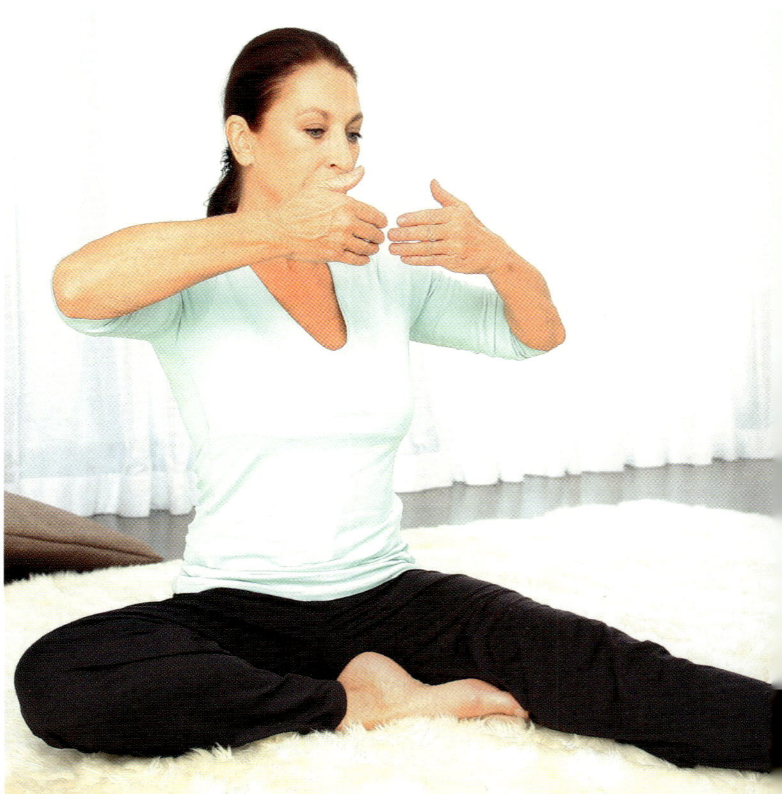

Ich lasse los, damit etwas Neues entstehen kann

- Sie sitzen mit aufrechter Wirbelsäule auf dem Boden. Ihre Beine sind ausgestreckt und gegrätscht. Ziehen Sie ein Bein an den Körper heran. Das andere bleibt gestreckt.
- Schieben Sie nun beide Arme weit nach vorne am gestreckten Bein entlang in Richtung Fußspitze. Atmen Sie dabei kräftig aus. Die Hände weisen vom Körper weg. Der Kopf bildet die Verlängerung der Wirbelsäule. Das Knie muss immer am Boden bleiben, also schieben Sie nur, so weit es Ihnen möglich ist. Sobald Sie eine Dehnung spüren, stoppen Sie.
- Drehen Sie nun die Handflächen um, sodass sie zu Ihnen zeigen. Atmen Sie ein und ziehen Sie die Hände wieder ganz auf sich zu, bis sie den Brustkorb berühren und Sie aufrecht sitzen.
- Dann atmen Sie wieder aus und schieben erneut die Hände am ausgestreckten Bein entlang Richtung Fußspitze, so weit Sie kommen.
- Führen Sie diese dynamische Übung fließend in Ihrem eigenen Atemrhythmus mindestens 30 Sekunden lang aus. Dann wechseln Sie die Seite und strecken das andere Bein.
- Wiederholen Sie die Übung bei Bedarf, wann immer Sie Platz in Ihrem Leben für Neues schaffen wollen.

Wirkung

- Macht den Rücken geschmeidig
- Dehnt die Beine
- Das Ausatmen hilft, Altes loszulassen, damit Neues entstehen kann.
- Das Einatmen fördert die Bereitschaft, das Neue auch anzunehmen

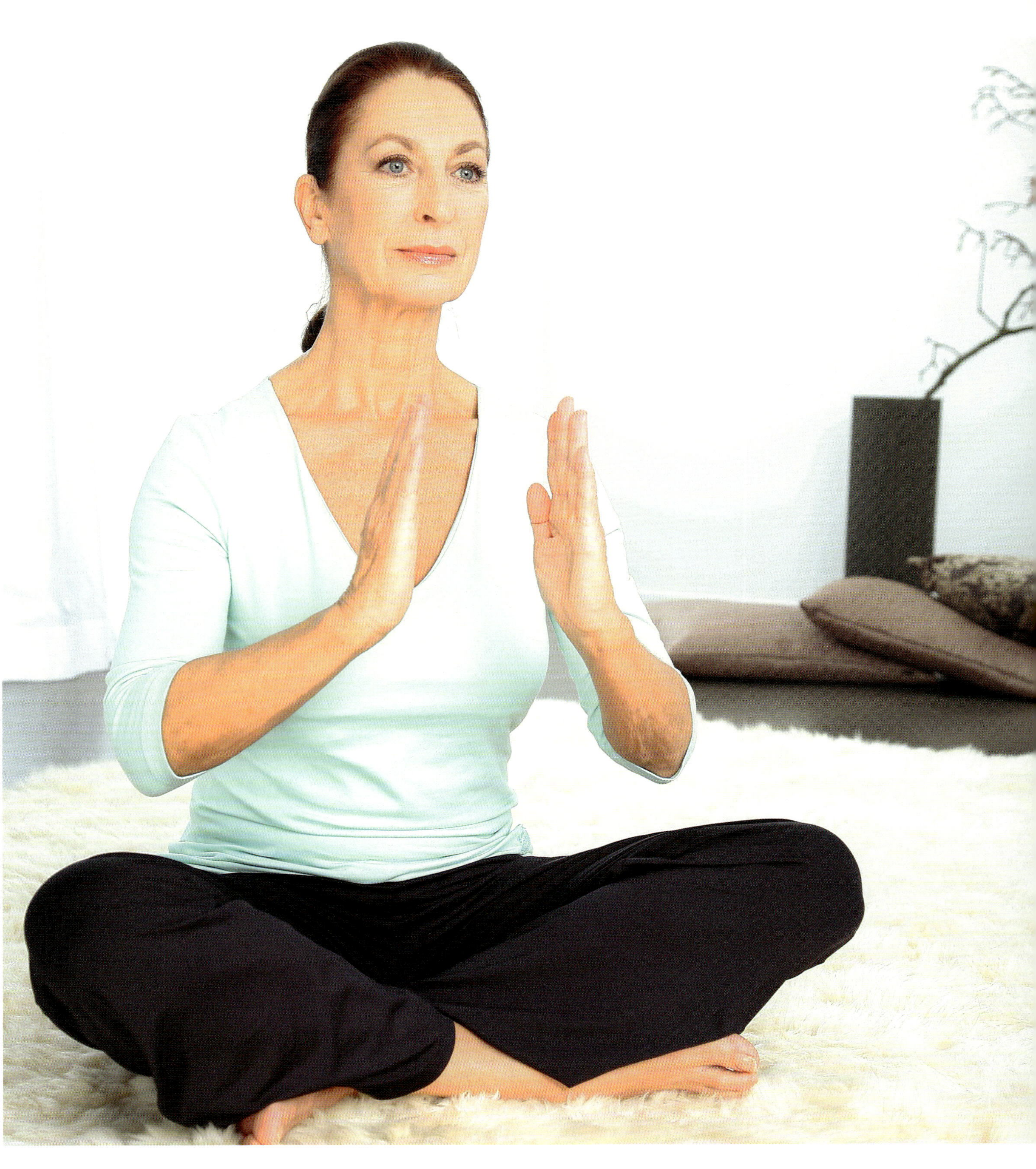

Ich schaffe Balance – der Atemkreis

Wirkung

- Vertieft die Atmung
- Löst körperliche Verspannungen
- Fördert die Konzentration
- Schenkt das Gefühl von Verbundenheit und Harmonie
- Sorgt für Balance und Ausgleich
- Bringt alles Körperliche, Geistige und Seelische wieder ins Gleichgewicht
- Hilft, die Verantwortung für sich selbst zu übernehmen

- Setzen Sie sich im Schneidersitz mit gerader Wirbelsäule auf den Boden oder wenn Ihnen das lieber ist, mit gegrätschten Beinen. Die Hände halten Sie in Brusthöhe im Abstand von ungefähr 20 Zentimetern vor dem Oberkörper, die Handflächen sind einander dabei zugewandt.
- Atmen Sie tief und lang aus und führen Sie dabei die Handflächen aufeinander zu, bis sie sich vor dem Körper in Brusthöhe treffen. Die Fingerspitzen zeigen nach oben.
- Dann atmen Sie tief ein und führen die zusammengelegten Hände mit den Armen vor dem Körper ein Stück weit gerade nach oben über den Kopf. Öffnen Sie die Arme zur Seite hin trichterförmig und lassen Sie sie nach unten sinken.
- Atmen Sie sie erneut lang und kräftig aus und führen Sie wieder die Hände aufeinander zu, bis sich die Handflächen vor dem Oberkörper berühren.
- Wiederholen Sie diese dynamische Übung im Fluss Ihres Atems mindestens eine Minute lang.

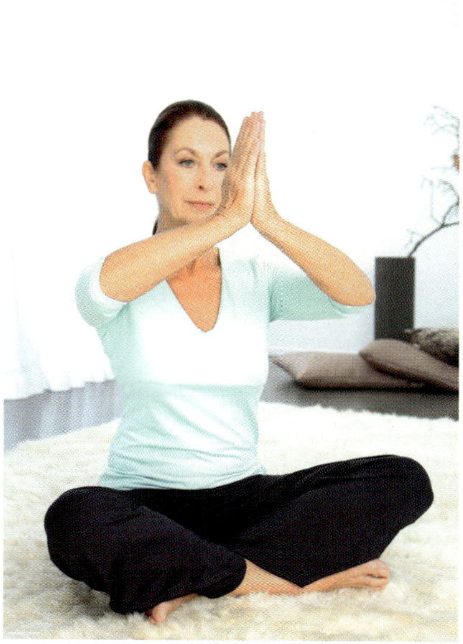

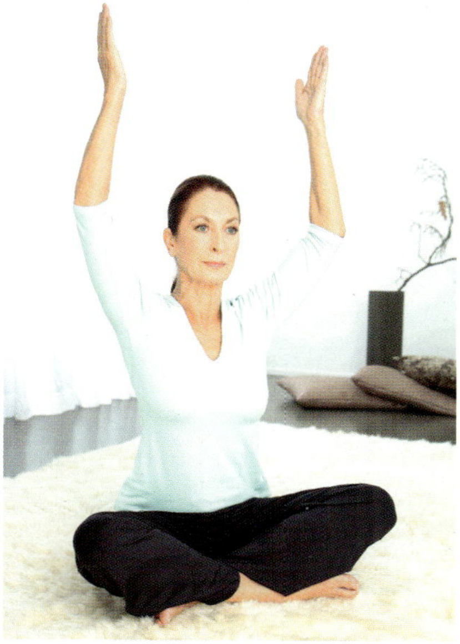

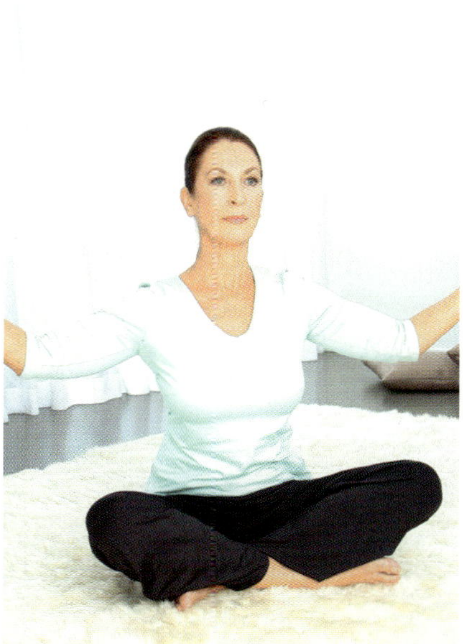

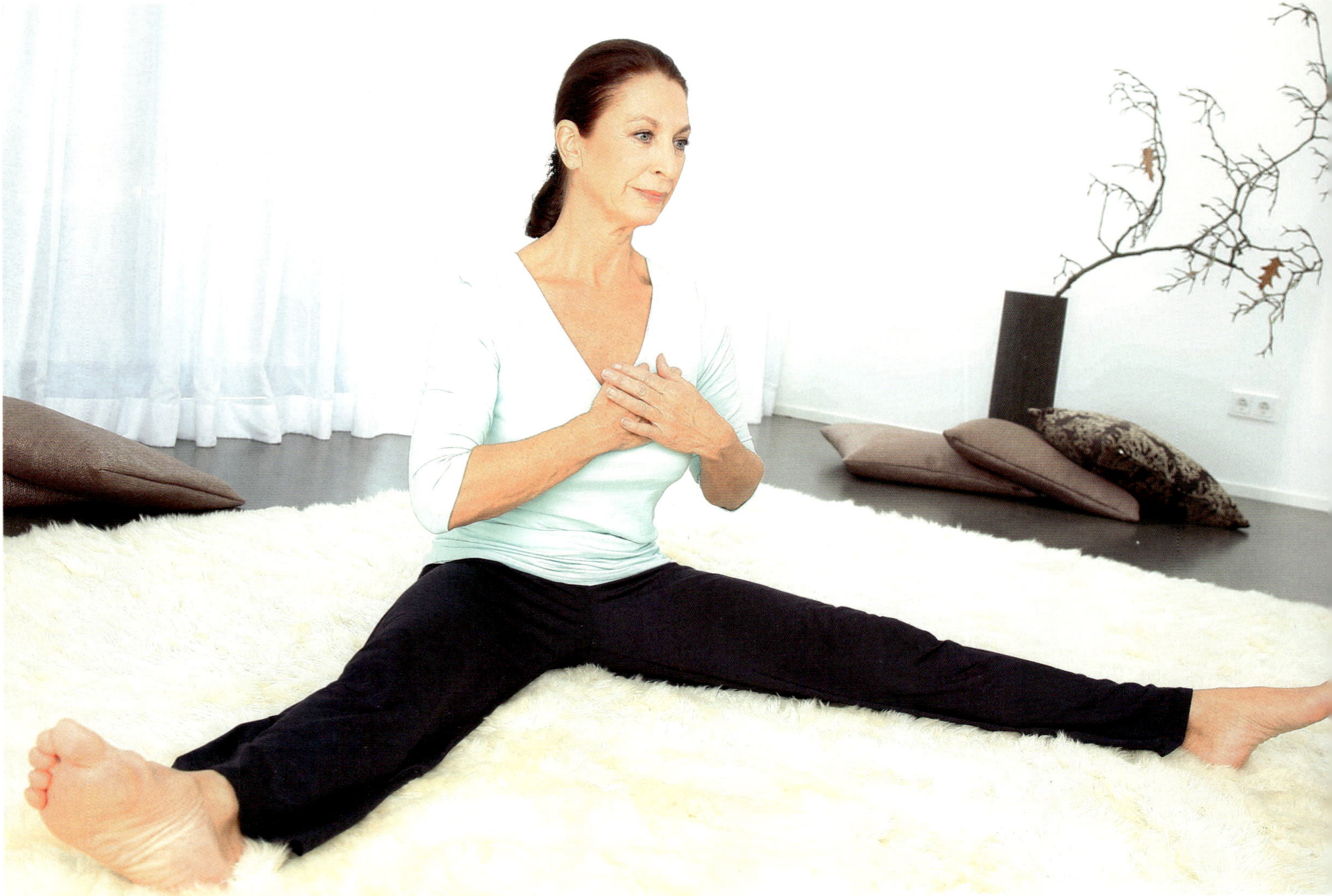

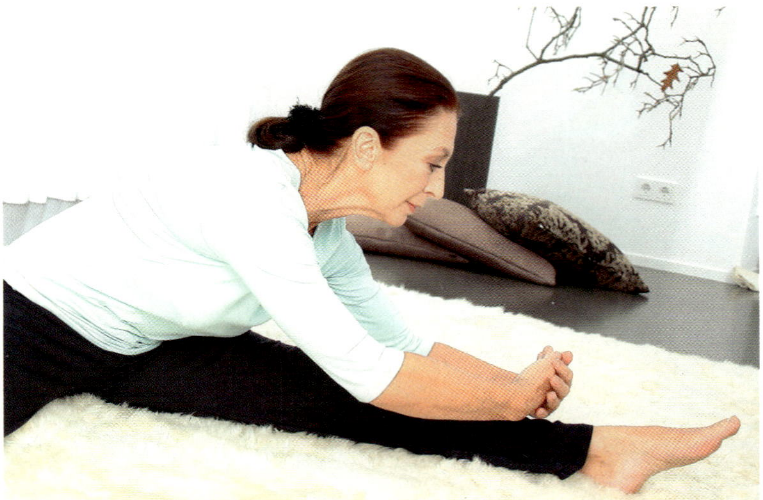

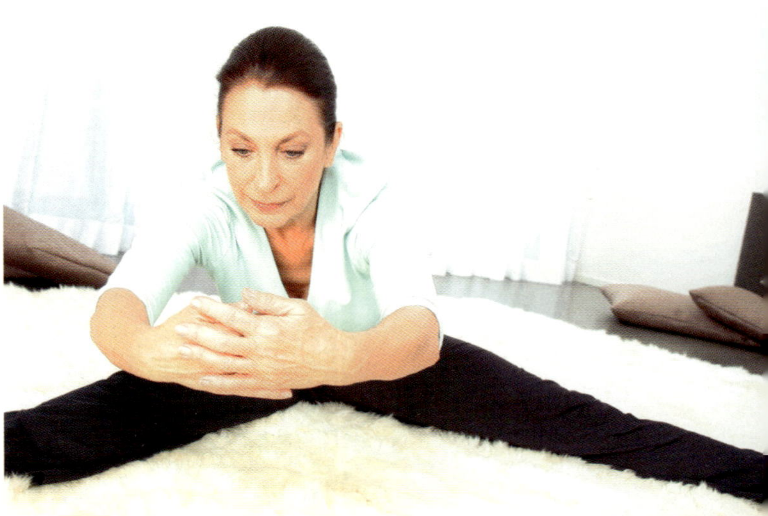

Verzeihung üben

- Setzen Sie sich aufrecht auf den Boden und strecken Sie beide Beine leicht gegrätscht von sich weg. Die Handflächen legen Sie übereinander auf Ihr physisches Herz, leicht links über der linken Brust.
- Atmen Sie tief aus und führen Sie die übereinander liegenden Hände im Uhrzeigersinn von Ihrem Herzen weg. Beschreiben Sie dabei einen großen Kreis, indem Sie die Hände erst vom Körper weg und dann wieder zum Körper hin führen, bis sie erneut auf dem Herzen zu liegen kommen.
- Bei der nächsten kräftigen Einatmung kreisen Sie anders herum. Sie führen die Hände diesmal also entgegen dem Uhrzeigersinn vom Herzen weg und dann wieder darauf zu.
- Wenn Sie das nächste Mal ausatmen, bewegen Sie die Hände wieder im Uhrzeigersinn wie beim ersten Mal.
- Wiederholen Sie die Übung mit fließenden Bewegungen mindestens eine Minute lang.
- Sprechen Sie bei Bedarf laut: Ich verzeihe dir, du verzeihst mir, ich verzeihe mir selbst, ich lasse alles los!

Wirkung

- Aktiviert und energetisiert den Körper auf sanfte Weise
- Löst psychosomatische Beschwerden und tief sitzende, krank machende Emotionen
- Macht Verzeihen möglich
- Schafft Impulse für mehr Lebensqualität und Lebensfreude

Innerlich loslassen. Jeder von uns trägt ab und zu Groll, Trauer, Wut und Frust mit sich herum und hält diesen tief im Herzen vergraben. Dann kann man weder sich selbst, noch seinen Mitmenschen oder dem Leben verzeihen. Man verharrt im Schmerz, bewusst oder unbewusst, trägt Schuldgefühle mit sich herum oder ein verdrängtes Erlebnis, über das man nicht sprechen möchte und das man nicht verzeihen kann. Doch erst das Verzeihen macht Heilung möglich, löst so manche psychosomatische Beschwerden und öffnet die Tür zu mehr Lebensfreude und Erfüllung im Leben. Über das körperliche Üben wird alles Unverzeihliche ins Bewusstsein gerückt – das kann erst mal sehr schmerzhaft sein –, um es dann konstruktiv loslassen zu können. Allerdings kann das manchmal ein wenig dauern. Es ist deshalb ratsam, die Übung öfter zu machen, bis Sie sich wirklich zum Verzeihen, Vergeben und Loslassen bereit fühlen.

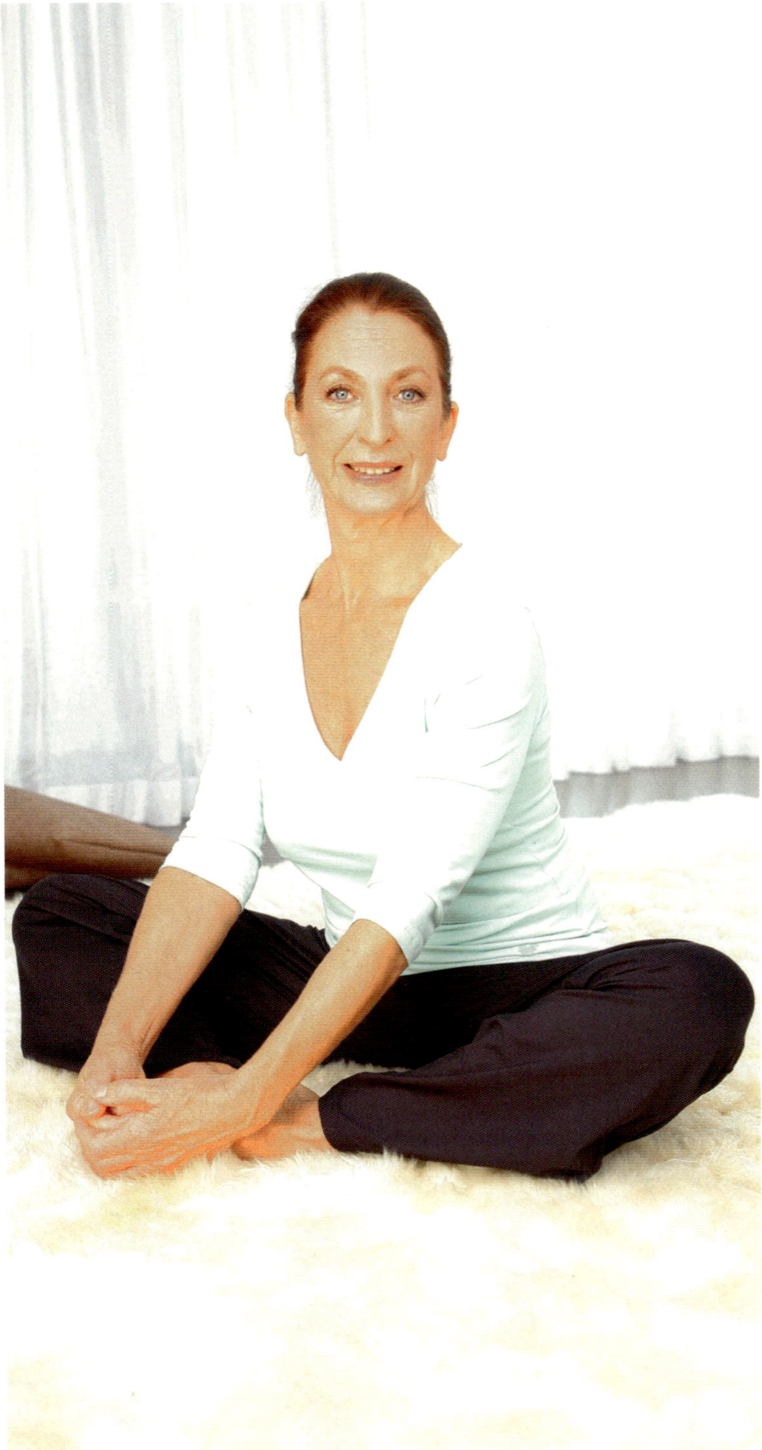

Ich lebe im Hier und Jetzt und genieße Lebensfreude

- Setzen Sie sich aufrecht auf den Boden und legen Sie die Fußsohlen aneinander. Die Knie fallen dann zu den Seiten. Ziehen Sie die zusammengelegten Fußsohlen so weit an den Körper heran wie möglich. Es darf ein wenig ziehen, sodass Sie die Dehnung spüren, aber nicht schmerzen.
- Umfassen Sie mit den Händen Ihre Füße und wippen Sie ganz leicht mit den Oberschenkeln auf und ab. Stellen Sie sich vor, ein Schmetterling zu sein, der unbekümmert von Blüte zu Blüte fliegt und sich ausschließlich im Hier und Jetzt des Lebens erfreut. Er fragt nicht nach dem Gestern oder dem Morgen, sondern ist zufrieden mit dem Augenblick.
- Führen Sie die Übung mindestens 30 Sekunden lang aus. Wiederholen Sie sie, wann immer Sie eine Portion Lebensfreude benötigen.

Wirkung

- Dehnt sanft die Oberschenkelinnenseiten und den Beckenboden
- Fördert die Beweglichkeit im Hüftgelenk
- Lässt Lebensfreude im Augenblick empfinden
- Hilft, das Leben zu genießen, wie es ist

Die Wiege der Weiblichkeit energetisieren

- Legen Sie sich auf den Boden. Die Beine sind aufgestellt und leicht gegrätscht, eine Hand liegt auf Ihren Beckenboden, also zwischen den Beinen.
- Atmen Sie zunächst tief ein und schicken Sie Ihren Atemfluss ganz bewusst an die Stelle, wo Ihre Hand liegt. Spüren Sie, wie das Atmen den Beckenboden verändert. Während der Einatmung fließt die Atemenergie in den Beckenboden hinein. Spüren Sie, wie er sich nun dehnt! Während der Ausatmung fließt die Energie wieder zurück und hinterlässt ein kräftigendes Gefühl. Der Beckenboden fühlt sich nun weit, offen und energetisiert an. Aber vielleicht empfinden Sie auch etwas anderes. Alles, was Sie spüren, ist gut und richtig. Bei diesen Spürübungen gibt es kein Falsch. Ihr Gefühl ist richtig.
- Schließen Sie jetzt die Augen. So wird das Spüren intensiver, weil Sie visuelle Außenreize nicht mehr wahrnehmen können.
- Üben Sie, das Spüren und das gleichmäßige Atmen hin zum Beckenboden mindestens zwei Minuten lang.
- Dann beginnen Sie mit dem Tönen. Ihre Hand bleibt weiterhin auf dem Beckenboden, die andere legen Sie auf den Bauch. Summen Sie: Mmhhhmm! Spüren Sie in Ihren Bauch- und Beckenbodenraum hinein. Merken Sie ein leichtes Vibrieren und Kribbeln und wie Ihr Beckenboden mit Energie durchflutet wird? Verändern Sie nun den Ton. Stellen Sie sich vor, Sie wären eine Biene und summen ein stimmhaftes SSSSS. Das Kribbeln kann sich nun verstärken und im Bauchraum ist mehr Aktivität zu spüren. Die Energie fließt schneller und intensiver. Danach lassen Sie ein stimmhaftes J erklingen wie Jacques. Merken Sie, wie das stimmhafte J die Vibration weicher und fließender erscheinen lässt.
- Zum Schluss ein lang gezogenes L. Die Zunge liegt dabei an der Innenseite der Schneidezähne. Spüren Sie in Ihren Körper hinein. Das L energetisiert den Beckenboden von außen nach innen, setzt Impulse für eine bessere Durchblutung der Scheide und intensiviert das sinnliche, erotische Erleben. Beenden Sie die komplette Übung mit einem tiefen Atemzug.

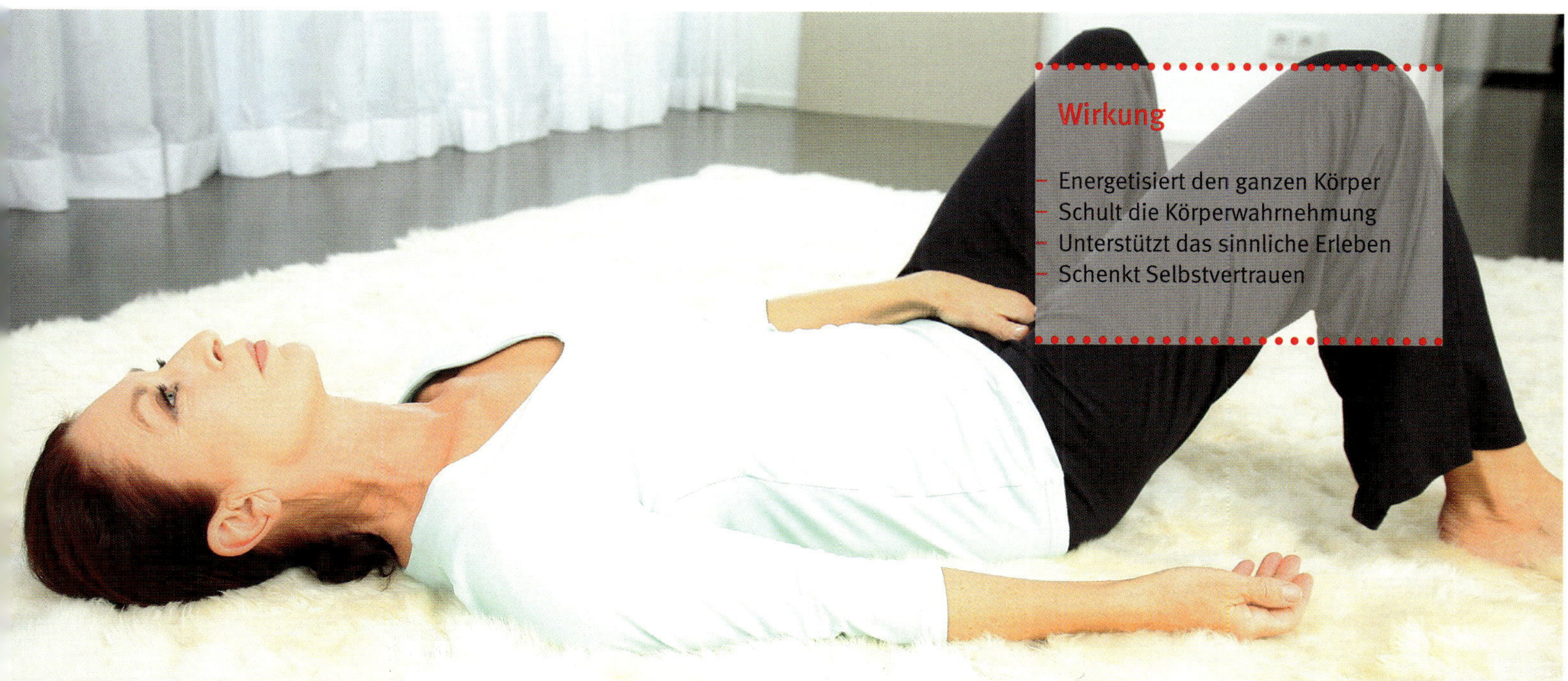

Wirkung

- Energetisiert den ganzen Körper
- Schult die Körperwahrnehmung
- Unterstützt das sinnliche Erleben
- Schenkt Selbstvertrauen

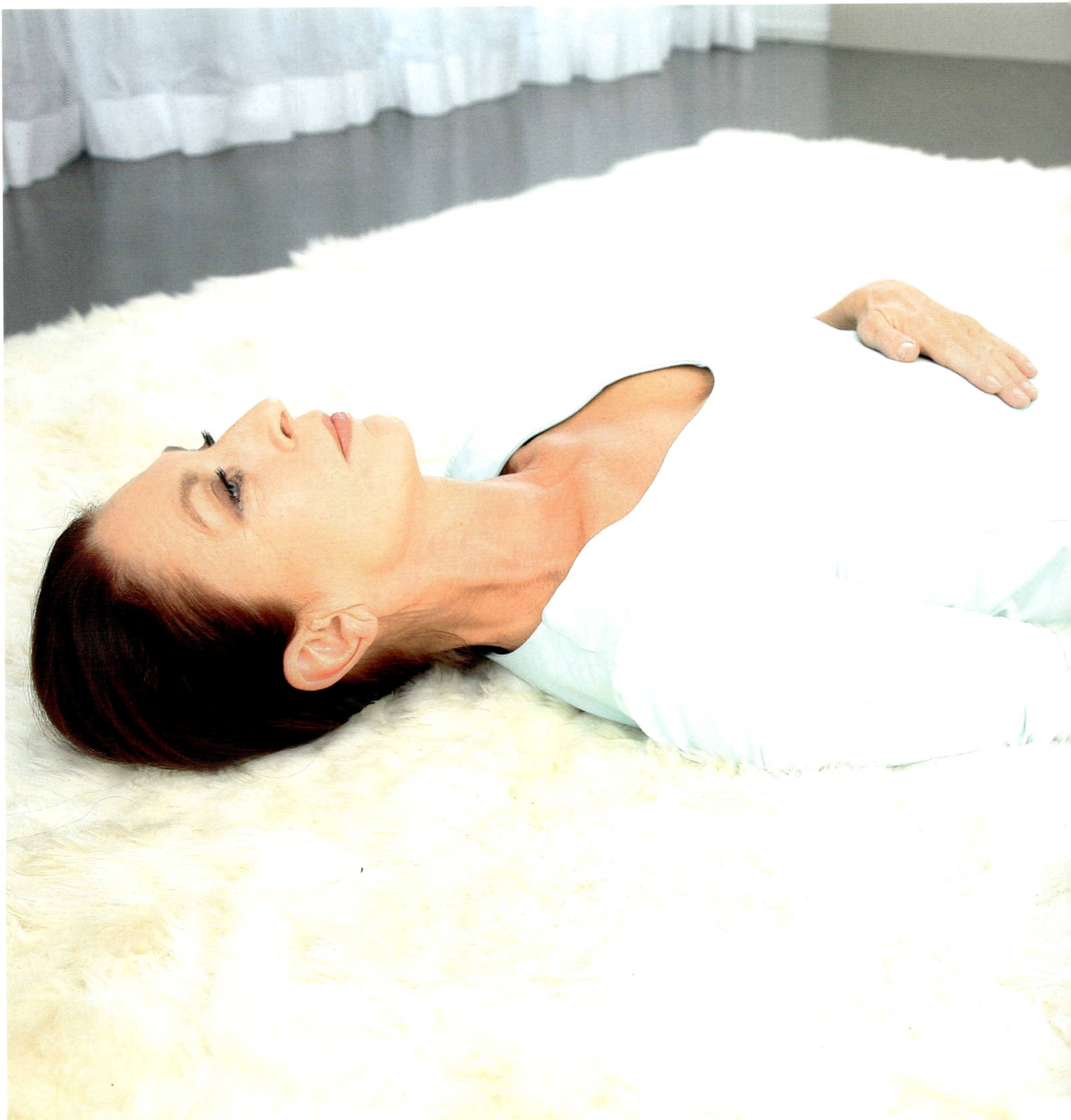

Die Körperreise

- Diese Übung führen Sie am besten ganz gemütlich im Liegen aus. Legen Sie sich auf den Rücken, ob mit gestreckten oder angestellten Beinen bleibt Ihnen überlassen.
- Platzieren Sie eine Hand auf dem Bauch. Spüren Sie in die Wärme der Hand hinein. Beginnen Sie nun, Ihren Atemfluss in den Bauch zu schicken. Atmen Sie lange, tief und gleichmäßig ein und versuchen Sie, die Körperstelle, wo Ihre Hand liegt, auch tatsächlich mit Ihrem Atemfluss zu erreichen. Gönnen Sie sich sechs tiefe Atemzüge.
- Danach wechseln Sie die Position der Hand. Wählen Sie nun eine andere Körperstelle und legen Sie die Hand dorthin. Das kann zum Beispiel die Brust, der Hals, die Hüfte, der untere Teil des Bauches, die Magengegend, das Herz, die Stirn, die Wange, die Augen, eine Schulter oder eine andere Körperstelle sein, die Sie gut mit einer Hand erreichen können. Senden Sie nun sechs Atemzüge lang Ihren Atem dorthin. Dann wechseln Sie von Neuem.
- Führen Sie die Übung so lange aus, wie Sie Lust dazu haben. Je länger Sie sie wiederholen, desto entspannter werden Sie anschließend sein.

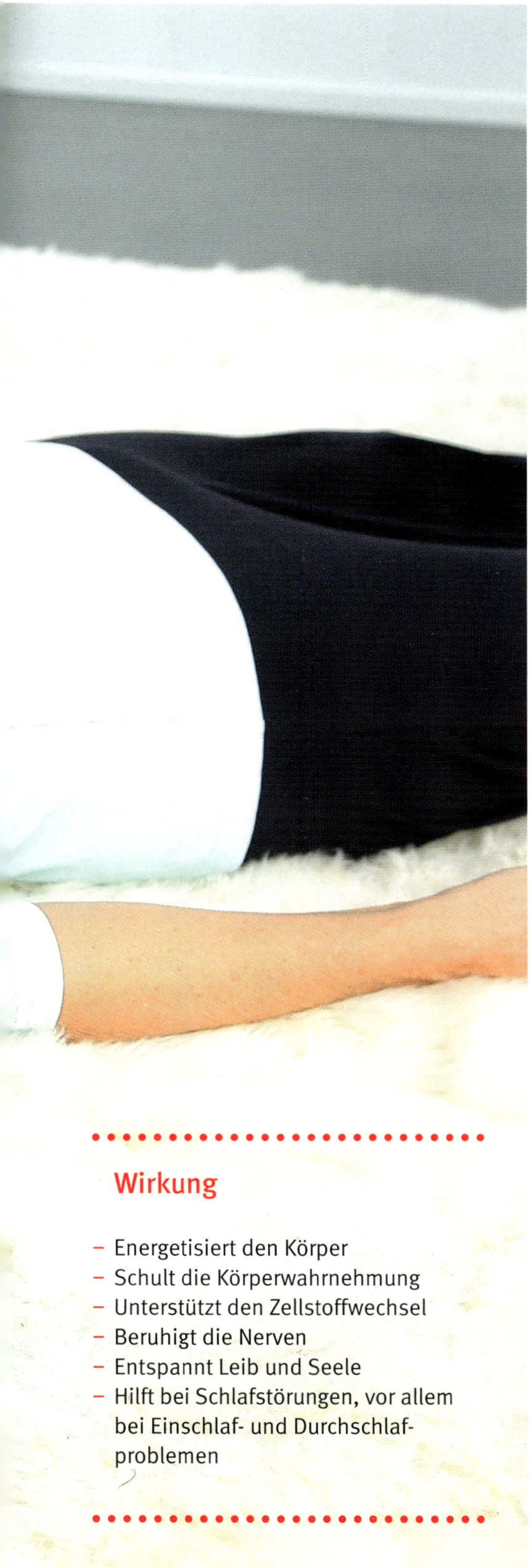

Wirkung

- Energetisiert den Körper
- Schult die Körperwahrnehmung
- Unterstützt den Zellstoffwechsel
- Beruhigt die Nerven
- Entspannt Leib und Seele
- Hilft bei Schlafstörungen, vor allem bei Einschlaf- und Durchschlafproblemen

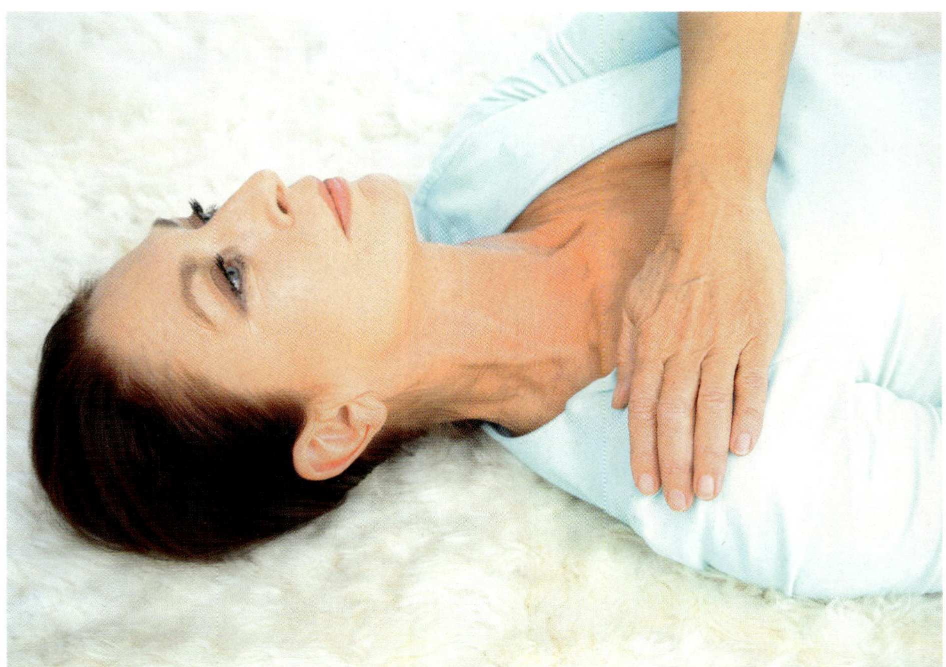

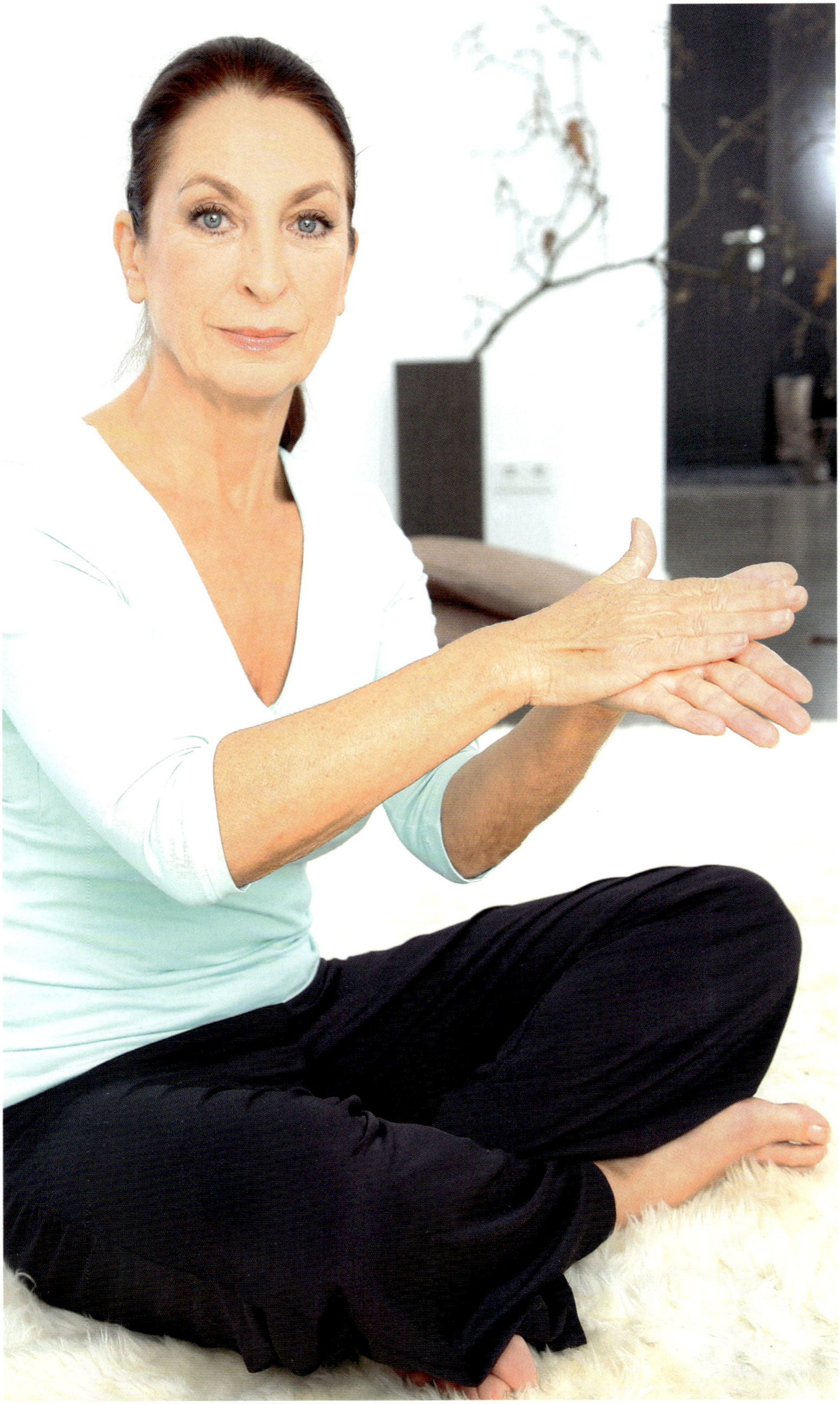

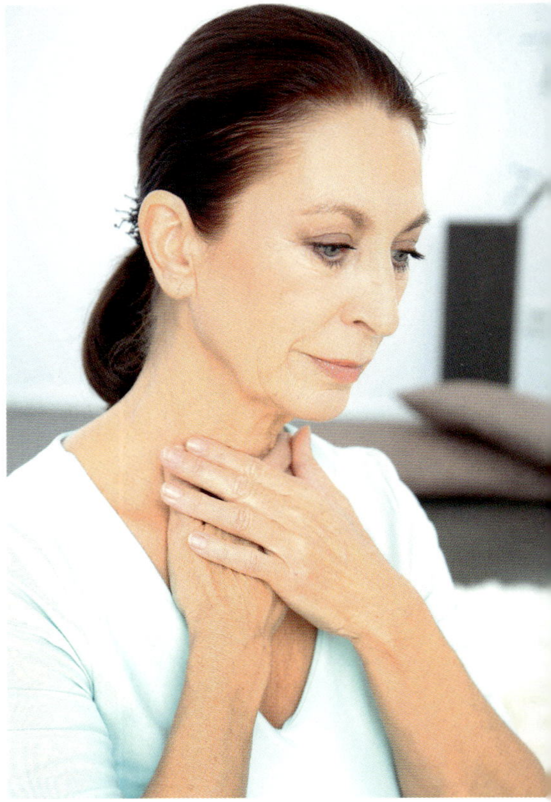

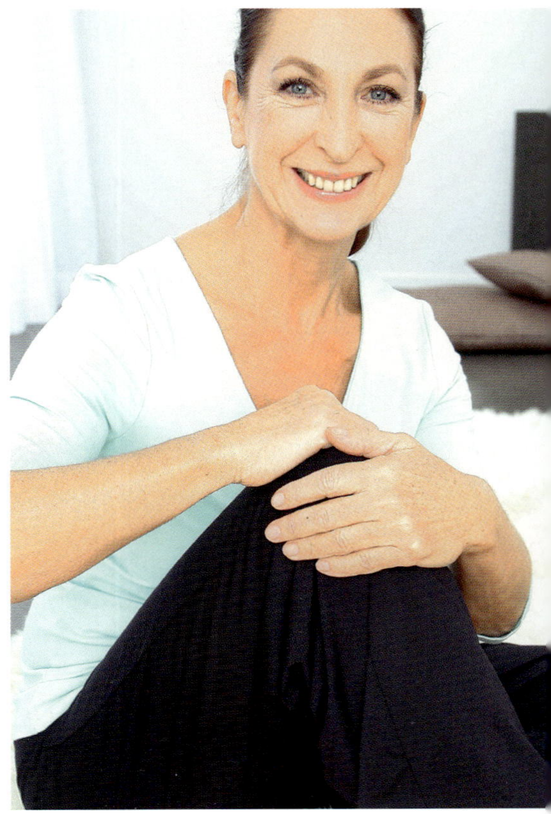

Die Energiekugel

- Diese Übung können Sie überall ausführen – denn meistens benötigen Sie ja schnelle Hilfe –, also auch am Arbeitsplatz oder unterwegs.
- Haben Sie kalte Hände, so erwärmen Sie sie vorher unter fließend heißem Wasser.
- Reiben Sie die Hände so lange ganz fest aneinander, bis es in Ihren Handflächen zu glühen beginnt.
- Halten Sie die Hände im Abstand von 10 Zentimetern aneinander und spüren Sie kurz das energetische Wärmefeld, das Sie erzeugt haben. Eine leichte Abstoßung ist wahrnehmbar, wenn Sie genau hinspüren.
- Legen Sie nun beide Hände direkt auf die Körperstelle, die Energie benötigt. Atmen Sie tief durch und bringen Sie zusätzlich mit der Atemkraft Energie in Ihren Körper hinein. Lassen Sie die Hände einige Zeit so liegen und genießen Sie die Aufmerksamkeit, die Sie sich selbst schenken.
- Sollte es mehrere Körperstellen geben, so wiederholen Sie die Übung. Allerdings sollten Sie nicht mehr als drei Körperteile hintereinander „behandeln", denn sonst raubt die Aktion Kraft und bewirkt das Gegenteil. Sie können die Übung aber ruhig ein Mal pro Viertelstunde ausführen. Sollte es ganz viele schmerzhafte und energielose Körperstellen geben, dann sind ein warmes Bad, Rückzug und Bettruhe die bessere Alternative.

Wirkung

- Schult die Körperwahrnehmung
- Energetisiert den Körper
- Schenkt dem Körper Aufmerksamkeit

Dem Körper Gutes tun. Diese Übung schult nicht nur die Körperwahrnehmung, sondern sie hilft auch, wenn sich manche Organe, Muskeln oder Körperareale „geschwächt" anfühlen und Energie benötigen: wenn der Nacken zwickt, die Augen müde sind, der Bauch von Blähungen geplagt wird, der Kopf brummt, es im Unterleib zieht, in den Beinen kribbelt oder verspannte Muskeln im Rücken sich melden. Der Körper äußert sich also durch unangenehme Zeichen oder mit leichten Schmerzen und wünscht sich Aufmerksamkeit. Diese Aufmerksamkeit schenken Sie ihm mit der Übung, bevor Sie sich anschließend daran machen, die Ursachen für die Unstimmigkeiten zu beseitigen.

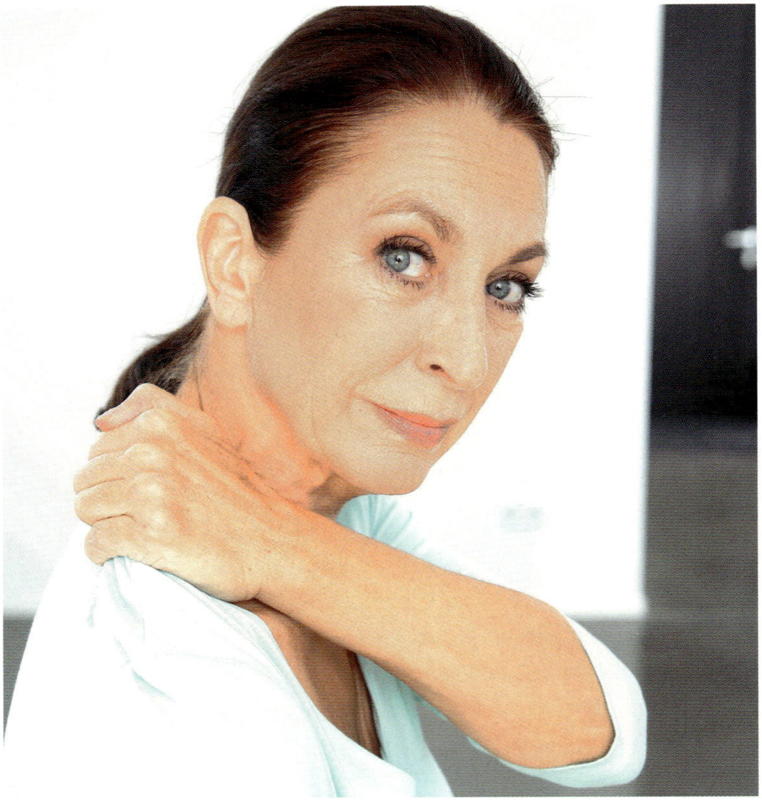
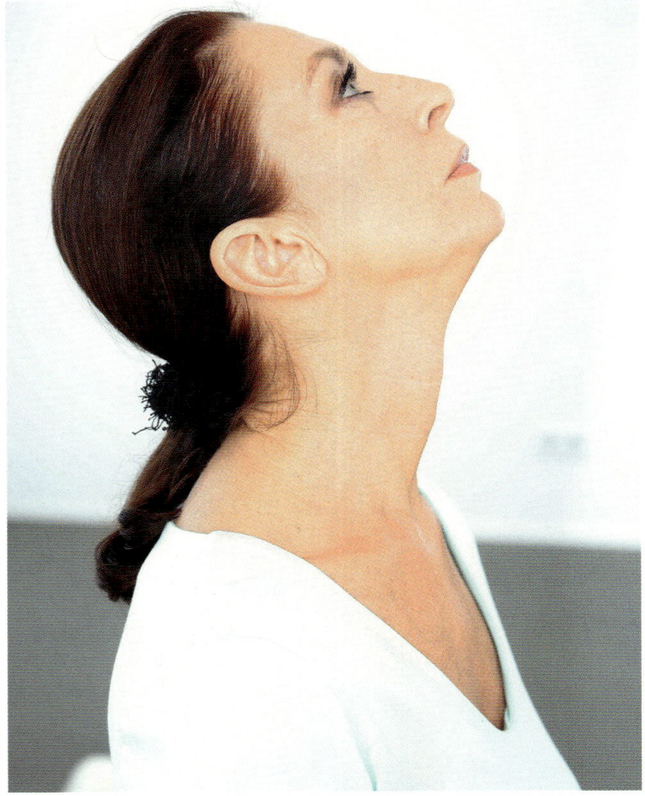
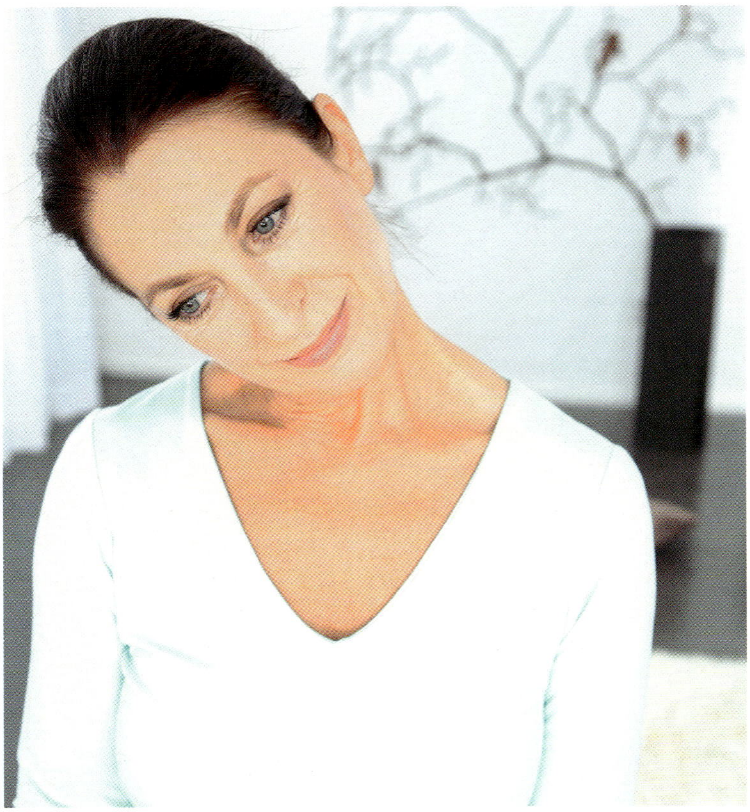
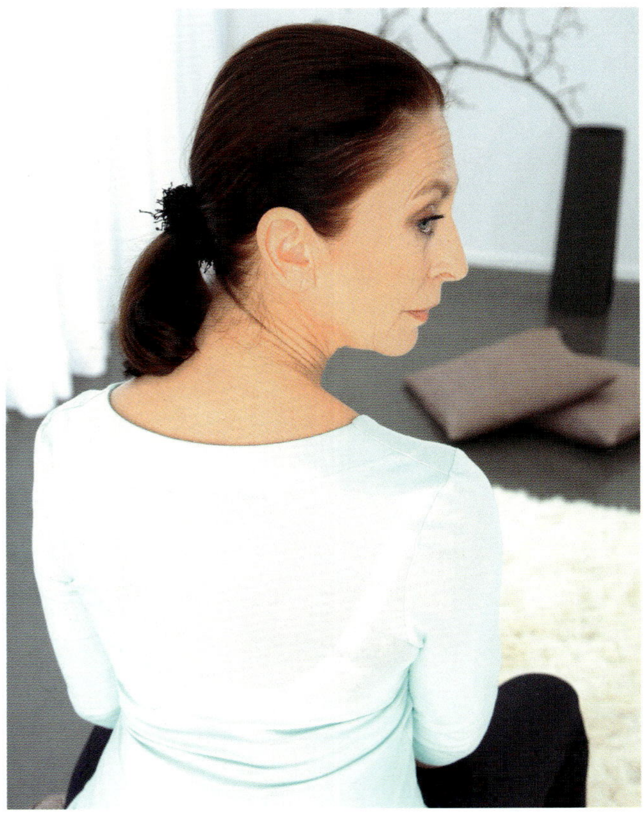

Nacken gut, alles gut

- Diese Übung können Sie überall problemlos ausführen. Legen Sie zuerst die linke Hand auf den rechten Schulterbereich und beginnen Sie ganz sanft, die harten und schlecht durchbluteten Muskelstränge zu lockern und zu kneten.
- Wechseln Sie dann die Seite und kneten Sie die andere Schulterpartie. Spüren Sie dabei auch, ob es Unterschiede gibt. Oft ist der Mensch nämlich einseitig verspannt, je nachdem, welche Körperseite gerade mehr arbeiten muss.
- Danach nehmen Sie den Kopf ganz langsam und sanft in den Nacken und legen ihn anschließend auf das Brustbein. Führen Sie diese Bewegung bitte ganz sanft und sehr, sehr langsam aus. Vermeiden Sie ruckartige und schnelle Bewegungen, denn diese schaden mehr, als sie nützen, und können zudem Kopfschmerzen und Übelkeit auslösen!
- Anschließend neigen Sie den Kopf langsam auf die rechte Körperseite – die Ohren werden dabei Richtung Schulter geführt. Der Kopf dreht sich nicht, Ihr Blick bleibt nach vorne gerichtet. Führen Sie den Kopf von der rechten Seite dann zur linken Körperseite.
- Dann wird der Kopf ebenso langsam gedreht, sodass Sie sich über die Schulter schauen können. Erst über die rechte Schulter, dann über die linke Schulter.
- Zum Schluss kreisen Sie mit dem Kopf, erst in die eine, dann in die andere Richtung. Führen Sie alle Bewegungen bitte ganz langsam und harmonisch ausführen.

Wohlfühlübung. Diese Nackenübung sollten Sie mehrmals am Tag ausführen, vor allem wenn Sie eine überwiegend sitzende Tätigkeit haben. Kopf, Nacken und Schulterpartie sind dann nämlich meist verspannt. Ihre Wahrnehmung richtet sich daher automatisch auf die schmerzende und verspannte Körperzone. Zur Körperschulung gehört aber auch, Problemzonen rechtzeitig wahrzunehmen und zu behandeln. Und dazu müssen Sie bereit sein, etwas zu tun und zu verändern. Denn das Ziel ist ja, sich im Körper wohl zu fühlen.

Wirkung

- Schult die Körperwahrnehmung
- Energetisiert und entlastet den Schulter-Nacken-Bereich
- Beugt Verspannung vor oder löst bereits bestehende Verspannungen

Die Bauchatmung

- Setzen Sie sich bequem hin oder, wenn Ihnen das lieber ist, legen Sie sich hin. Schließen Sie die Augen und platzieren Sie beide Hände auf dem Bauch.
- Beginnen Sie nun, ganz bewusst den Atem in den Bauch hineinströmen zu lassen. Atmen Sie tief und langsam, bis Sie Ihren Atemrhythmus gefunden haben. Beim Einatmen wölbt sich der Bauch leicht nach außen. Beim Ausatmen fällt er wieder in sich zusammen. Konzentrieren Sie sich vollkommen auf Ihren Atemfluss, indem Sie sich ganz der Atmung und dem Gefühl am und im Bauch hingeben.
- Führen Sie die Übung so lange wie nötig aus, mindestens jedoch drei Minuten lang. Das reicht auch für eine Kurzentspannung in der Mittagspause oder mal zwischendurch am Arbeitsplatz.
- Wiederholen Sie diese einfache Atemtechnik, wann immer Sie Energie benötigen.

Wirkung

- Versorgt den Körper mit reichlich Sauerstoff und Energie
- Aktiviert den Zellstoffwechsel
- Sorgt für Entspannung pur
- Vermittelt das Gefühl von Stärke und Vitalität
- Beruhigt die Nerven
- Schenkt Ruhe und Gelassenheit
- Fördert die Gedächtnisleistung und Kreativität
- Macht geistig wach und fit

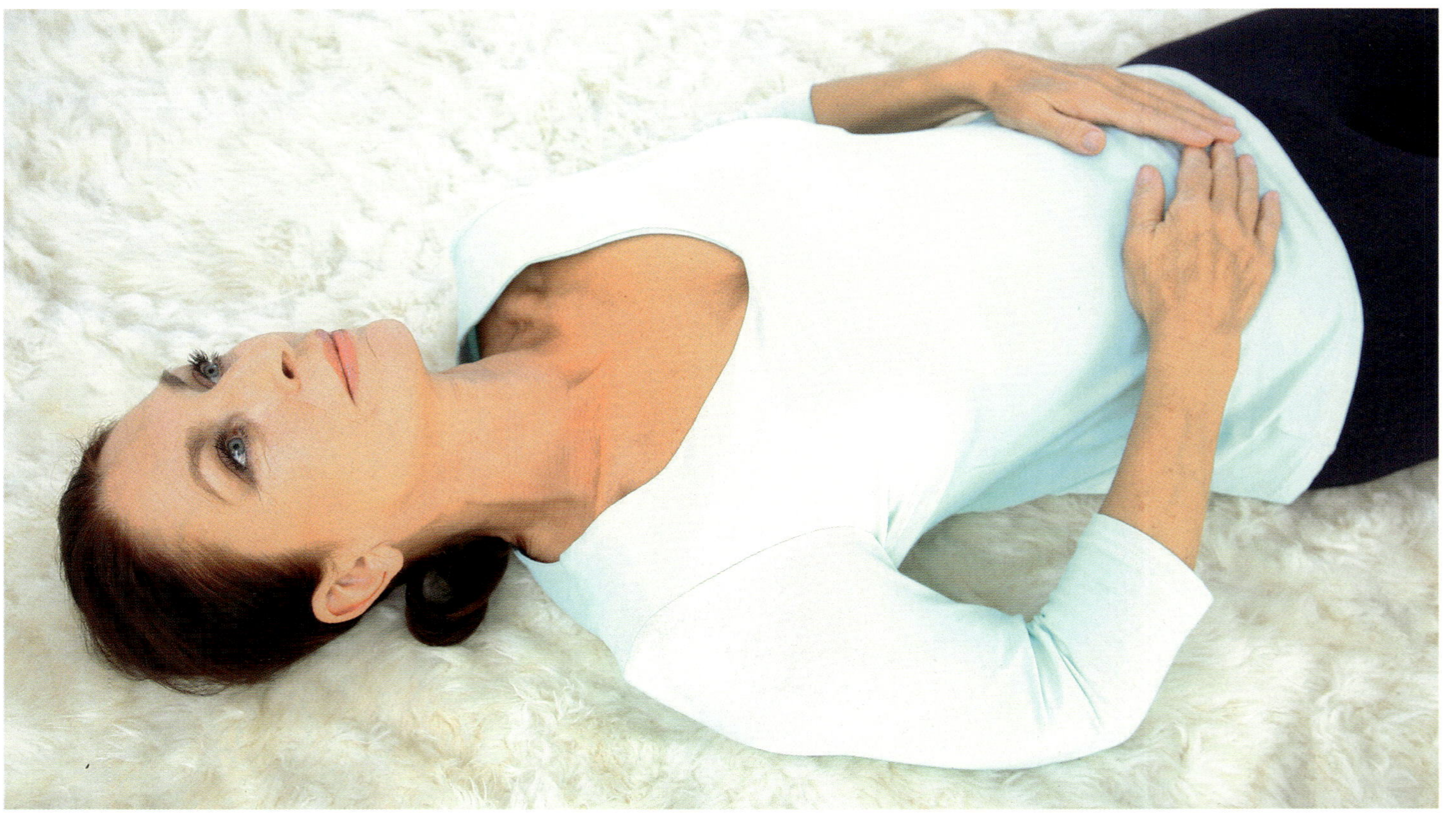

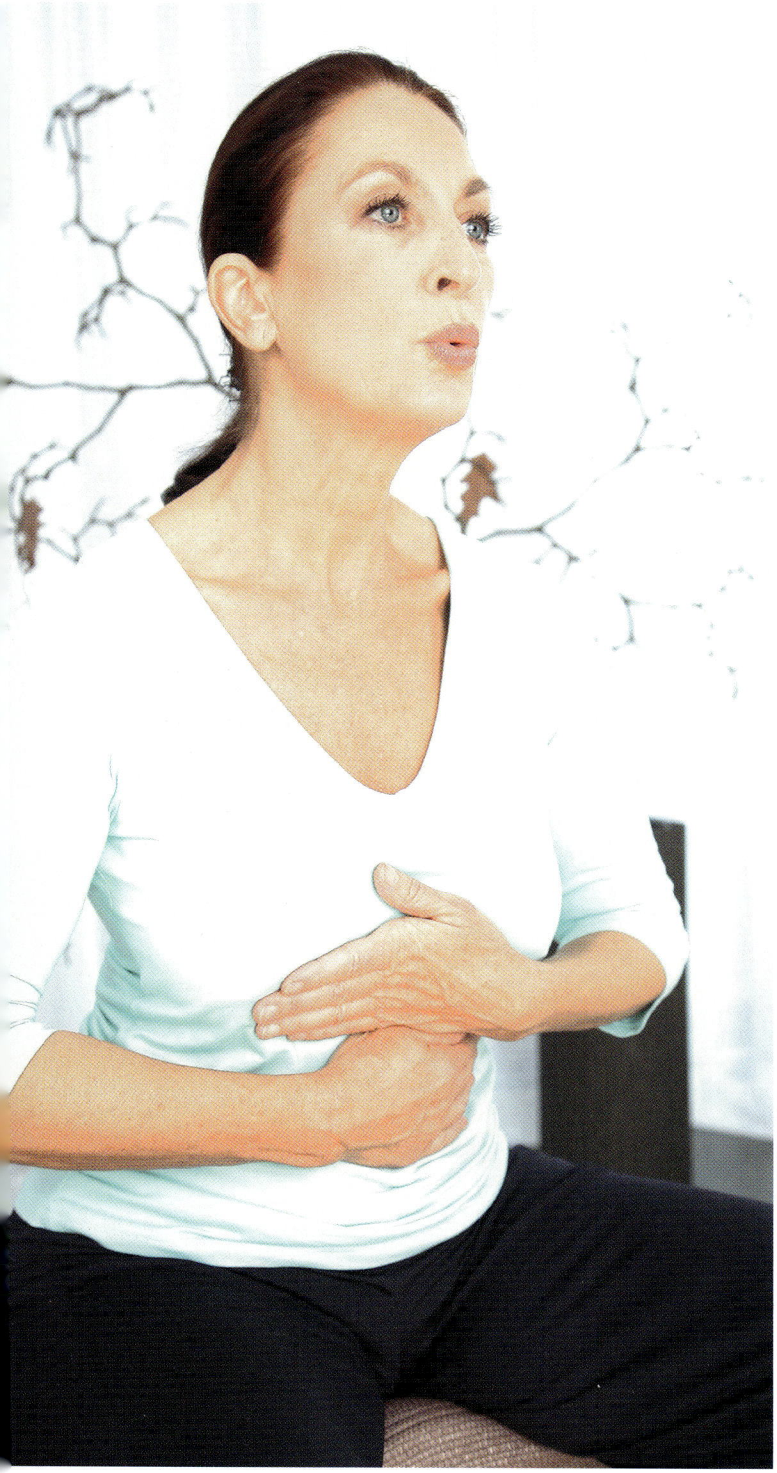

Die Feueratmung

- Setzen Sie sich aufrecht auf einen Stuhl oder den Boden. Die Hände legen Sie kontrollierend auf den Bauch.
- Holen Sie tief Luft und atmen Sie dann kurz und kräftig über den Mund aus. Stellen Sie sich vor, Sie müssten eine Kerze auspusten. Sie werden feststellen, wie sich Ihr Bauch während der Ausatmung nach innen zieht.
- Wiederholen Sie die Übung nun. Pusten Sie wieder und wieder, zunächst im langsamen Tempo, dann ein wenig schneller. An heißen Tagen bleiben Sie beim langsamen Tempo, denn die Übung erwärmt den Körper zusätzlich. Sie heißt nicht umsonst Feueratem. Auch bei Bluthochdruck ist heftiges Pusten verboten, denn das treibt den Blutdruck nur noch mehr in die Höhe.
- Führen Sie die Übung 30 Sekunden lang aus.

Besonders gut während der Wechseljahre. Längeres Pusten eignet sich auch, um das hormonelle System ins Gleichgewicht zu bringen, daher empfiehlt sich die Übung bevorzugt während der Wechseljahre. Allerdings nicht während einer Hitzewallung und immer moderat. Übertreiben Sie nichts! Pusten Sie lieber langsam und länger als kurz und schnell.

Wirkung

- Aktiviert den Zellstoffwechsel und Kreislauf
- Energetisiert den Körper
- Versorgt den Körper mit genügend Sauerstoff
- Pustet Wut, Ärger und Groll weg
- Regt das hormonelle System an und harmonisiert es
- Erwärmt den Körper, schenkt Antrieb und verbessert die Laune
- Hilft, emotionales Ungleichgewicht abzubauen

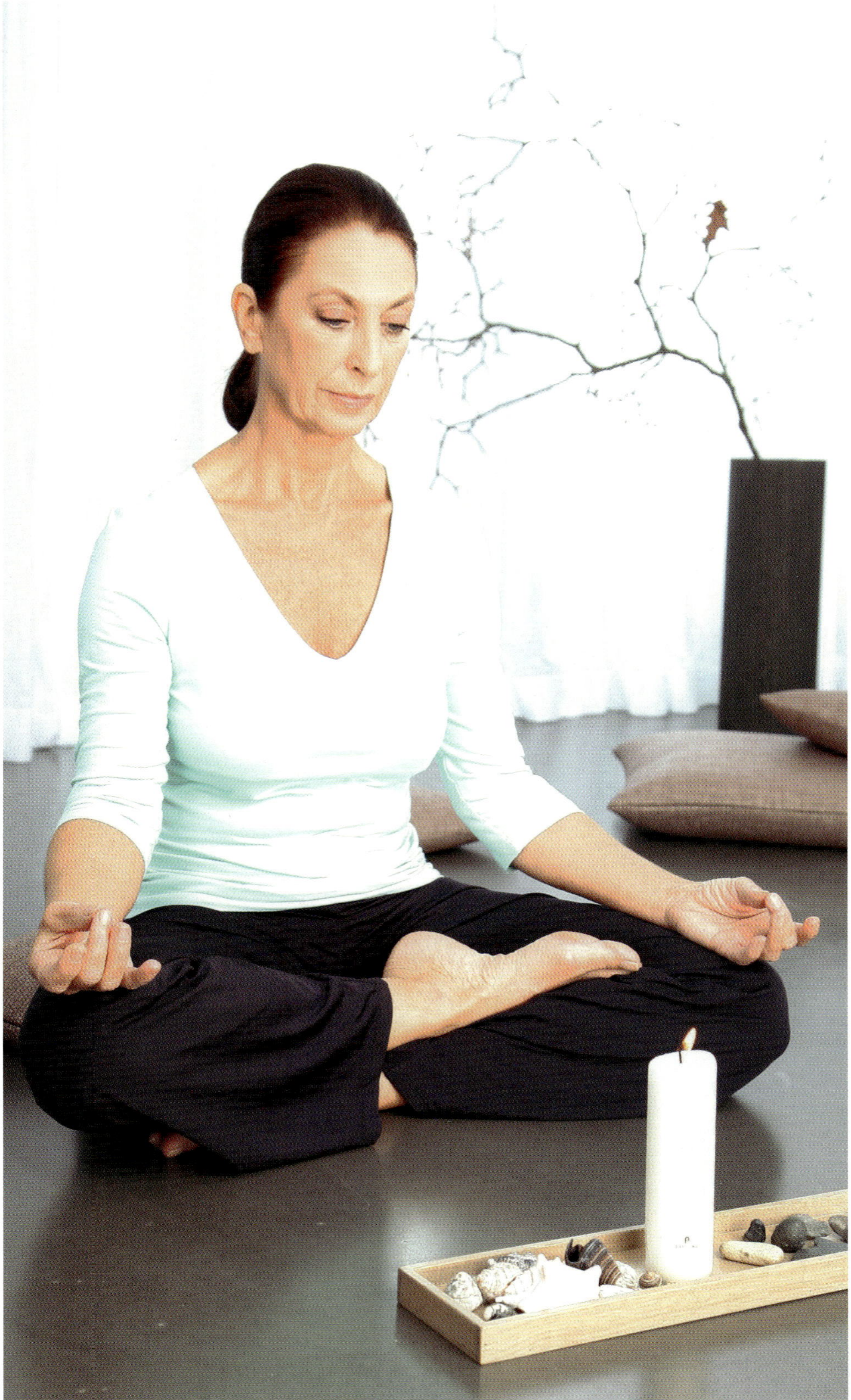

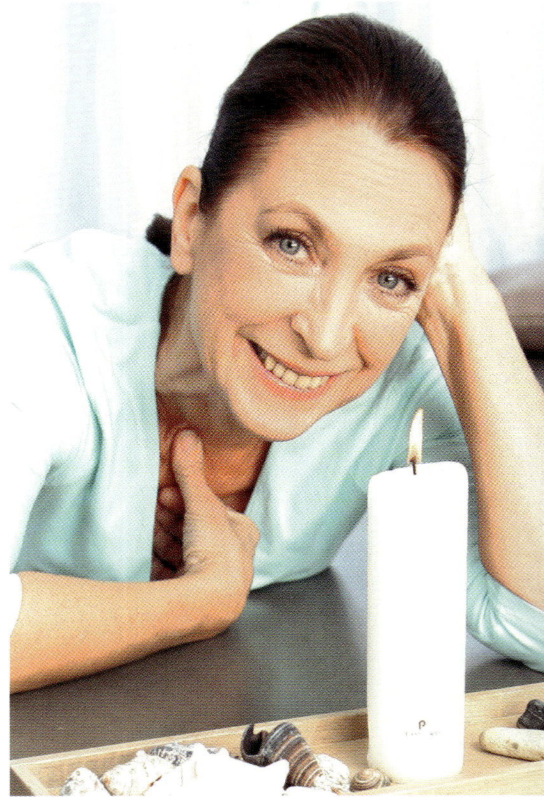

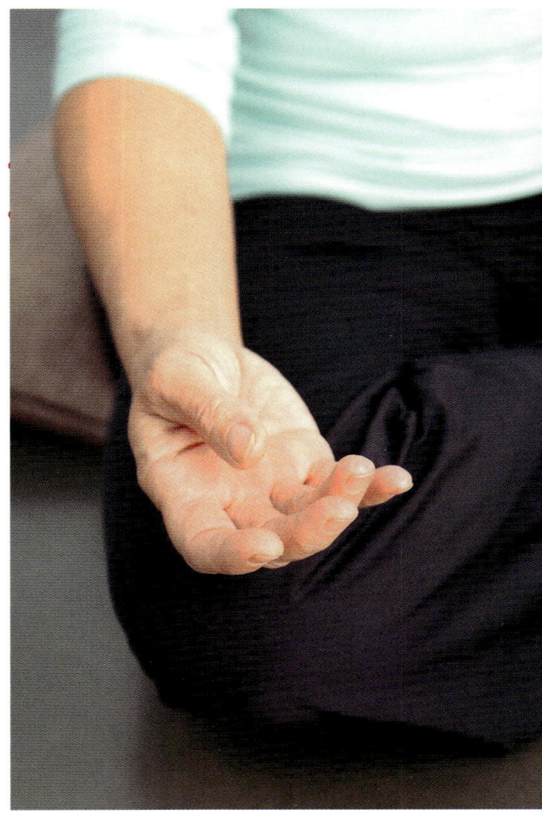

Die Kerzenmeditation

- Setzen Sie sich aufrecht in den Schneidersitz. Zünden Sie eine Kerze an und stellen Sie diese vor sich hin. Wenn Sie wollen, können Sie sich auch auf einen Stuhl setzen und die Kerze vor sich auf dem Tisch platzieren. Ihre Arme liegen ganz locker auf den Beinen oder im Schoß.
- Atmen Sie ganz entspannt tief und langsam ein und aus und richten Sie Ihren Fokus auf die Kerze. Ihre gesamte Aufmerksamkeit ist dem Kerzenlicht gewidmet. Nichts kann Sie dabei aus der Ruhe bringen. Lassen Sie vorbeiziehende Gedanken kommen und gehen und bleiben Sie dabei, das Kerzenlicht anzublicken. Wenn Sie sich ertappen, dass Ihr Blick abschweift, richten Sie Ihre Aufmerksamkeit einfach emotionslos wieder auf das Kerzenlicht. Das ist schon alles.
- Wenn möglich, sollten Sie die Übung mindestens fünf Minuten lang ausführen. Dann lösen Sie die Position und räkeln und strecken sich anschließend.
- Setzen Sie die Meditationsübung ein, wann immer Sie Entspannung brauchen.

Wirkung

- Hilft, meditative Ruhe zu erlangen
- Fördert die Entspannung
- Erfrischt den Geist
- Hilft, sich sammeln und fokussieren zu können
- Lehrt, die Aufmerksamkeit auf eine einzige Sache zu richten
- Unterstützt neue Denkprozesse
- Fördert die Konzentration und Kreativität

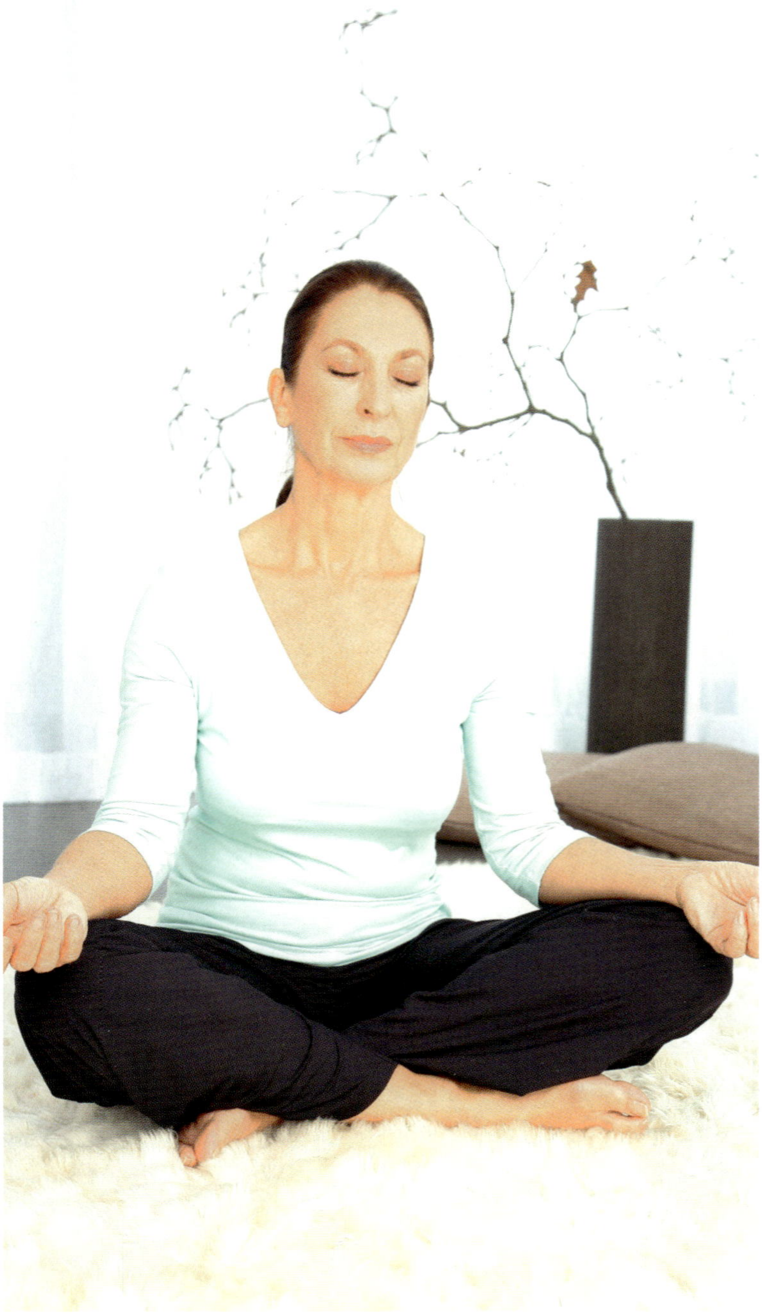

Das innere Lächeln

Sie sitzen wieder aufrecht im Schneidersitz auf dem Boden oder auf einem Stuhl.

- Atmen Sie ganz langsam und tief ein und aus, legen Sie ein leichtes Lächeln auf Ihre Lippen und schließen Sie die Augen.
- Richten Sie Ihren Fokus, Ihre Aufmerksamkeit, nun ganz auf Ihr inneres Lächeln. Spüren Sie in das stille Glück des Frauseins hinein und versuchen Sie, Frieden und stille Freude zu empfinden.
- Widmen Sie dieser Meditation mindestens fünf Minuten Zeit. Anschließend räkeln und strecken Sie sich.

Lächeln Sie! Diese Meditationsübung ist ein wenig anspruchsvoller als die Kerzenmeditation, weil nun der Fokus des Kerzenlichts entfällt. Dafür konzentrieren Sie sich auf das innere Lächeln Ihres Herzens. Vergessen Sie dabei nicht, auch äußerlich ein leichtes Lächeln auf die Lippen zu legen.

Wirkung

- Hilft, meditative Ruhe zu erlangen
- Bringt Entspannung
- Erfrischt den Geist
- Hilft, sich sammeln und fokussieren können
- Lehrt, die Aufmerksamkeit auf eine einzige Sache zu richten
- Fördert neue Denkprozesse
- Steigert die Gedächtnisleistung und Kreativität

An- und Entspannung im Wechsel

- Legen Sie sich auf den Rücken. Die Arme liegen entspannt neben dem Körper, die Beine sind bequem ausgestreckt. Atmen Sie tief und langsam in den Bauch hinein, bis Sie sich entspannt und wohlig fühlen. Das kann eine oder zwei Minuten dauern.
- Nun beginnen Sie: Ballen Sie die Hände zu Fäusten und spannen Sie die Armmuskeln an. Halten Sie die Spannung etwa fünf Sekunden, dann lösen Sie sie wieder.
- Anschließend spannen Sie die Fuß- und Beinmuskeln an, und zwar beide Beine vom Fuß bis zum Oberschenkel einschließlich Wade, halten die Spannung für ungefähr fünf Sekunden und lassen wieder los.
- Genauso verfahren Sie danach mit allen anderen Körperteilen. Spüren Sie in das Körperteil hinein, spannen Sie es an, halten die Spannung fünf Sekunden lang und lösen sie wieder. Spannen Sie zum Beispiel nur die Oberschenkel oder nur die Waden an, das Gesäß, die Bauchmuskeln, die Brust, das Gesicht, die Schultern, die Zehen, die Finger und so weiter. Sie können auch nur einseitig anspannen, also zuerst die rechte, dann die linke Gesäßhälfte oder das rechte und dann das linke Bein.
- Nehmen Sie sich für das abwechselnde An- und Entspannen zwischen drei und fünf Minuten Zeit.
- Setzen Sie die Übung ein, wann immer Sie eine Pause und etwas Entspannung benötigen.

Wirkung

- Erfahren von An- und Entspannung
- Hilft, völliges Loslösen im Augenblick der Entspannung zu spüren
- Lehrt bewusst zu entspannen
- Energetisiert den Körper sanft

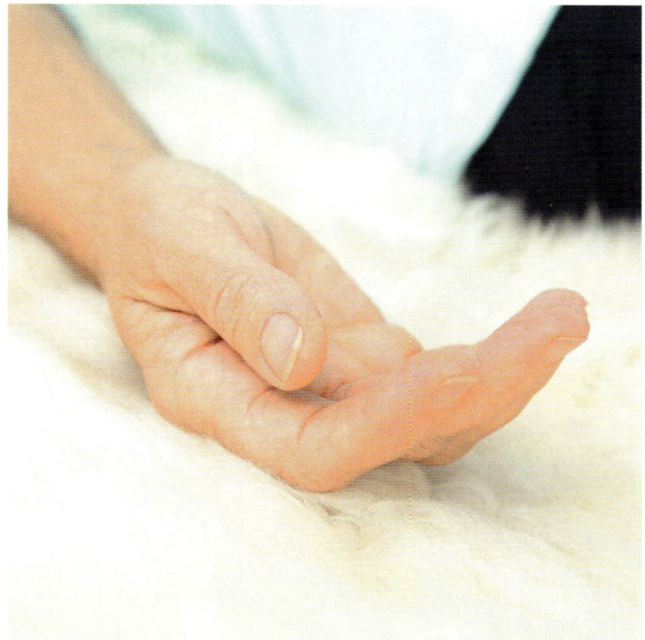

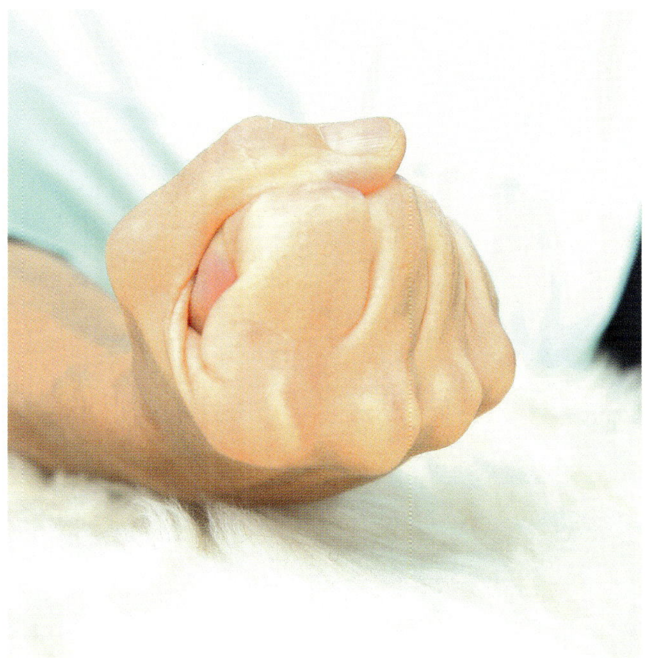

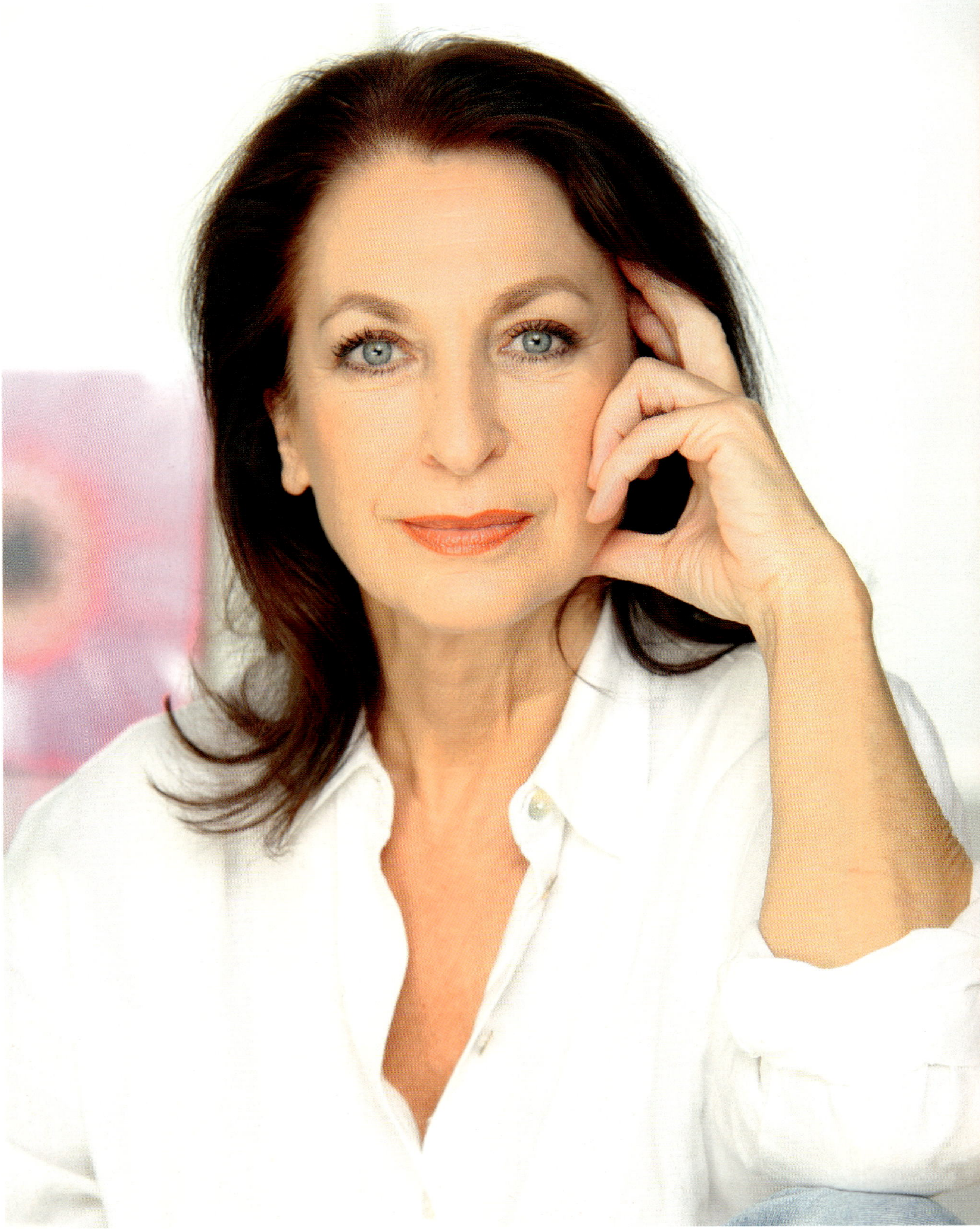

Übungen für die Schönheit

Das Aphrodite-Training für die Schönheit formt und strafft Ihren Körper. Es schenkt Ihrer Weiblichkeit Aufmerksamkeit und sorgt für Wohlbefinden. Ihr Körper erhält Kraft und Stärke und wird liebevoll ins Gleichgewicht gebracht. Alle Übungen wirken zeitlos und werden Sie lebenslang begleiten. Zwar können Sie so nicht das Alter überwinden, aber sich stets gepflegt und stilvoll schön fühlen. Denn Ästhetik kennt keine Grenzen, wenn sie mit Selbstliebe und Hingabe in sich selbst gefunden wird. Nehmen Sie sich regelmäßig Zeit zum Üben, denn Sie sind es wert, schön zu sein.

Sichtbar bleiben

Was heißt hier jedes Jahr ein bisschen unsichtbarer werden? Wichtig ist allein die innere Einstellung. Feiern Sie jeden Tag Ihre eigene Attraktivität und scheren Sie sich einfach keinen Deut darum, wie andere Menschen diesen Begriff definieren oder wie sie Ihr Aussehen definieren. Denn Schönheit ist individuell und unabhängig von Zeit und Alter, hier kommt es vor allem auf Sie selbst an. Wenn Sie sich schön und begehrenswert finden, sind Sie es auch für andere.

Schönheit beginnt damit, sich und seinen Körper zu mögen, sich wohl in seiner Haut zu fühlen und sich nicht gehen zu lassen. Das ist nicht immer selbstverständlich und verlangt ein wenig Selbstdisziplin. Seien Sie also bereit, bewusst für Ihre ganz persönliche Schönheit einzutreten und Ihren Körper zu hegen und zu pflegen. Der Weg der Schönheit ist der Weg der disziplinierten und dennoch lustvollen Hingabe an die Übungen. Dann werden Sie nicht nur schön sein, sondern sich auch so fühlen.

Das nachfolgenden Training hilft Ihnen, sich Ihre Schönheit bewusst zu machen und sichtbar zum Ausdruck zu bringen. Sie tragen dazu bei, Ihre Selbstliebe körperlich zu manifestieren und innere und äußere Schönheit zu verbinden und auch auszustrahlen. Wohl geformte Proportionen, Kraft und Stärke sowie ein gewinnendes, ehrliches und aufrichtiges Lächeln helfen Ihnen zusammen mit Herzlichkeit und Freundlichkeit, für sich selbst und für Ihre Mitmenschen interessant und attraktiv zu sein.

Bodystyling. Hier erwarten Sie Übungen, die Ihren Körper straffen und kräftigen. Auf sanfte, aber dennoch intensive und wirkungsvolle Art und Weise werden alle wichtigen Muskelgruppen aktiviert und das gesamte Gewebe gefestigt. Denn ganz wesentlich für eine gute Ausstrahlung und Schönheit ist die „körperliche Spannkraft“. Ein kraftvoller, ausdrucksstarker und gepflegter Körper macht es Ihnen leichter, sich schön und attraktiv zu fühlen und auch nach außen hin tatkräftig und vital zu wirken. Durch eine schwungvolle, wohl geformte Silhouette zeigen Sie Präsenz im Leben, die auch von anderen Menschen bemerkt wird. Körperliche Festigkeit lässt erkennen, dass Sie sich selbst verwöhnen und jederzeit bereit sind, keinen „erschlafften“ Eindruck zu hinterlassen. Doch in erster Linie tun Sie es zu Ihrer eigenen Freude und um das Gefühl zu bekommen, Ihre weibliche Schönheit voll und ganz auskosten zu können.

Für ein strahlendes Gesicht. Diese Übungen erweitern das wirkungsvolle Training. Sie helfen auf sanfte Weise, erste Gesichtsfalten zu reduzieren und auf Ihr Gesicht ein wenig Harmonie und Strahlkraft zu zaubern. Bewährte Massagegriffe und effektive Anwendungen aus der Gesichtsgymnastik tragen dazu bei,

Die Übungen für die Schönheit wirken nicht nur auf Ihren Körper, sondern schmeicheln auch Ihrer Seele. Sie unterstreichen Ihre natürliche Attraktivität, verleihen Ihnen ein selbstbewusstes Auftreten und eine charismatische Ausstrahlung. Durch regelmäßiges Training werden Sie bald schon Fortschritte spüren. Dieses Gefühl wird Sie stolz machen und Ihnen zeigen, dass jeder Körper bis zum Lebensende die Kraft in sich trägt, sich zu formen und anziehend zu sein.

Ihr Antlitz mit Liebe zu verwöhnen und ebenso zu straffen wie den Rest Ihres Körpers. Führen Sie die Übungen am besten täglich aus. Sie werden bald feststellen, dass hängende Gesichtspartien und ein müder Gesichtsausdruck wacher Lebendigkeit weichen und ein Leuchten Ihr ganzes Gesicht überzieht. Das Training wirkt energetisierend und entspannend, wird sich in all Ihren Gesichtszügen widerspiegeln und Ihnen Attraktivität und zeitlose Schönheit schenken.

Denken Sie daran: Wer viel lächelt und öfters herzlich lacht, bekommt zwar Lachfalten, wirkt aber strahlender, fröhlicher und freundlicher als jemand, der griesgrämig ist oder jammernd das Gesicht verzieht.

Feenübungen. Den Abschluss bilden die Feenübungen. Sie sind inspirierend und verleihen mit ihrer kreativen Leichtigkeit eine beinahe überirdische Schönheit. Denken Sie an eine Fee, an ein zartes, luftiges Wesen mit Flügeln, das sich locker und beschwingt bewegt. Und das natürlich fliegen kann. Feenübungen sind optimal, um die Leichtigkeit und Luftigkeit im Leben zu trainieren und die weibliche Seite zum Vorschein zu bringen. Unabhängig von Ihrem Körpergewicht werden Sie spüren, wie fröhlich und unbeschwert Sie dabei sein können, auch wenn es anfangs vielleicht ungewohnt ist. Tun Sie es trotzdem!

Schon bald werden Sie merken, dass es vor allem diese Übungen sind, die Ihrer Schönheit etwas völlig Zeitloses verleihen und Sie mit sich selbst versöhnen, wenn Ihr Körper nicht rundum ganz so perfekt sein sollte, wie Sie sich das vielleicht wünschen. Aber gerade diese Individualität macht Sie einzigartig. Makellose, gleichförmige Schönheit ist langweilig. Wohingegen eine Schönheit, die Mut zum Besonderen hat, Esprit verleiht und mit einem zauberhaften Flair aufwarten kann. Dazu möchten die Feenübungen Sie inspirieren, damit Sie Freude an Ihrer Schönheit haben und auch lernen, das Einzigartige an sich selbst zu sehen – und zwar mit einem Gefühl verspielter Leichtigkeit und einer guten Portion Humor. Denn nur, wer auch mal über sich herzhaft lachen kann, entfacht den Funken der Schönheit in sich selbst und bringt sein inneres Leuchten weit hinaus in die ganze Welt.

Blume des Lebens

- Knoten Sie ein Theraband so zusammen, dass eine etwa 30 Zentimeter große Schlaufe entsteht. Stellen Sie sich vor einen Stuhl und steigen Sie mit beiden Beinen in die Schlaufe. Das Band sollte knapp oberhalb Ihrer Knöchel liegen und leicht gespannt sein. Stützen Sie sich mit einer Hand auf der Stuhllehne ab. Richten Sie sich auf. Lächeln Sie!
- Strecken Sie nun ein Bein so weit wie möglich zur Seite, sodass Spannung auf das Band kommt, und senken Sie das Bein wieder. Heben Sie das Bein erneut zur Seite, nun aber bewusst mit gestreckter Fußspitze. Wenn Sie das Bein zurück in die Ausgangsposition bringen, ziehen Sie die Fußspitze bewusst zu sich heran. Das abwechselnde Strecken und Heranziehen der Fußspitze entstaut die Beine.
- Machen Sie 10 Wiederholungen, dann wechseln Sie die Seite und strecken das andere Bein 10 Mal zur Seite. Zählen Sie wieder leise mit.
- Anschließend streichen Sie die Beinmuskeln aus und erholen sich kurz.

Übungsvariante 1

- Bei der nächsten Übung stützen Sie sich am besten mit beiden Händen auf der Stuhllehne ab. Der Oberkörper ist dabei leicht nach vorne geneigt. Das Theraband liegt wieder knapp oberhalb Ihrer Knöchel, Ihre Beine sind hüftbreit geöffnet, sodass das Band leicht gespannt ist.
- Nun strecken Sie ein Bein nach hinten, so weit es Ihnen möglich ist oder bis die Stärke des Bandes Ihnen Einhalt gebietet. Strecken Sie die Fußspitze dabei. Diese Übungsvariante formt das Gesäß mit.
- Wechseln Sie nach 10 Mal die Seite und strecken Sie nun das andere Bein nach hinten. Ruhen Sie sich danach kurz aus.

Übungsvariante 2

- Zuletzt nehmen Sie das Bein vor dem Körper nach oben. Drehen Sie dann das angewinkelte Bein nach außen, sodass die Fußspitze zur Seite zeigt.
- Bewegen Sie das Bein aus der Hüfte heraus gegen den Widerstand des Therabands, das weiterhin knapp oberhalb Ihrer Knöchel liegt, nach vorne. Das Bein bleibt dabei weiterhin angewinkelt, die Fußspitze ist angezogen. Nach 10 Wiederholungen wechseln Sie die Seite.

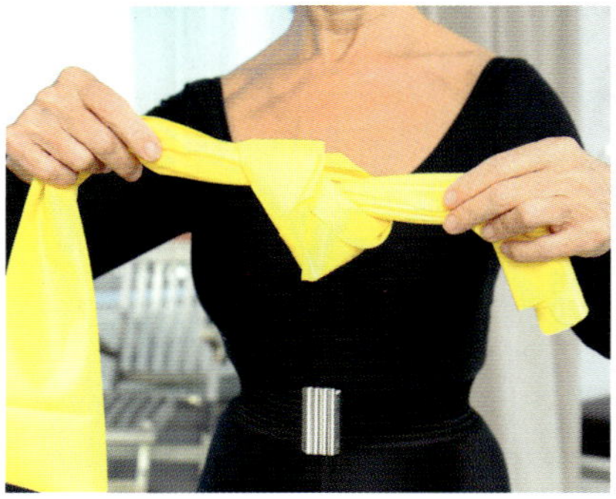

Wirkung

- Kräftigt die Gesäßmuskulatur
- Aktiviert die gesamte Beinmuskulatur
- Stärkt die Knochen
- Hilft, Cellulitis zu verringern
- Verbessert die Durchblutung der Beine
- Beugt Krampfadern vor und dient als Venengymnastik

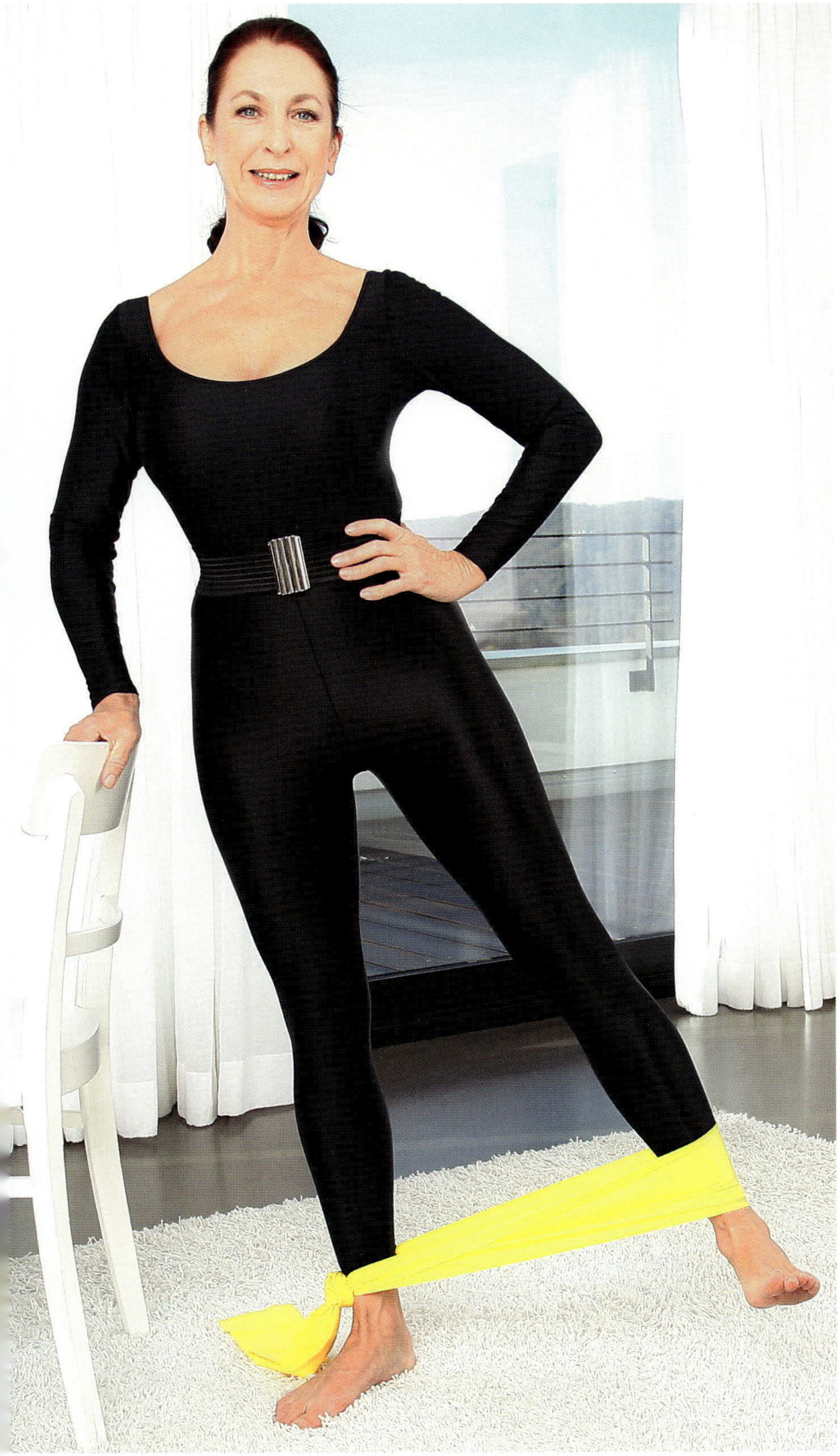
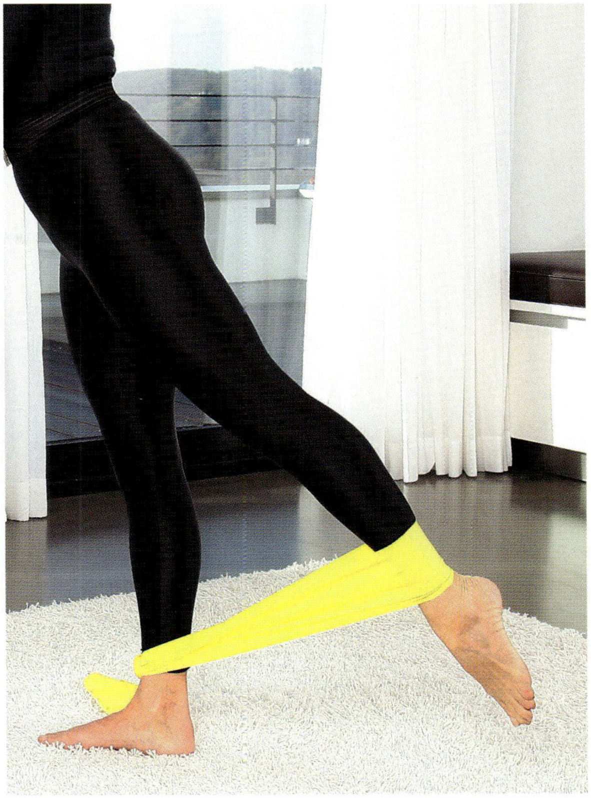
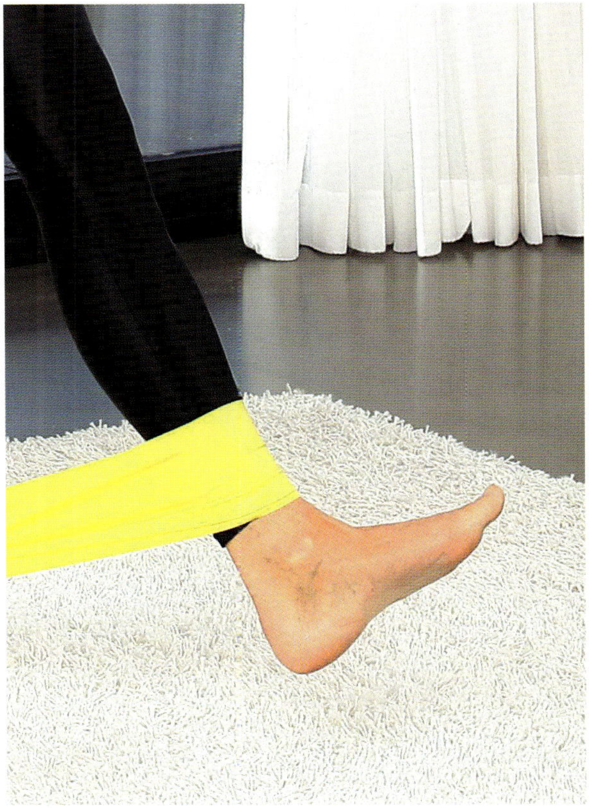

Dekolleté de luxe

- Wickeln Sie das Theraband am besten ein paar Mal um Ihre Hände. Der Bandabstand von Hand zu Hand sollte 30 bis 50 cm betragen. Achten Sie darauf, dass das Band nicht zu lang ist, sonst lässt es sich nicht dehnen. Nehmen Sie die Hände auf Brusthöhe und halten Sie das Band straff vor dem Körper. Ihre Beine sind leicht gegrätscht, gehen Sie ein wenig in die Knie.
- Richten Sie Ihre Wirbelsäule auf und ziehen Sie das Band direkt vor der Brust kraftvoll auseinander. Ziehen Sie gegen den Widerstand des Bandes, so weit Sie es schaffen, maximal bis Ihre Arme fast gestreckt sind. Halten Sie die Spannung für ungefähr 10 Sekunden. Lächeln Sie. Dann lösen Sie die Spannung wieder ganz sanft.
- Nehmen Sie dann das Band ein wenig tiefer, gehen Sie leicht in die Knie und ziehen Sie es nun in Bauchhöhe auseinander. Halten Sie auch hier die Spannung für etwa 10 Sekunden. Nun werden Ihre Rumpf- und Bauchmuskeln aktiviert. Spüren Sie, wie diese Muskelgruppen jetzt Spannung bekommen?
- Versuchen Sie es danach ein wenig höher und halten Sie das Theraband auf Gesichtshöhe. Ziehen Sie es auch hier kraftvoll auseinander und halten Sie die Spannung wenn möglich 10 Sekunden lang. Nun werden Ihre Schulterblätter und Ihr oberer Rücken aktiviert.
- Dann lösen Sie die Position. Atmen Sie tief in Ihren Körper hinein und entspannen Sie sich.

Wiederholungen. Zwei Wiederholungen reichen bei jeder Variante, wenn Sie das allererste Mal mit dem Band üben. Führen Sie die Übung anfangs am besten täglich aus. Dann baut sich die Muskulatur allmählich auf. Nach drei Wochen können Sie mit drei Wiederholungen weitermachen und sich nach weiteren zwei Wochen auf vier Mal steigern. Danach um eine weitere Wiederholung pro Woche, aber nur, wenn Sie wirklich täglich üben.

Überfordern Sie sich nicht! Wenn Sie nur unregelmäßig üben, reichen stets zwei Wiederholungen. Ansonsten droht Ihr Körper mit Muskelkater, eventuell mit Rücken- oder Kopfschmerzen, wenn Sie zu ehrgeizig sind.

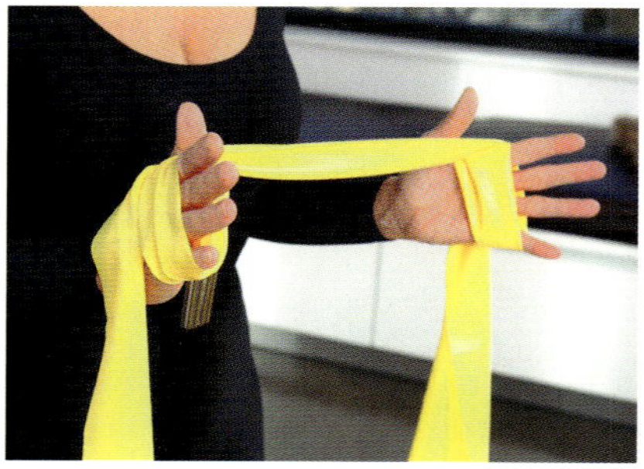

Wirkung

- Kräftigt die Knochen
- Trainiert und stärkt die gesamte Brustmuskulatur
- Aktiviert die Rumpf- und Bauchmuskeln
- Stärkt die Rückenmuskeln
- Aktiviert die Schulterpartie

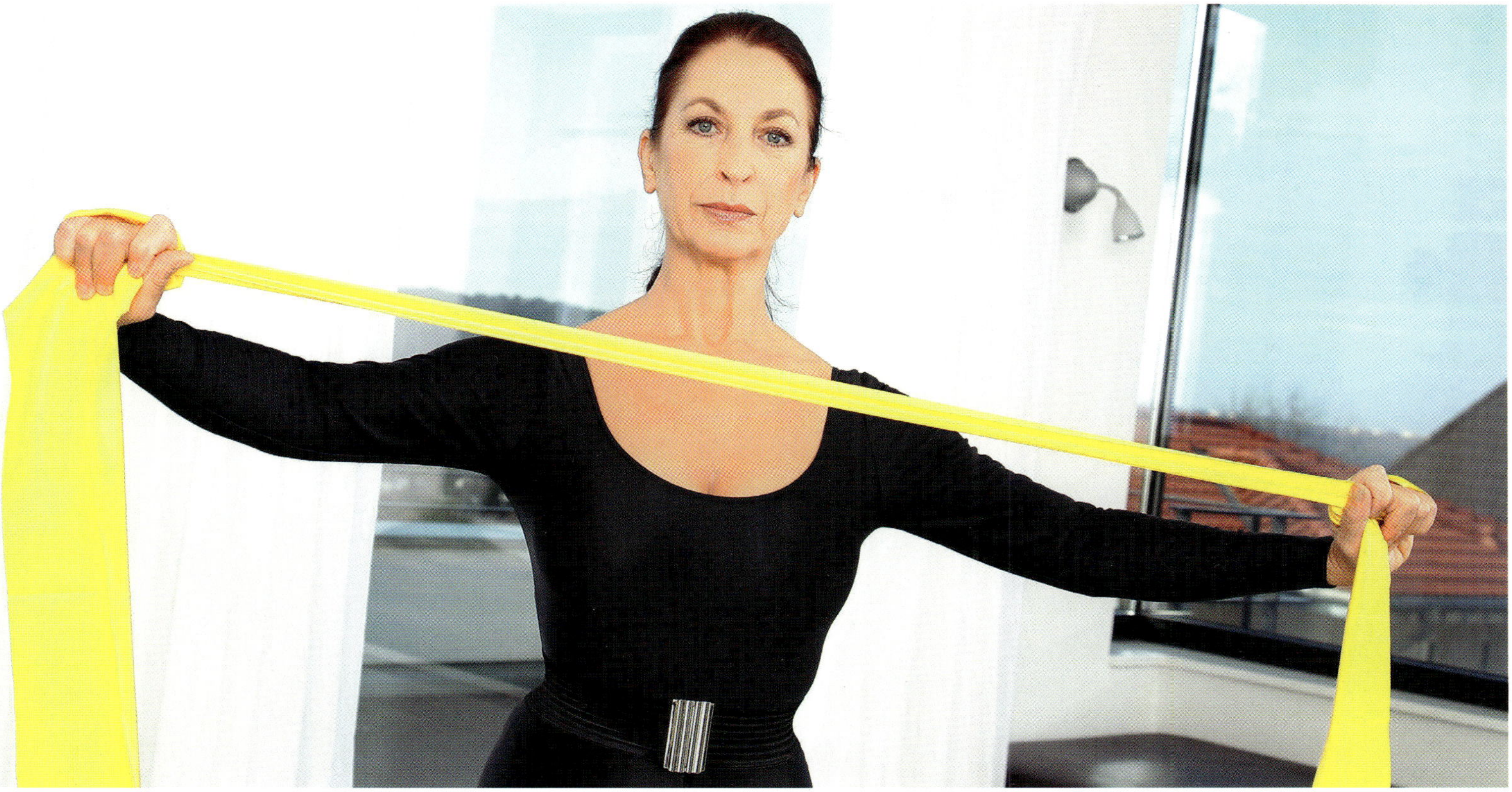

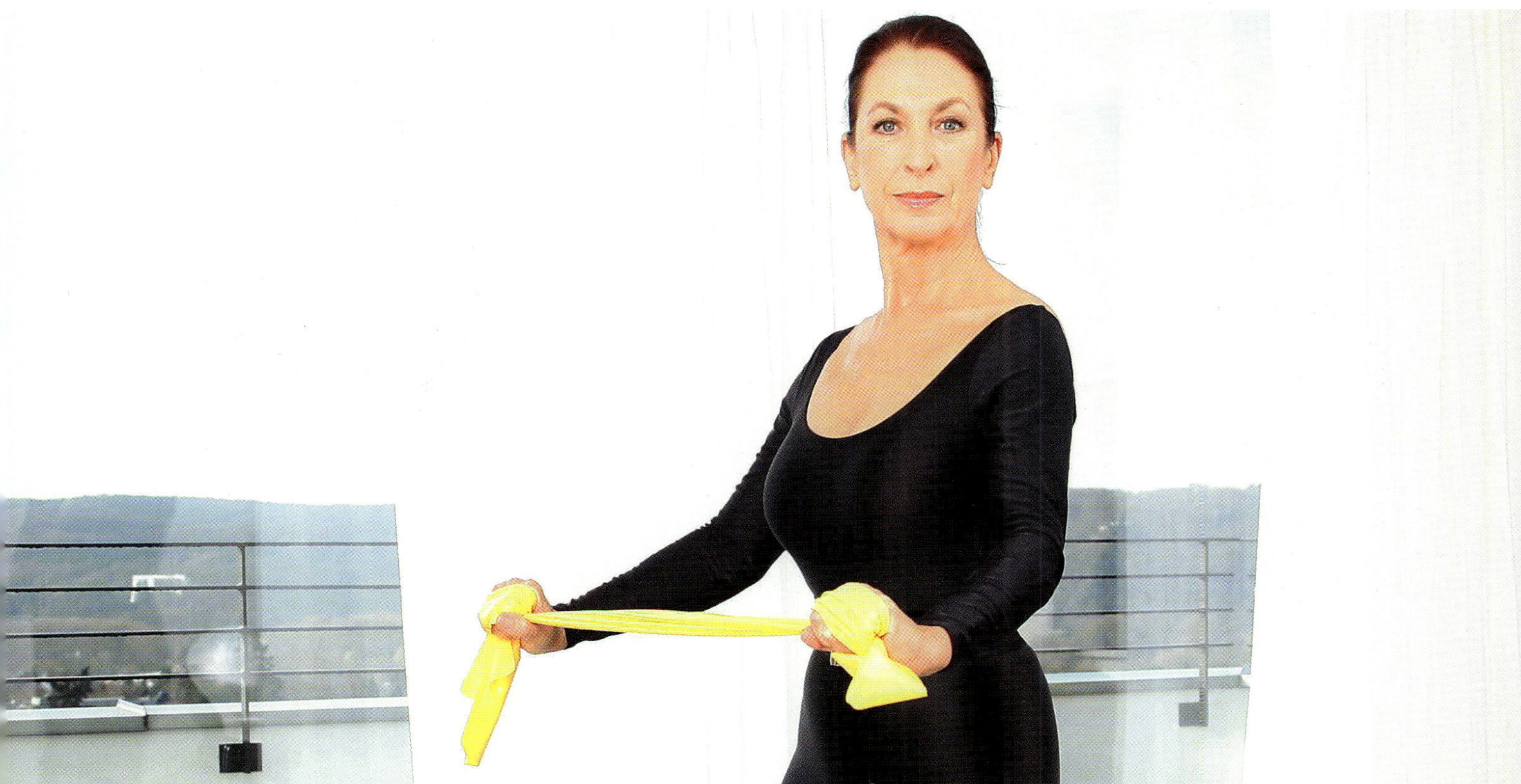

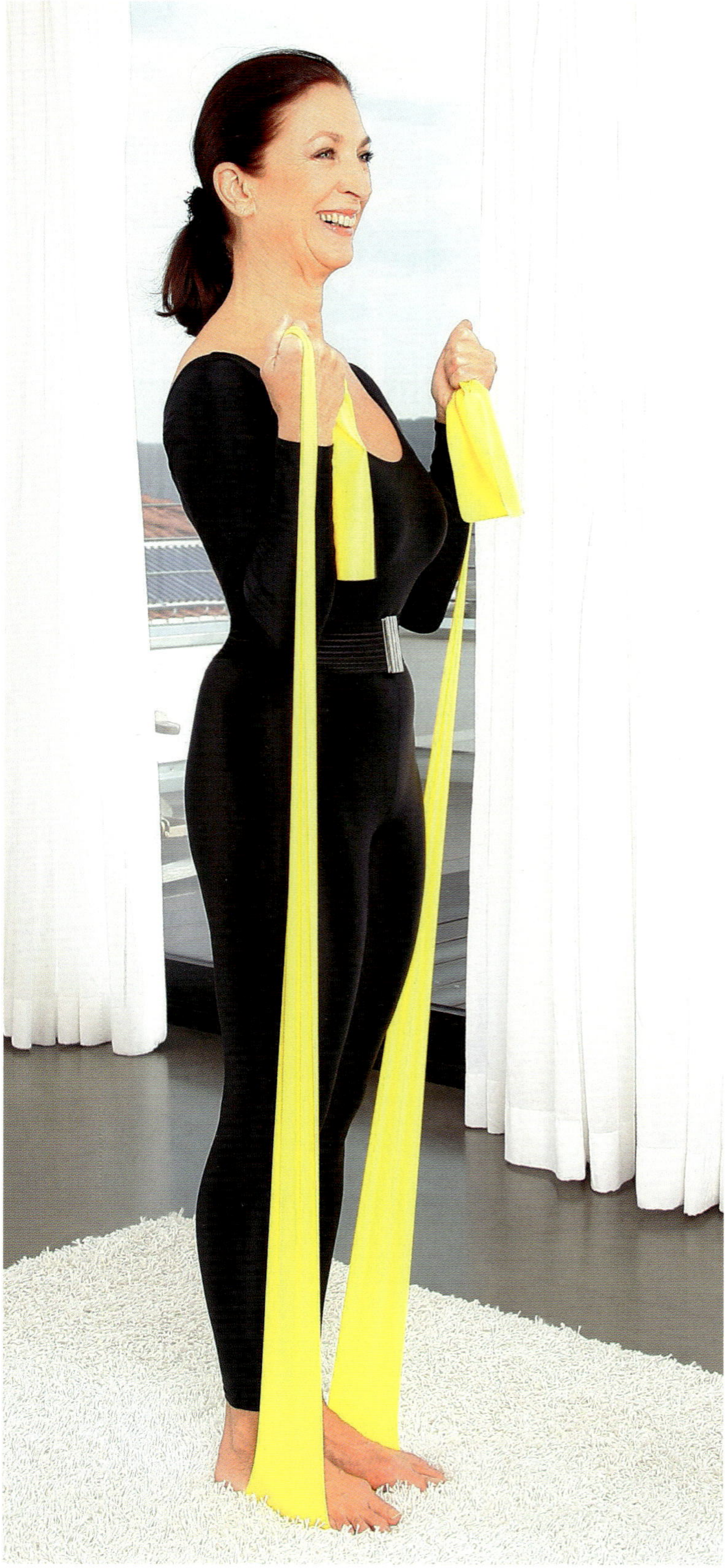
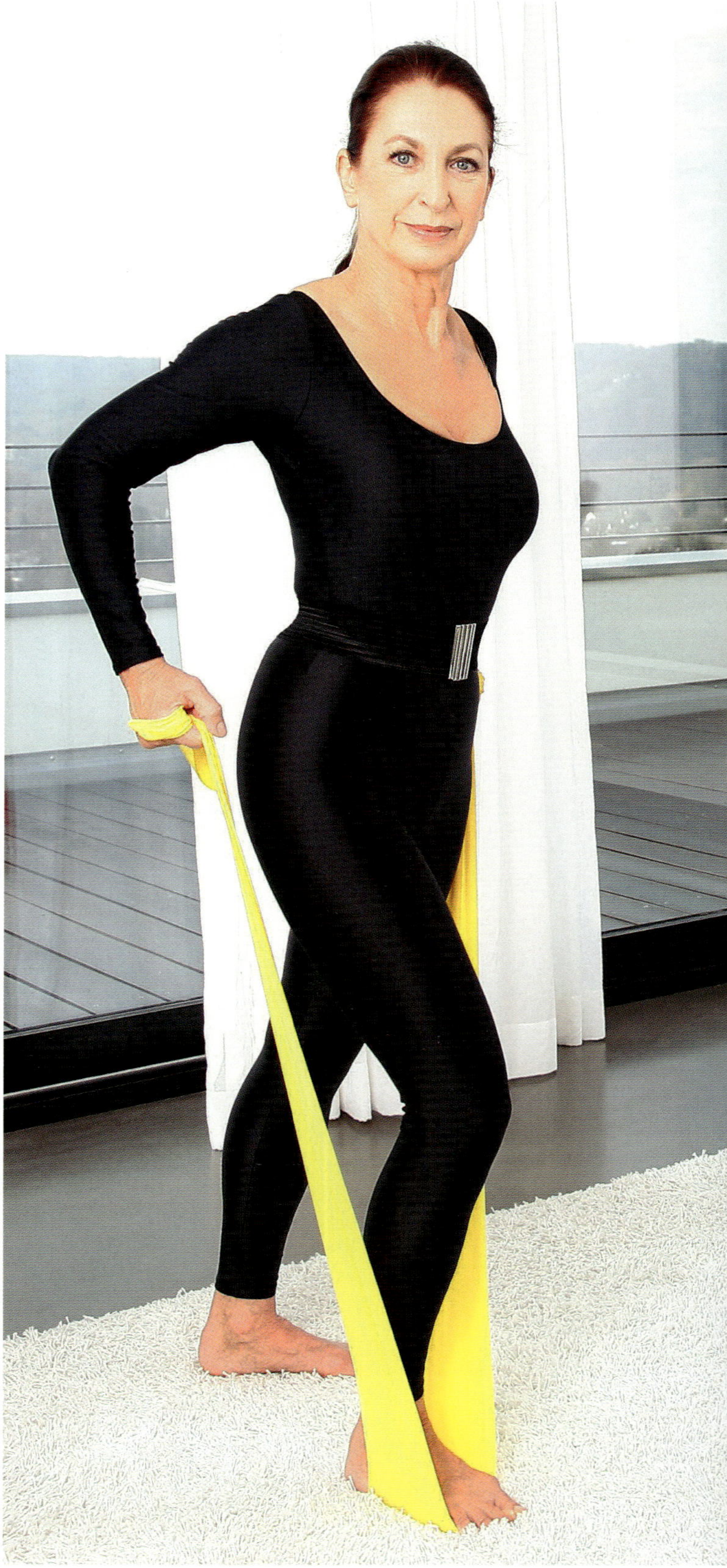

Starke Arme

- Stellen Sie sich mit beiden Füßen auf die Mitte Ihres Therabands. Winkeln Sie Ihre Arme an, sodass Sie einen 90-Grad-Winkel bilden und wickeln Sie die Enden des Bandes um Ihre Hände, bis es die richtige Länge hat. Es sollte etwas Widerstand zu spüren sein.
- Fixieren Sie Ihre Ellbogen in der Taille. Ballen Sie die Hände zu Fäusten und bewegen Sie die Unterarme nach oben, sodass Spannung auf das Band kommt. Führen Sie die Hände so weit nach oben, bis die Unterarme fast parallel zu Ihrem Oberkörper positioniert sind. Dann nehmen Sie die Unterarme wieder nach unten und gleich darauf wieder nach oben. So trainieren Sie Ihren Bizeps.
- Führen Sie die Übung fließend aus, die Oberarme bleiben weiterhin fest am Körper. Dies wiederholen Sie 10 Mal.
- Lösen Sie dann die Position und lockern Sie Arme und Schultern. Wenn Sie die Übung richtig ausführen, ist die Anspannung auch im Rücken zu spüren und aktiviert die Rückenmuskeln.

Wirkung

- Macht schöne Oberarme
- Trainiert den Bizeps
- Strafft den Trizeps
- Aktiviert und kräftigt die Rücken- und Brustmuskeln
- Unterstützt den Knochenaufbau

Übungsvariante

- Gehen Sie nun in Schrittstellung und setzen Sie ein Bein bequem nach vorne. Je größer die Schrittposition ausfällt, desto mehr Kraft können Sie entwickeln. Legen Sie das Theraband mittig unter den vorderen Fuß und wickeln Sie die Enden des Bandes wieder um Ihre Handgelenke. Wenn Ihre Arme angewinkelt und in der Taille fixiert sind, sollte das Band leicht straff sein.
- Lösen Sie die Arme vom Körper und führen Sie sie angewinkelt seitlich am Körper vorbei nach hinten, so weit wie Ihnen dies möglich ist. Die Ellbogen zeigen nach hinten. So aktivieren Sie den Trizeps. Führen Sie die Bewegung 10 Mal fließend aus.
- Dann lockern Sie die Arme und kreisen mit den Schultern. Wiederholen Sie die gesamte Übung noch ein Mal.

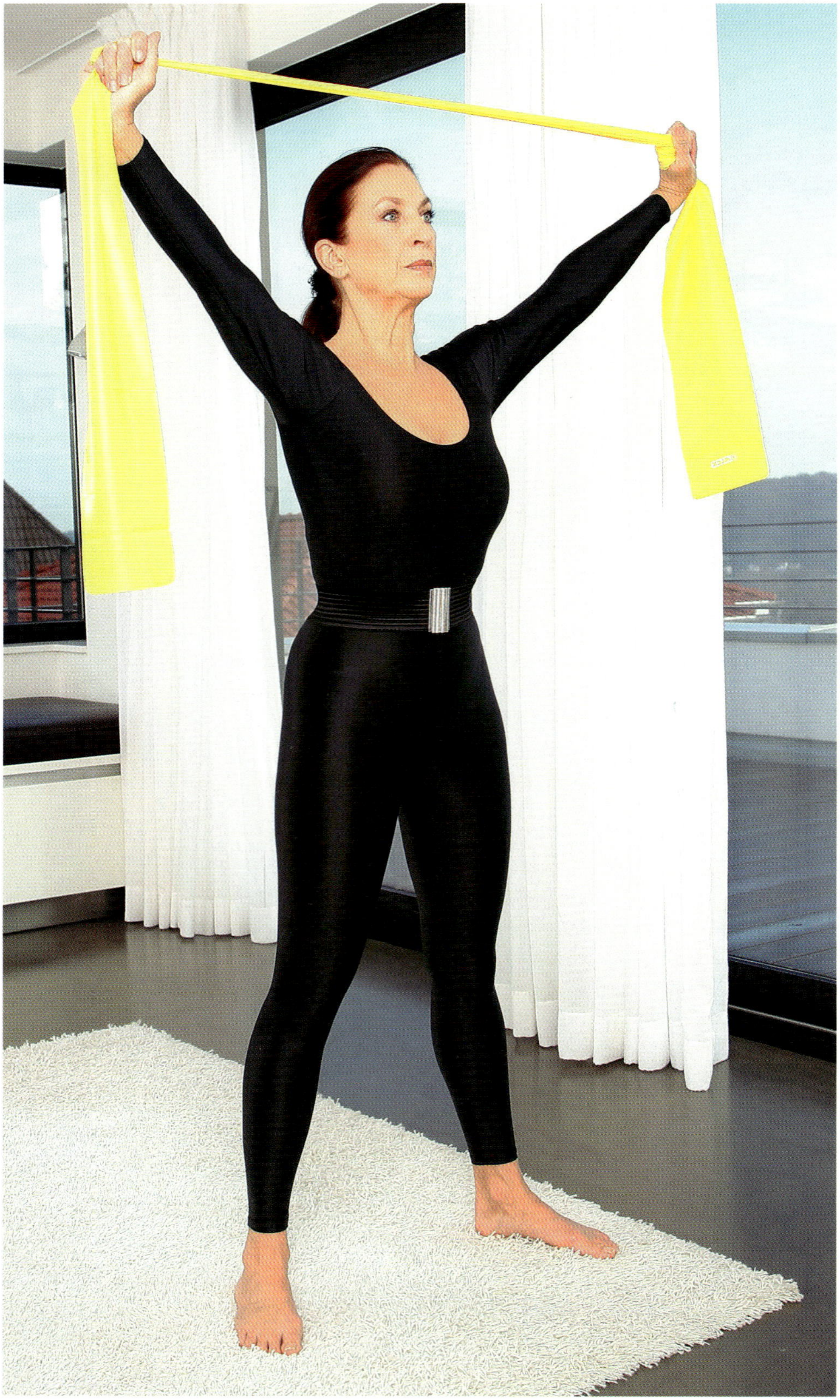
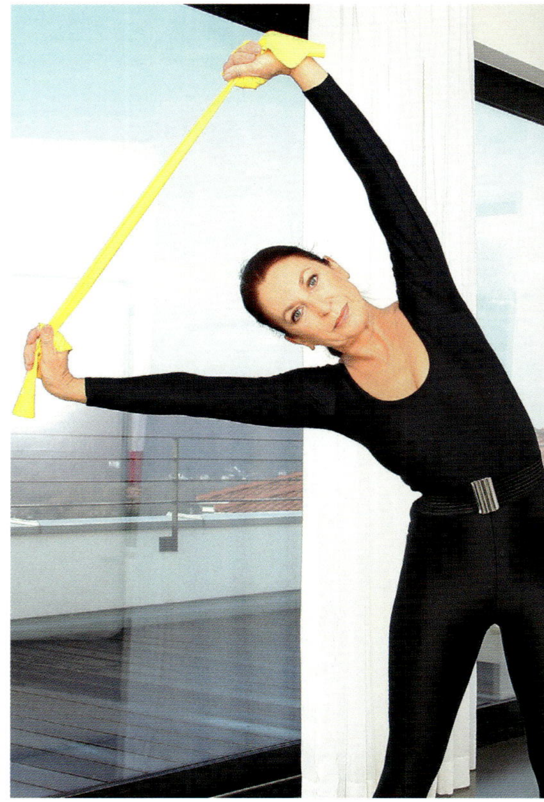
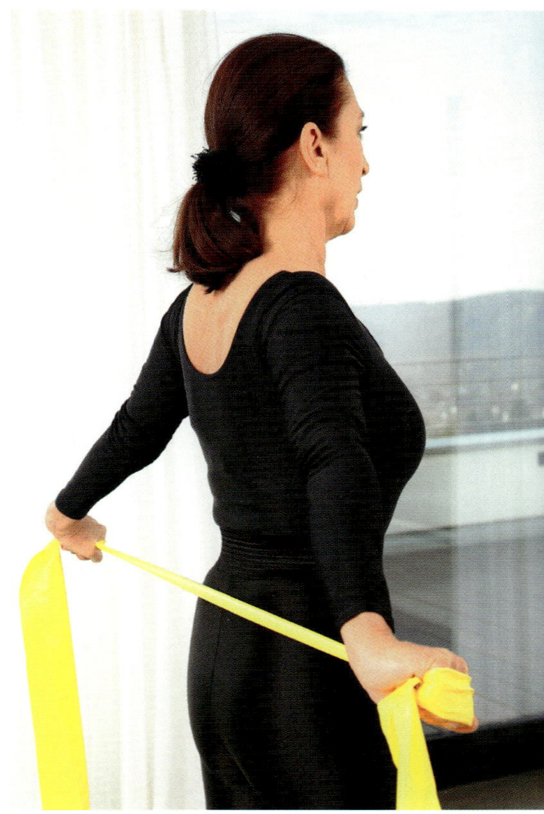

Rückenpower

- Stellen Sie sich aufrecht und fest auf den Boden, Ihre Füße sind hüftbreit auseinander. Wickeln Sie ein langes Theraband um Ihre Handgelenke, sodass es von Hand zu Hand 30 bis 50 Zentimeter lang ist. Nehmen Sie das Band nach oben über den Kopf. Die Arme sind dabei gestreckt.
- Gehen Sie leicht in die Knie. Ziehen Sie nun das Band kräftig auseinander und halten Sie die Spannung für 10 Sekunden. Lächeln Sie!
- Lösen Sie die Spannung und kreisen Sie locker mit den Schultern. Dann nehmen Sie die Arme erneut nach oben und ziehen Sie das Band ein zweites Mal auseinander. Beugen Sie sich nun mit dem gespannten Band so weit, wie es Ihnen möglich ist, auf die rechte Seite und anschließend auf die linke Seite. Dabei wird die Muskulatur Ihrer Körperseiten gedehnt und aktiviert. Lösen Sie wieder die Spannung und kreisen Sie die Schultern. Die Arme hängen dabei locker nach unten.
- Danach nehmen Sie das Band hinter den Rücken und schlingen es wieder im Abstand von 30 bis 50 Zentimetern um Ihre Hände. Je nachdem wie lang Ihre Arme sind, ist das Band jetzt am unteren Bereich des Rückens oder auf Gesäßhöhe. Ihre Beine sind leicht gegrätscht. Ziehen Sie mit gestreckten Armen das Band gegen den Widerstand nach außen.
- Wiederholen Sie diese Variante höchstens zwei Mal, also zwei Züge pro Tag! Wer zu ehrgeizig ist, kann unter Umständen Kopf- und Nackenschmerzen bekommen. Nach sechs Wochen täglichem Training steigern Sie auf drei Wiederholungen! Dann ist Ihre Rückenmuskulatur stark genug, und Sie können die Wiederholungsrate von Woche zu Woche um eine Wiederholung erweitern. Wer nur unregelmäßig übt, bleibt auf jeden Fall bei zwei Wiederholungen!

Bandwiderstand erhöhen: Wenn Ihnen das Auseinanderziehen des einfachen Bandes nicht stark genug ist, können Sie das Band doppelt nehmen oder Sie besorgen sich ein stärkeres Band. Ist der Widerstand hingegen zu groß, müssen Sie etwas weiter fassen. Probieren Sie einfach aus, was möglich ist. Eventuell benötigen Sie ein schwächeres Band.

Wirkung

- Stabilisiert die Wirbelsäule
- Beugt dem Knochenabbau vor
- Aktiviert die Rückenmuskeln
- Kräftigt und dehnt die seitlichen Rumpfmuskeln
- Fördert die Beweglichkeit und Gelenkigkeit der Schulterpartie
- Aktiviert den gesamten Schulterbereich

Jungle Feeling

- Bei dieser Übung schlüpfen Sie andeutungsweise in eine Tierrolle. Begeben Sie sich in den Vierfüßlerstand, das heißt, Sie sind mit Unterarmen und Knien auf dem Boden aufgestützt.
- Heben Sie zunächst ein Bein und strecken Sie es nach hinten weg – in Verlängerung des Rückens. Bewegen Sie das gestreckte Bein nun langsam nach oben und wieder hinunter Richtung Boden. Der Bewegungsimpuls startet im Becken. Spannen Sie dabei zusätzlich die Bauchmuskeln leicht an. Der Radius hängt von Ihrer Beweglichkeit ab. Forcieren Sie nichts. Nehmen Sie das Bein lieber nicht so hoch, wenn Sie Anfängerin sind. Lächeln Sie!
- Führen Sie die Bewegung behutsam aus, ganz gezielt und kontrolliert mit Kraft. Strecken Sie dann zusätzlich die Fußspitze beim Hochgehen und ziehen Sie sie wieder an beim Runtergehen – immer abwechselnd strecken und anziehen. So erreichen Sie eine bessere Durchblutung der Beine und eine optimale Vorbeugung gegen Krampfadern. Führen Sie die Übung mindestens eine Minute lang aus.
- Dann wechseln Sie die Seite und trainieren das anderen Bein.

Übungsvariante

- Bleiben Sie im Vierfüßlerstand. Winkeln Sie nun das rechte Bein an. Die Fußsohle zeigt zur Decke. Schieben Sie das angewinkelte Bein ganz kontrolliert Richtung Zimmerdecke, so weit möglich, und wieder zurück. Die Bewegung kommt ausschließlich aus dem Hüftgelenk. Ihre Fußsohle bleibt immer waagrecht, sodass ein Tablett darauf stehen könnte.
- Wiederholen Sie den Bewegungsablauf mindestens 30 Sekunden lang. Ihre eigene Beweglichkeit aus dem Hüftgelenk heraus bestimmt dabei den Bewegungsimpuls.
- Dann wechseln Sie die Seite und winkeln das linke Bein an, um die andere Gesäßhälfte zu trainieren. Führen Sie die Übung auch auf dieser Seite 30 Sekunden lang aus.

Wirkung

- Aktiviert die Beinmuskulatur
- Kräftigt und formt die Gesäßmuskulatur
- Fördert die Durchblutung der Beine und beugt gegen Krampfadern vor
- Aktiviert sanft die Bauchmuskeln
- Stärkt die Knochen

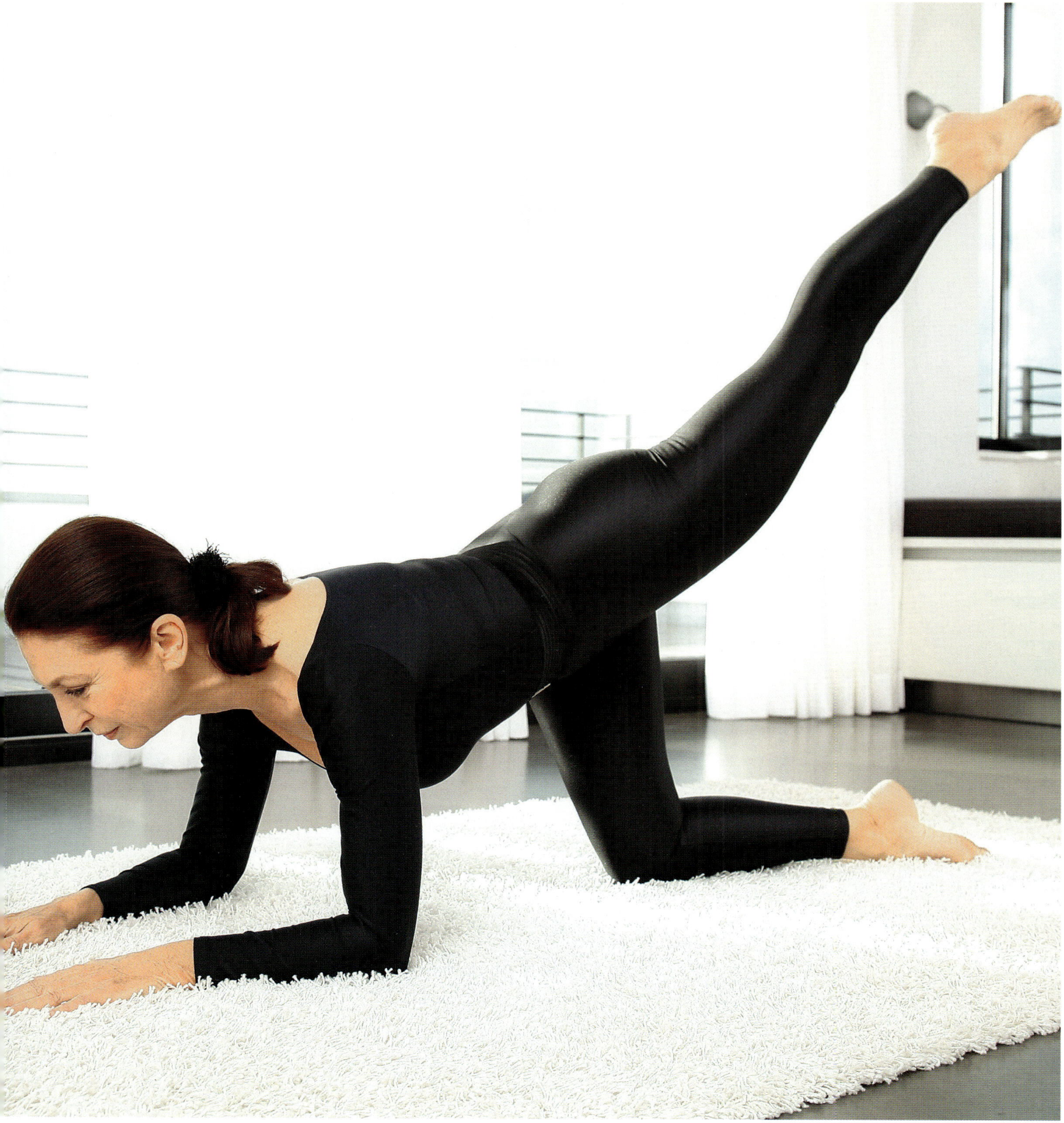

Gesäßkicks

- Legen Sie sich mit dem Rücken auf Ihre Unterlage. Die Arme liegen ganz entspannt neben dem Körper. Die Beine sind aufgestellt und stehen nahe dem Gesäß. Die Fußsohlen sind ganz am Boden.
- Heben Sie nun Ihr Gesäß so weit nach oben, dass Ihr Körper eine schiefe Ebene bildet und im Becken nicht einsinkt. Die Schultern bleiben weiterhin entspannt auf der Unterlage.
- Nun legen Sie abwechselnd die rechte Gesäßhälfte auf der Unterlage ab und dann gleich im fließenden Wechsel die linke Gesäßhälfte. In der Taille drehen Sie dabei leicht. Die Gesäßhälften müssen die Unterlage berühren. Lächeln Sie!
- Führen Sie die Übung mindestens eine Minute lang aus.
- Dann strecken Sie Arme und Beine ganz aus und atmen zur Erholung tief in den Körper hinein.

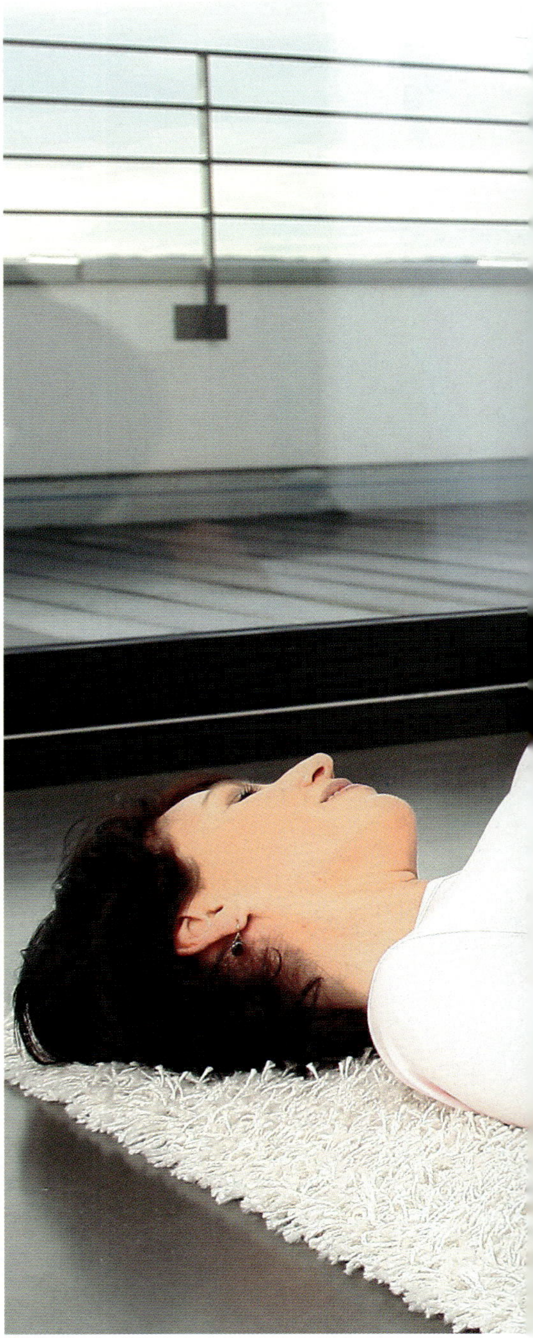

Wirkung

- Aktiviert die Gesäßmuskulatur
- Entlastet den Beckenboden
- Kräftigt die Rückenmuskeln
- Formt die Taille
- Fördert den Knochenaufbau

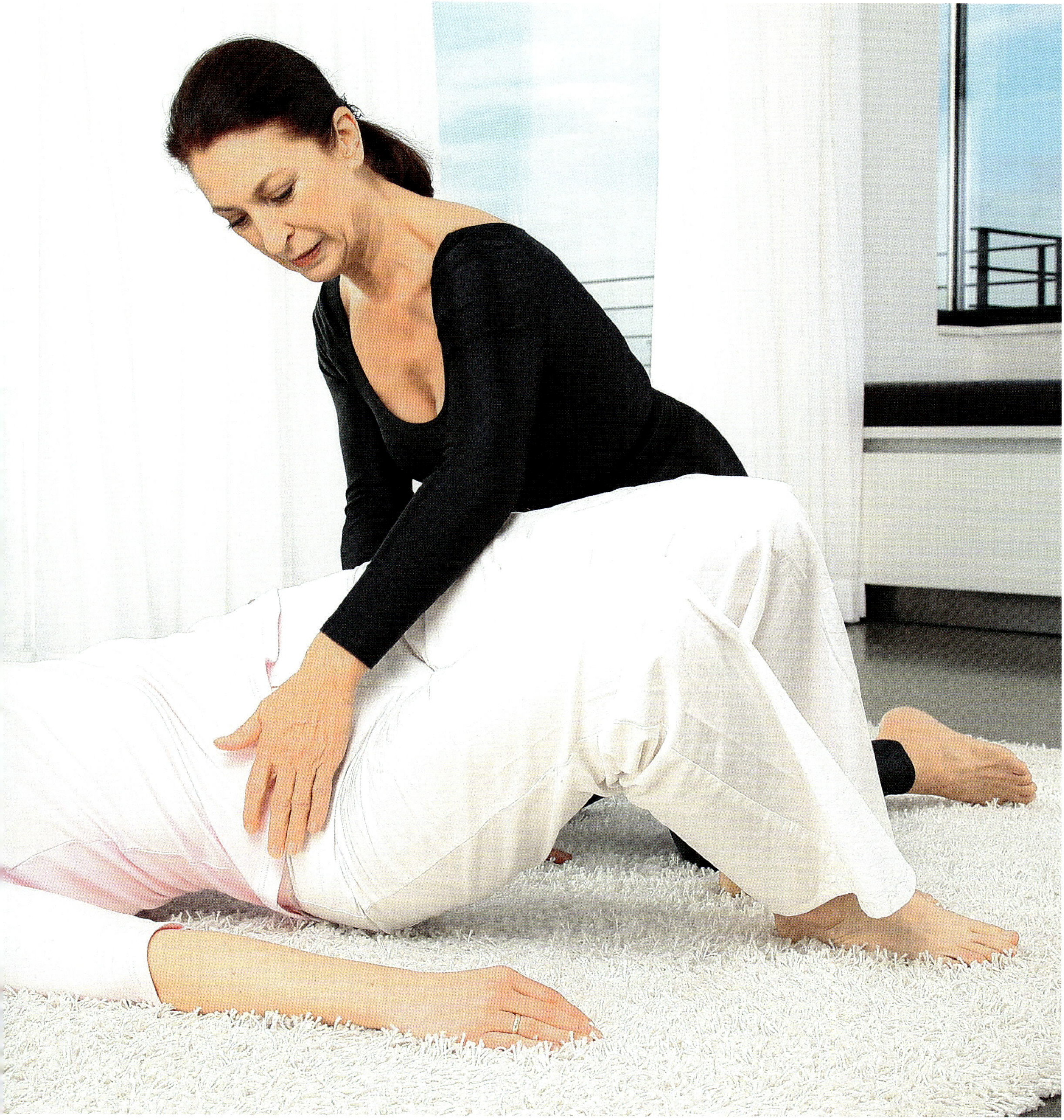

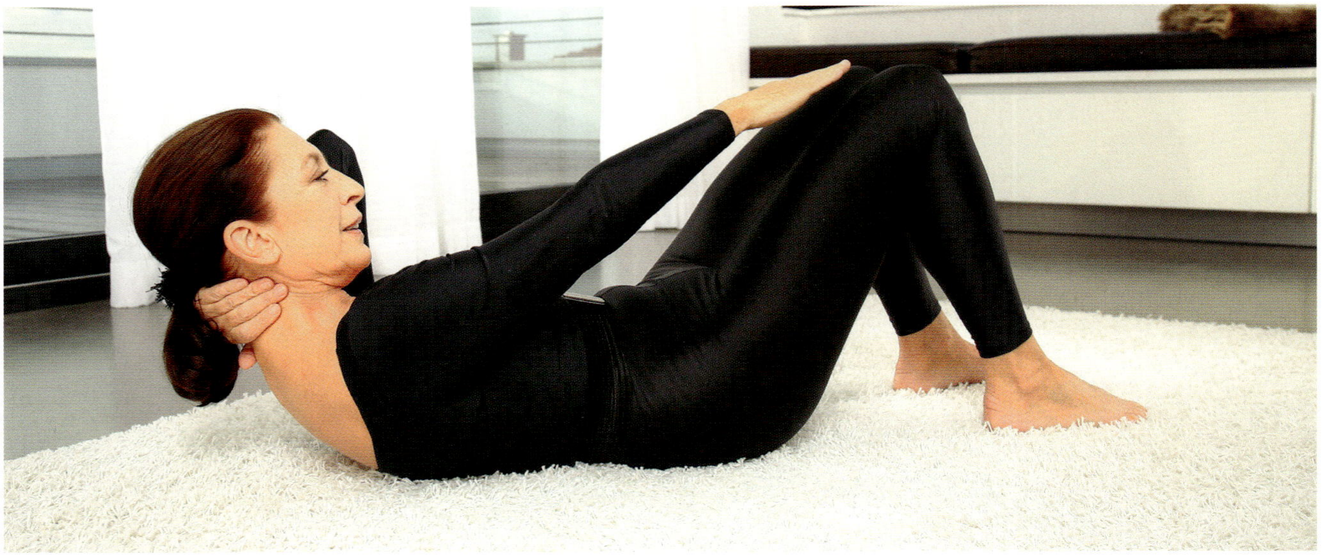

Kraftvolle Mitte

- Sie liegen mit dem Rücken auf einer Decke oder Matte. Ihre Beine sind angewinkelt und aufgestellt. Legen Sie die linke Hand stützend an den Hinterkopf und strecken Sie den rechten Arm nach vorne.
- Heben Sie nun sanft den Oberkörper so weit wie möglich und versuchen Sie, mit dem gestreckten Arm Ihr Knie zu erreichen. „Reißen" Sie dabei keinesfalls mit der anderen Hand am Hals. Es ist nicht schlimm, wenn Sie das Knie nicht berühren. Hauptsache, die Richtung stimmt. Atmen Sie beim Hochgehen aus und achten Sie darauf, dass Sie nicht ins Hohlkreuz fallen. Der gesamte untere Rücken bleibt gegen die Unterlage gedrückt, damit Ihre Bauchmuskeln arbeiten.
- Halten Sie die Position ungefähr 10 Sekunden. Dann legen Sie den Oberkörper ab und strecken Arme und Beine aus. Atmen Sie tief in den Bauch hinein, um die Muskeln zu entspannen.
- Anschließend wiederholen Sie die Übung mit der anderen Seite. Nun stützt die rechte Hand den Kopf im Nacken ab und der ausgestreckte linke Arm versucht, Ihr Knie zu erreichen.
- Wiederholen Sie die gesamte Übung noch zwei Mal.

Hinweis: Hier geht es gezielt um die Kräftigung der Bauchmuskeln, und zwar der geraden. Eine kraftvolle Mitte gibt Ihnen Kraft und Power für den Alltag und stärkt Ihr Bauchgefühl. Dabei sollen keine sichtbaren Muskelpakete entstehen, sondern Ihr Bauch mehr Spannkraft erhalten.

Wirkung

- Aktiviert die gerade Bauchmuskulatur
- Stärkt die Knochen
- Formt die Figur

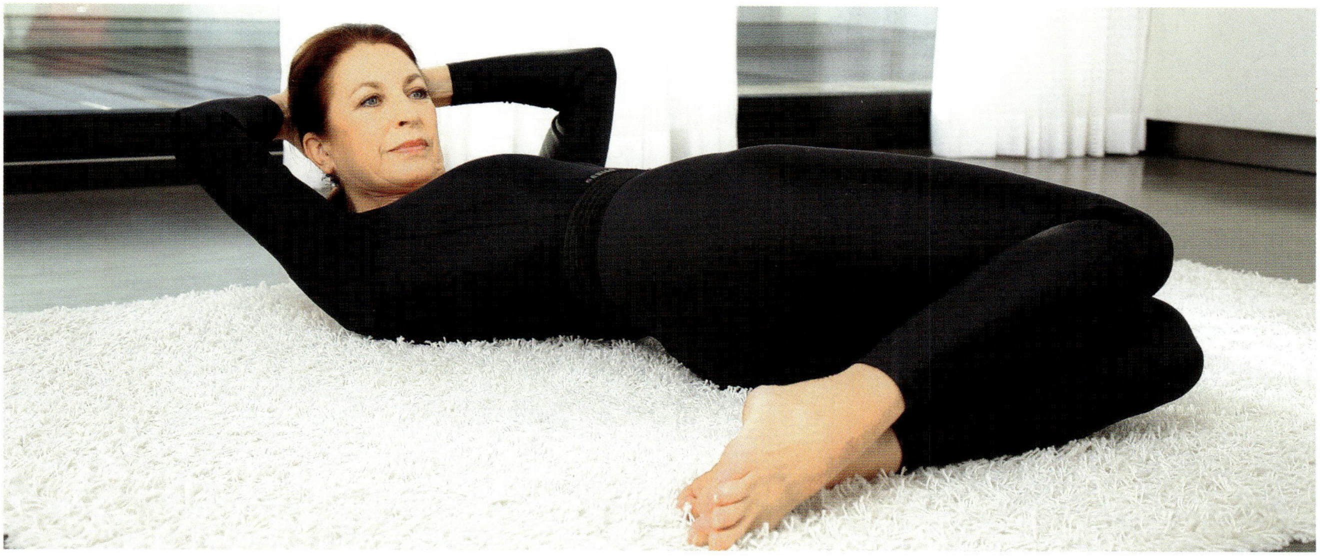

Bauchpower

- Legen Sie sich auf den Rücken. Die Arme liegen entspannt neben dem Körper. Stellen Sie die Beine so auf, dass die ganze Fußsohle auf dem Boden steht. Kippen Sie nun die Beine auf die Seite. Die Fußsohlen lösen sich vom Boden. Versuchen Sie, die Beine angewinkelt abzulegen. Wenn es nicht klappt, können Sie sie auch scherenartig nebeneinander ablegen. Ziel ist, dass die Beine angewinkelt bleiben und Sie sich wohl fühlen.
- Nehmen Sie Ihre Hände in den Nacken und stützen Sie den Kopf ab, die Ellenbogen zeigen nach außen. Heben Sie den Oberkörper gerade vom Boden ab. Eine minimale Bewegung reicht vollkommen aus. Achten Sie darauf, dass Sie nie am Hals „reißen“ und Ihr Kinn nicht auf die Brust sinkt, sondern der Blick weiterhin zur Zimmerdecke gerichtet bleibt.
- Halten Sie die Position ungefähr 10 Sekunden lang. Vergessen Sie nicht, zu lächeln! Dann legen Sie den Oberkörper ab, strecken die Beine und die Arme aus und atmen in den Bauch hinein.
- Wiederholen Sie die Übung, indem Sie die angewinkelten Beine auf der anderen Körperseite ablegen. Überprüfen Sie, dass die Hände, die den Nacken stützen, auch wirklich nur stützen, wenn Sie mit dem Oberkörper nach oben gehen. Nach 10 Sekunden ruhen Sie sich aus.
- Wiederholen Sie die Übung im Wechsel noch mindestens drei Mal auf jeder Seite.

Wirkung

- Aktiviert die schrägen Bauchmuskeln
- Formt Taille und Bauch
- Unterstützt den Knochenaufbau

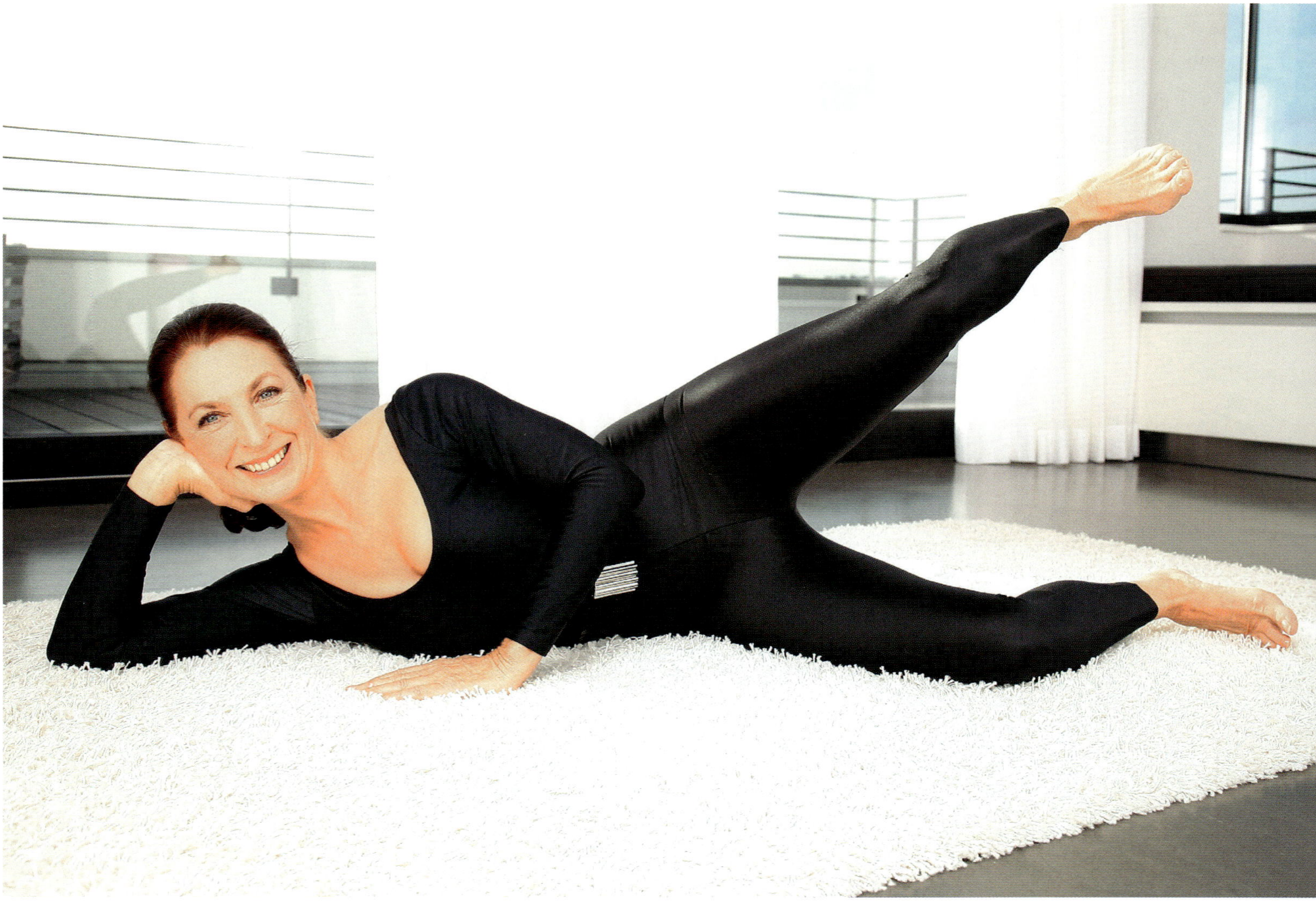

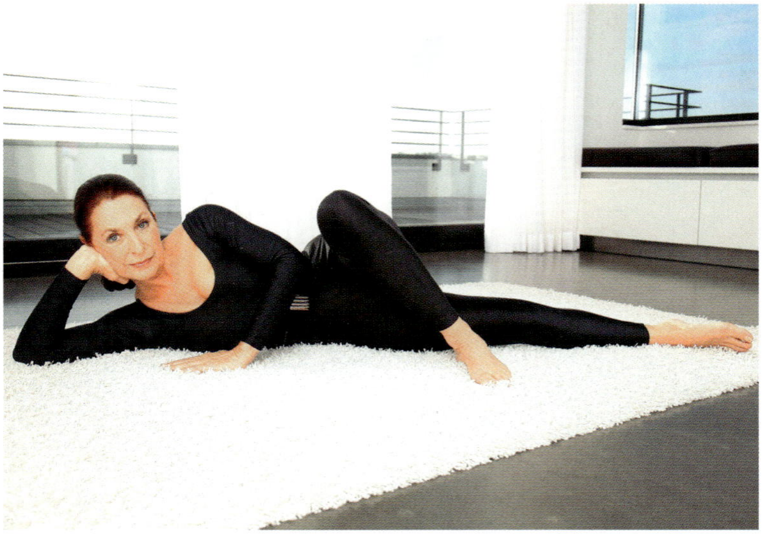

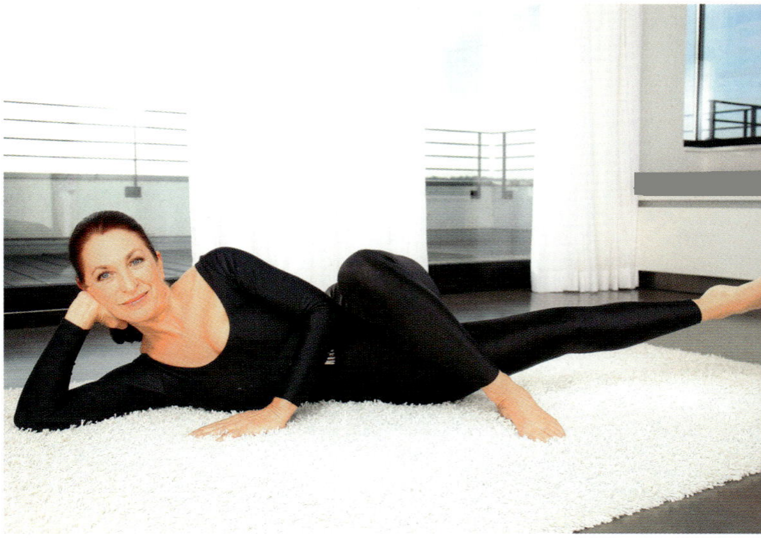

Oberschenkelpower

- Legen Sie sich auf Ihrer Unterlage auf die rechte Körperseite und winkeln Sie die übereinander liegenden Beine an. Den Kopf können Sie auf der Hand aufstützen oder ablegen, ganz wie Sie möchten. Wenn Sie den Kopf ablegen, ist die Haltung für Sie noch bequemer.
- Heben und senken Sie nun das obere Bein im fließenden Wechsel ungefähr eine Minute lang. Nehmen Sie das Bein so hoch, wie es geht. Doch auch ein kleiner Winkel ist wirksam. Lassen Sie sich deshalb ganz von Ihrem Gefühl leiten. Lächeln Sie!
- Dann entspannen Sie kurz und klopfen leicht die Oberschenkelaußenseite des oben liegenden Beines ab.
- Stellen Sie nun das obere Bein angewinkelt vor dem Körper auf, sodass die Fußsohle den Boden berührt. Das unten liegende Bein wird ausgestreckt. Ziehen Sie die Fußspitze an und wippen Sie sanft auf und ab. So trainieren Sie Ihre Oberschenkelinnenseiten.
- Legen Sie das Bein nach 30 Sekunden ab und ruhen Sie sich kurz aus.
- Drehen Sie sich auf die linke Körperseite und wiederholen Sie beide Übungsteile. Führen Sie die Gesamtübung noch einmal aus.

Tipp. Diese Übung eignet sich auch hervorragend als Sofaübung vor dem Fernseher. Sie liegen auf der Couch, gucken fern und üben gleichzeitig. Probieren Sie es aus!

Wirkung

- Kräftigt die Oberschenkelaußen- und innenseiten
- Hilft beim Abbau von Cellulitis
- Wirkt unterstützend beim Knochenaufbau

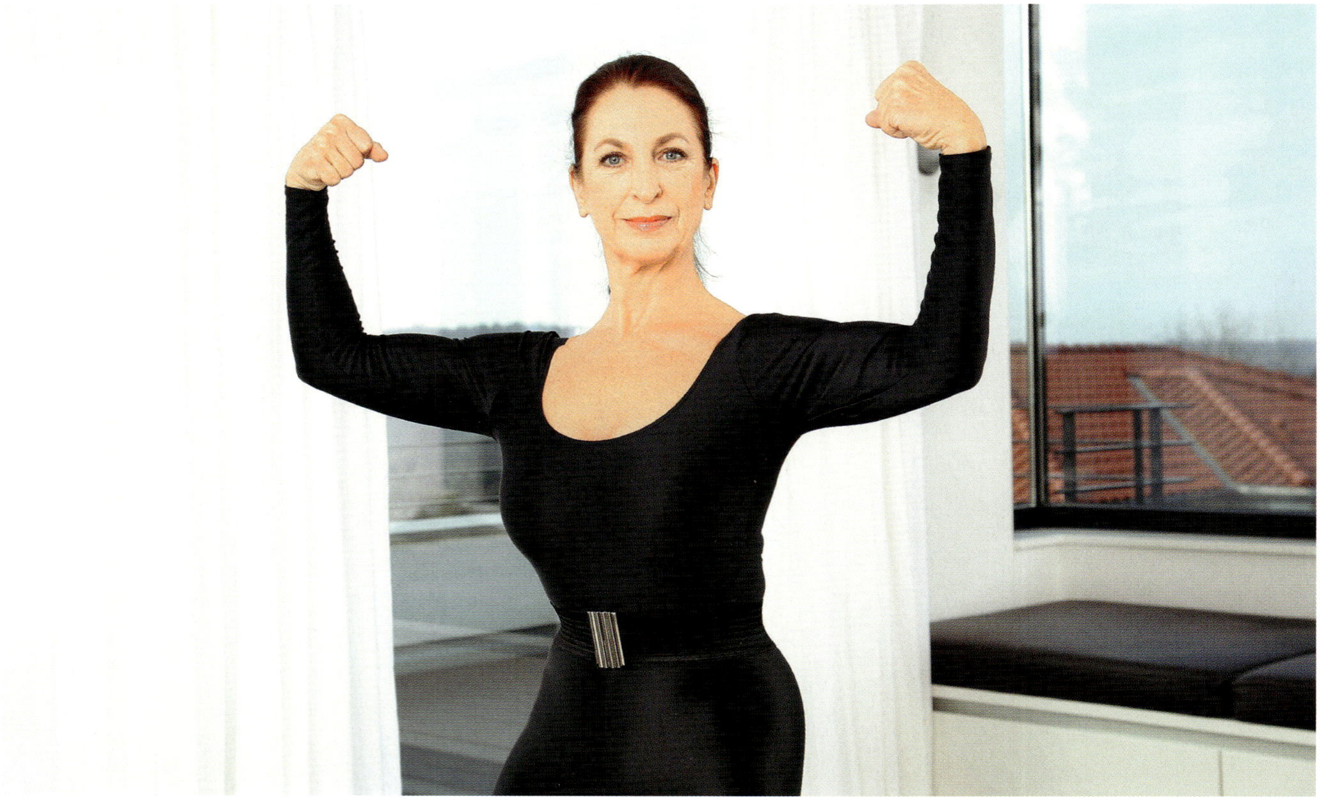

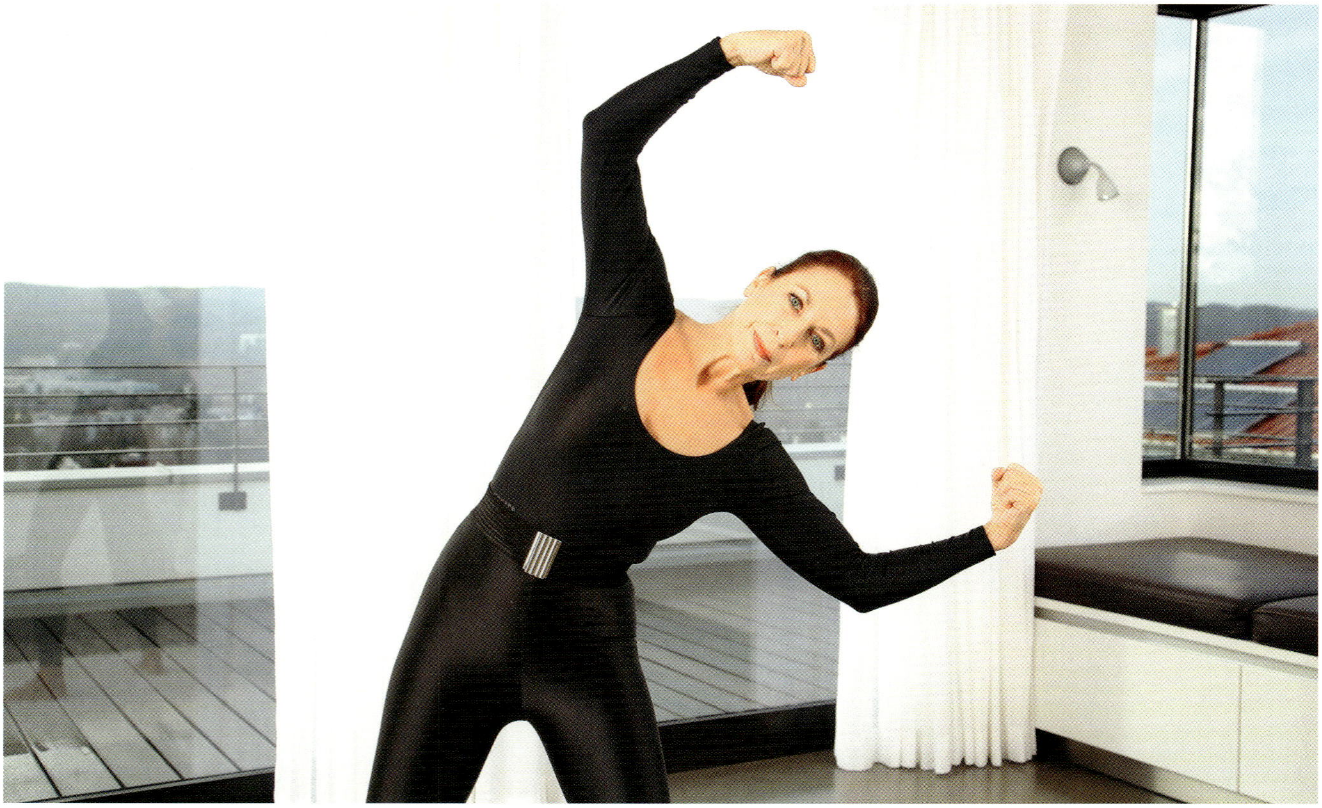

Taillenpower

- Stellen Sie sich breitbeinig – etwas mehr als hüftbreit – aufrecht auf den Boden. Gehen Sie leicht in die Knie. Nehmen Sie die Arme seitlich des Körpers auf Schulterhöhe und winkeln Sie die Arme an, die Hände zeigen zur Decke.
- Ballen Sie die Hände zu Fäusten und spannen Sie Bauch und Beckenboden an, sodass der ganze Körper kraftvoll wirkt. Beugen Sie den Oberkörper nun so weit wie möglich auf eine Seite. Wenn das nur wenige Zentimeter geht, ist das auch okay. Wichtig ist, dass Sie den Oberkörper nicht drehen. Halten Sie die Position drei Sekunden.
- Dann richten Sie sich wieder auf und beugen sich zur anderen Körperseite. Wieder halten Sie die Position drei Sekunden lang. Beugen Sie abwechselnd nach rechts und nach links. Lächeln Sie!
- Anfängerinnen reicht eine halbe Minute, Geübte führen die Übung mindestens eine Minute lang aus. Dann schütteln Sie Arme und Beine aus.
- Der zweite Teil der Übung beinhaltet eine Körperdrehung. Die Ausgangsposition ist dieselbe wie bei der vorigen Übung, nur dass Sie den Oberkörper jetzt drehen und sich einmal über die rechte und einmal über die linke Schulter schauen. Die Bewegung erfolgt aus der Taille heraus, der Kopf dreht nicht mit.
- Führen Sie auch diese Übung mindestens eine Minute lang aus, anfangs reicht eine halbe Minute.
- Wiederholen Sie beide Übungsteile noch einmal.

Wirkung

- Kräftigt den gesamten Körper
- Formt die Taille
- Kräftigt die Bauch- und Rückenmuskeln
- Unterstützt den Knochenaufbau

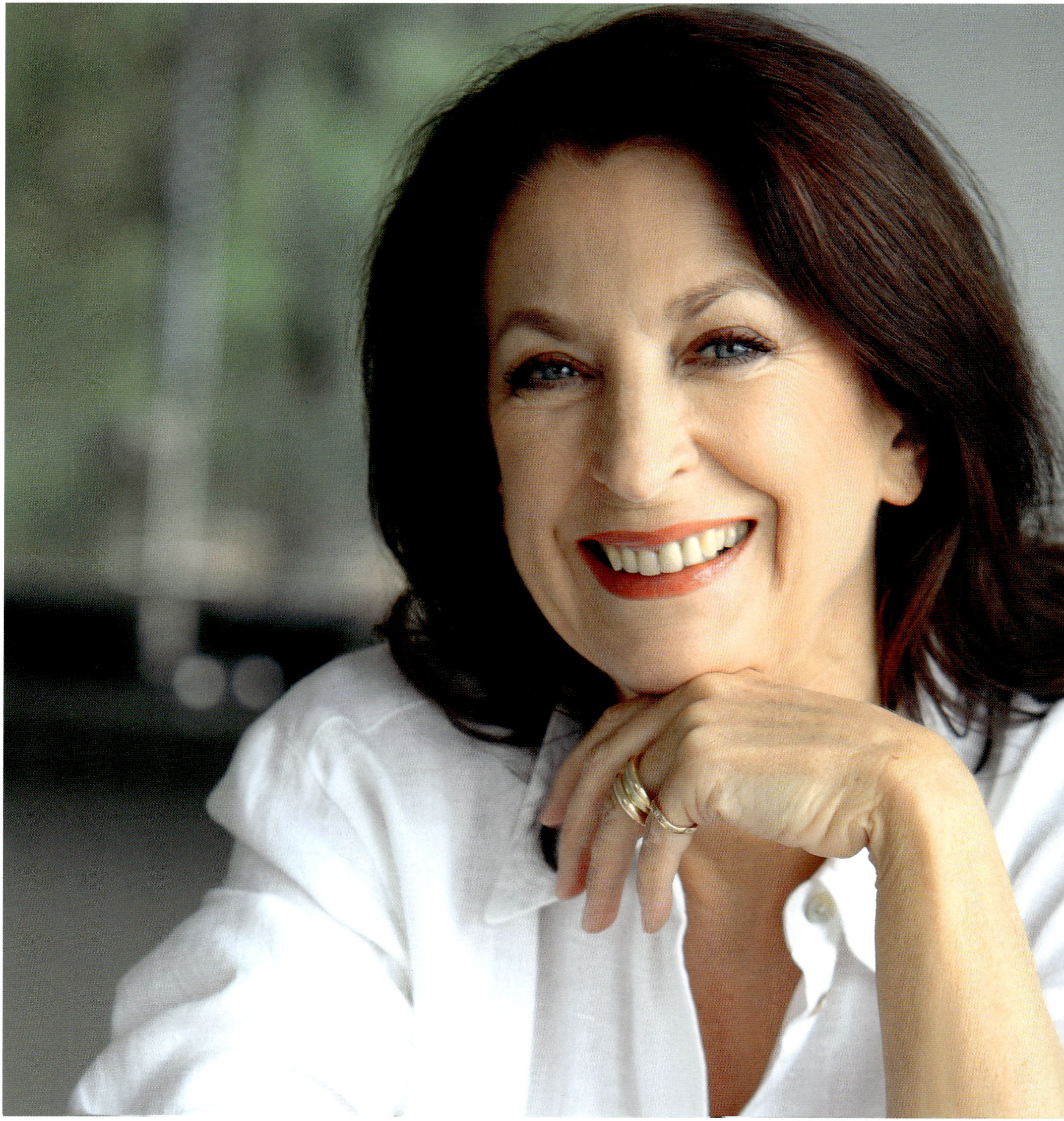

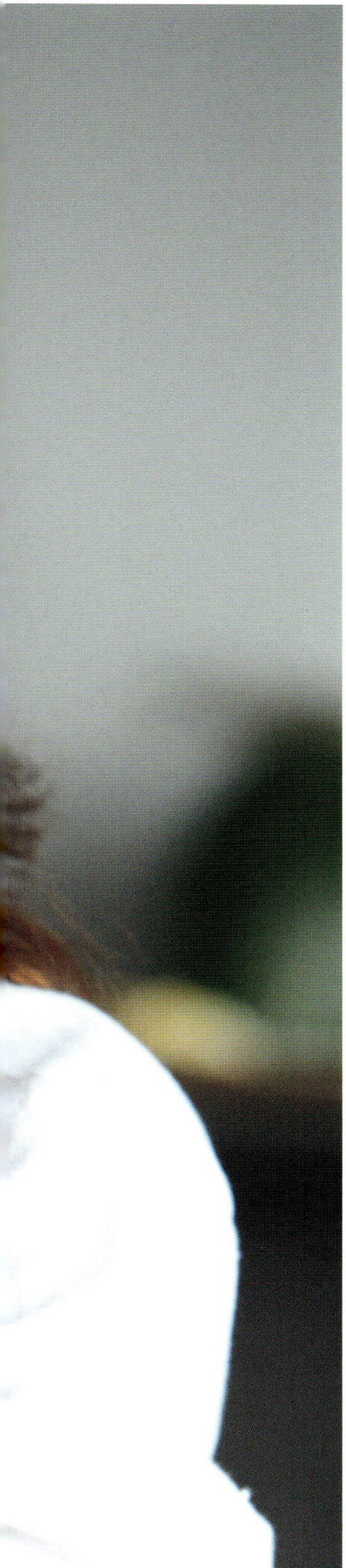

Es ist wichtig, die Sinne zu sensibilisieren, um seine Wahrnehmung zu schärfen. Zum Beispiel den Tastsinn. Wie fühlen sich eigentlich Stoffe an? Oder andere Materialien? Seidig, rau, kühl, glatt? Welche Form hat eine Vase, ein Topf? Ist das Material grob oder eben, kalt oder warm? Oder: Wie riecht es im Park, im Wald, am Wasser? Welche Geschichte kann ein alter Baum erzählen, dessen raue Borke man ertastet? Probieren Sie das auch mal: Je mehr Sie mit Musik, Formen, Farben und Gerüchen experimentieren, desto mehr wächst

» Je mehr Sie experimentieren, desto mehr wächst Ihr inneres Repertoire, das Sie nutzen können – für sich, Ihr Leben, Ihre Kreativität.

Ihr inneres Repertoire, das Sie verwenden können – für sich, Ihr Leben, Ihre Kreativität. Nutzen Sie Ihr inneres Repertoire, um selbst kreativ zu werden, wenn auch nur in Ihrer Fantasie. Versetzen Sie sich in andere Personen – wie fühlt sich das Mädchen in der Straßenbahn, wo geht es hin, was wird es erleben? Der Mann mit dem traurigen Gesicht, was ist dem zugestoßen? Krach mit der Frau? Hat er einen kranken Familienangehörigen, oder einfach nur einen schlechten Tag? Schlüpfen Sie in eine andere Rolle, sooft es nur geht. Sie werden sehen – Sie werden gerne in Ihr Leben zurückkehren.

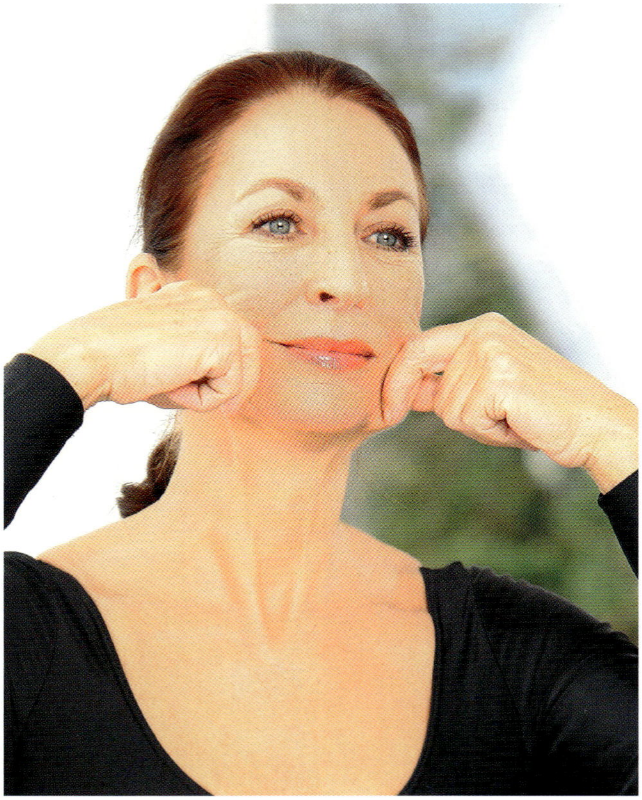

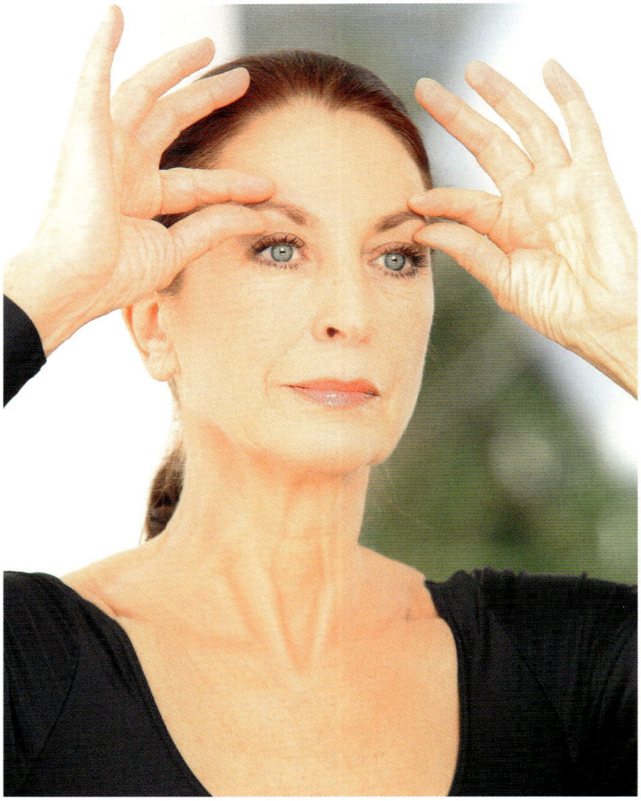

Sanftes Kneten

- Legen Sie Zeigefinger und Daumen hakenförmig auf beide Wangen, die anderen Finger klappen Sie ein. Beginnen Sie dann, die Gesichtspartie sanft mit den Fingerspitzen zu kneten. Dazu heben Sie die Gesichtshaut leicht an und „zwicken" behutsam hinein. Lassen Sie die Finger sanft und fließend über das gesamte Gesicht gleiten. Spüren Sie dabei, wo verspannte Partien sind. Auch Gesichtsmuskeln können verspannt sein!
- Eine besondere Wohltat ist es, die Augenbrauen zu kneten. Wenden Sie hierfür den Zangengriff an. Legen Sie Daumen und Zeigefinger oberhalb und unterhalb der Augenbrauen an und bearbeiten Sie sie von der Nasenwurzel entlang nach außen. Hier sitzen oft Verspannungen, die die Augen erschlaffen lassen und ein müdes Aussehen verleihen.

Stets zuerst kneten. Kneten Sie Ihr Gesicht immer zuerst mit sauberen Fingern sanft durch, bevor Sie eine Gesichtsübung absolvieren. Das Kneten belebt das Gesicht und bereitet es auf alle weiteren Übungen vor. Aber auch zwischendurch können Sie immer mal wieder kneten.

Wirkung

- Löst muskuläre Verspannungen
- Sorgt für eine gute Durchblutung und rosigeres Aussehen
- Beugt gegen Erschlaffungen der Gesichtspartien vor

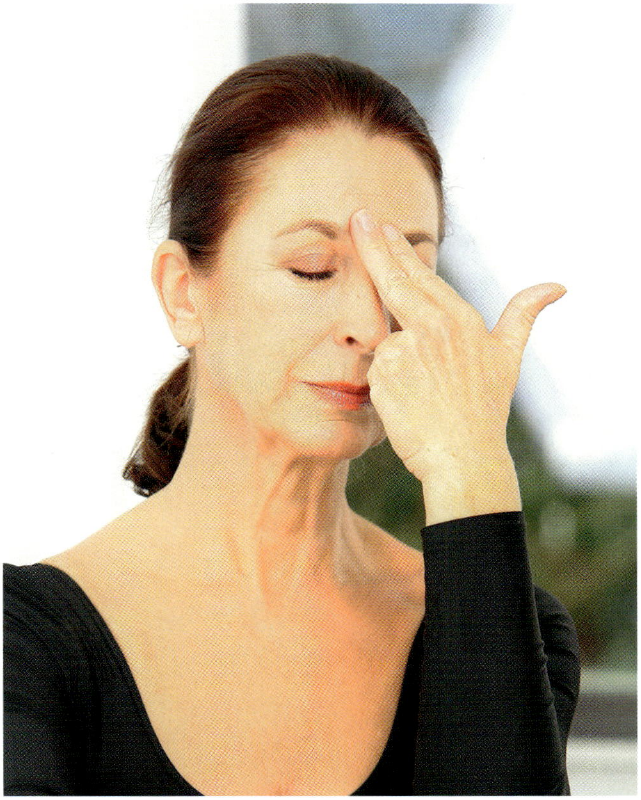

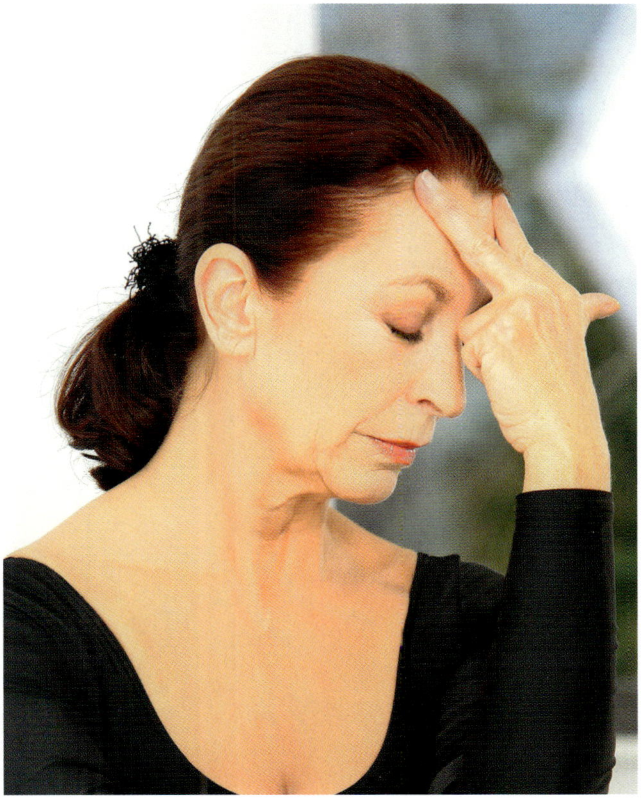

Der V-Griff

Wirkung

- Glättet die Stirn
- Bügelt die Zornesfalte
- Entkrampft die Stirnmuskeln

- Für den V-Griff legen Sie Zeige- und Mittelfinger einer Hand direkt auf die Nasenwurzel. Gleiten Sie mit den beiden Fingerspitzen langsam die Stirn nach oben und spreizen Sie dabei Zeige- und Mittelfinger so, dass eine V-förmige Bewegung entsteht.
- Wiederholen Sie die Gleitbewegung mindestens 10 Mal. Sie setzen dabei jedes Mal an der Nasenwurzel neu an.

Gut zu wissen. Mit dem V-Griff entkrampfen Sie die untere Stirnpartie. Dort befindet sich bei vielen Menschen eine ausgeprägte Zornesfalte. Das sind zwei steil nach oben zeigende Falten, die von der Nasenwurzel ausgehend in die Stirn hineinragen. Mit einem zornigen Verhalten hat diese Falte nur bedingt etwas zu tun. Meist schaut man einfach nur angestrengt und nachdenklich oder konzentriert. Bei Frauen sorgt noch eine andere Tatsache für die Vertiefung und Ausprägung der Zornesfalte: ein schlaffer Beckenboden und – genetisch bedingt – ein schwaches Bindegewebe.

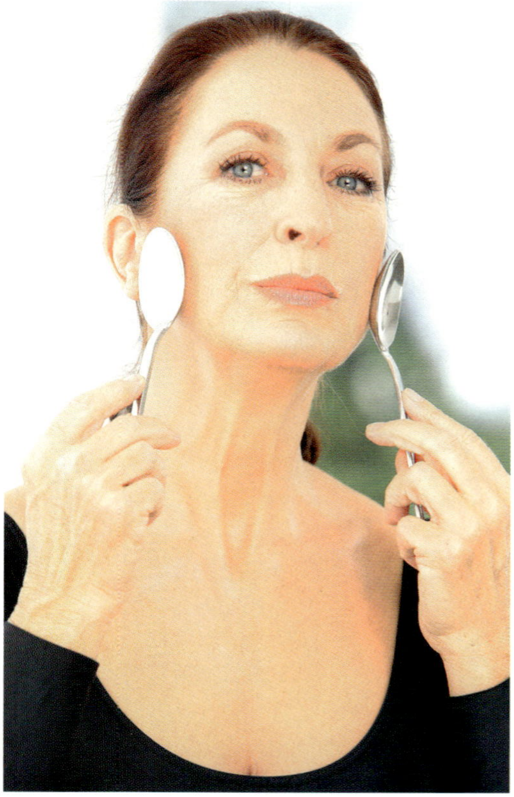
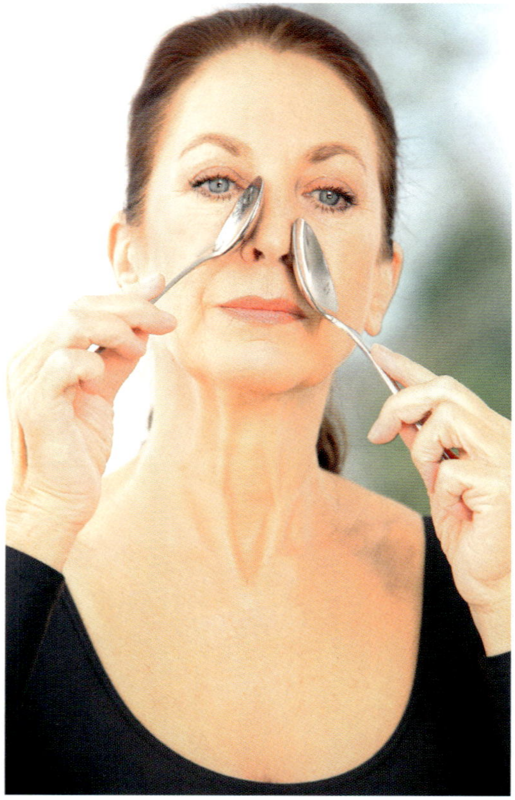
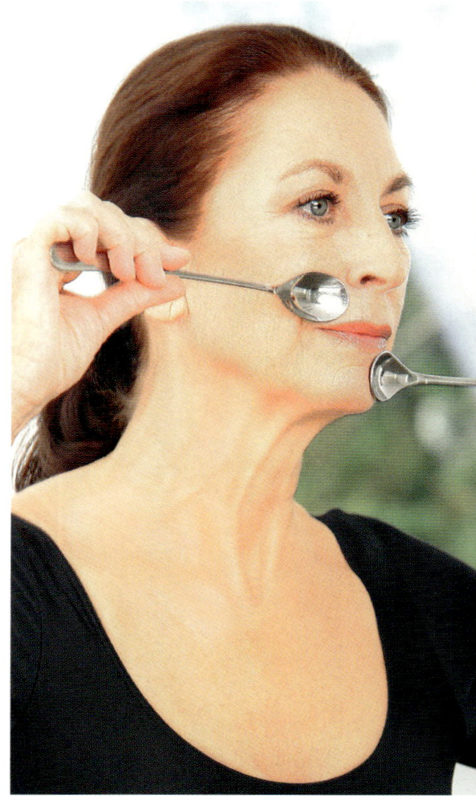
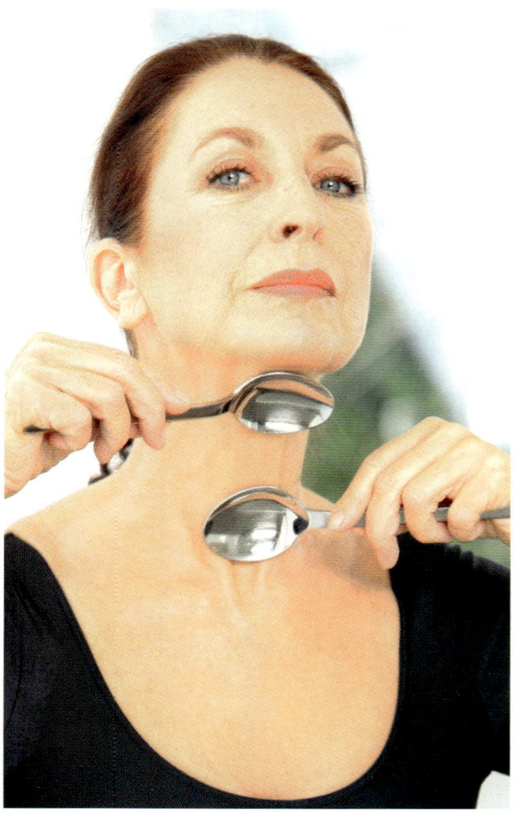
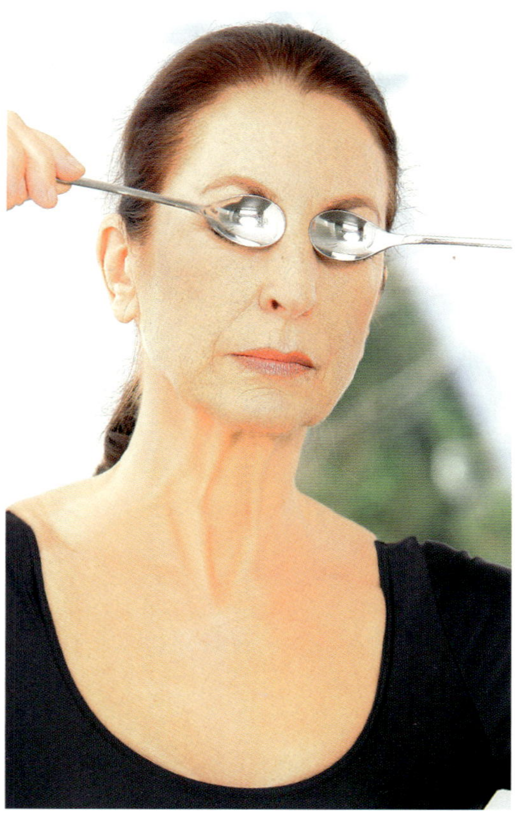
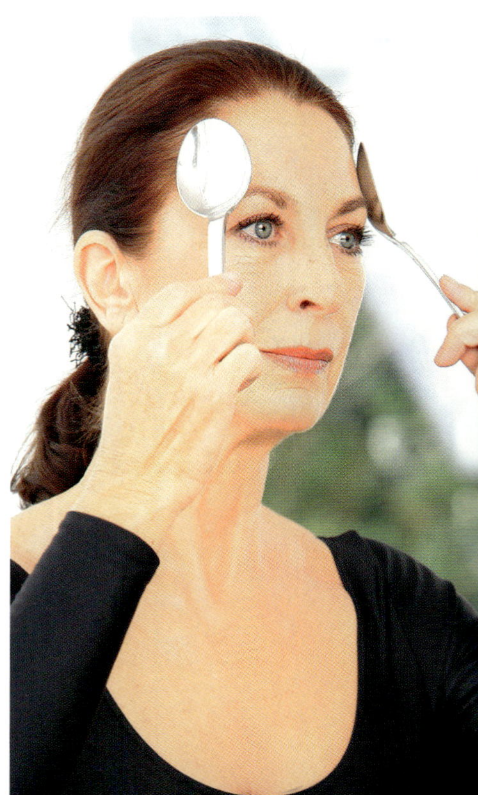

Mit dem Löffel

- Nehmen Sie zunächst die Esslöffel in beide Hände und legen Sie sie mit den gewölbten Außenseiten auf die Wangen.
- Gleiten Sie kreisförmig mit beiden Löffeln über Wangen und Stirn. Streichen Sie dann am Nasenrücken entlang. Wieder hoch zur Stirnmitte und von dort gleiten Sie zu den Stirnseiten nach außen. Ein Löffel nach rechts, der andere nach links.
- Anschließend nehmen Sie zwei Teelöffel und gleiten damit über die Partie zwischen Nase und Mund, über die Augenbrauen und ganz sanft über die geschlossenen Augenlider.
- Weitergeht's wieder mit den Esslöffeln. Streichen Sie nun unterhalb des Kinns entlang. Dazu halten Sie die Löffel quer. Gleiten Sie nacheinander einmal mit der rechten Hand und einmal mit der linken Hand am „Doppelkinn“ entlang. Diese Bewegung führen Sie fließend aus, sodass immer ein Löffel Kontakt mit dem Kinn hat. Sobald Sie die eine Hand lösen, übernimmt die andere Hand die Streichbewegung.
- Wiederholen Sie die Löffelübung täglich. Das sanfte Gleiten mit dem Löffel entspannt ungemein, vor allem wenn es im Alltag stressig ist.

Kalt oder warm?

- Kühlende Löffel haben eine beruhigende und glättende Wirkung. Am besten nehmen Sie jeweils zwei Esslöffel oder zwei Teelöffel, sodass Sie symmetrisch arbeiten können. Verwendet werden die Löffelaußenseiten. Sobald die Löffel zu warm sind, tauschen Sie sie gegen kühle Löffel aus.
- Warme Löffel hingegen verwöhnen die Gesichtshaut bei starken Verspannungen. Sie können nach Bedarf die Löffel auch in ein gutes Gesichtsöl tauchen, wenn Sie das mögen. Probieren Sie aus, ob Sie im Augenblick eher warme, kühle oder in Öl getauchte Löffel benötigen.

Wirkung

- Glättet die Haut
- Erfrischt das Gesicht
- Beugt gegen Erschlaffung vor
- Warme Löffel lösen Verspannungen

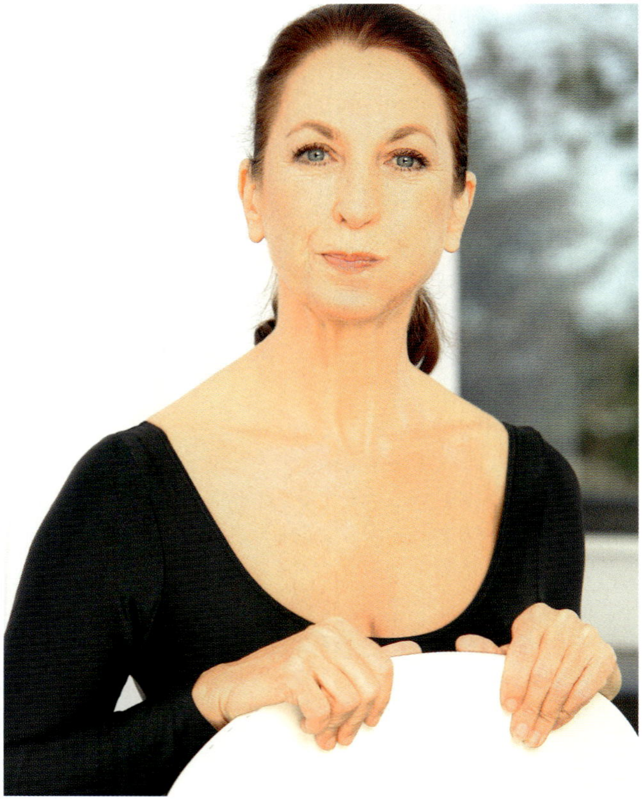

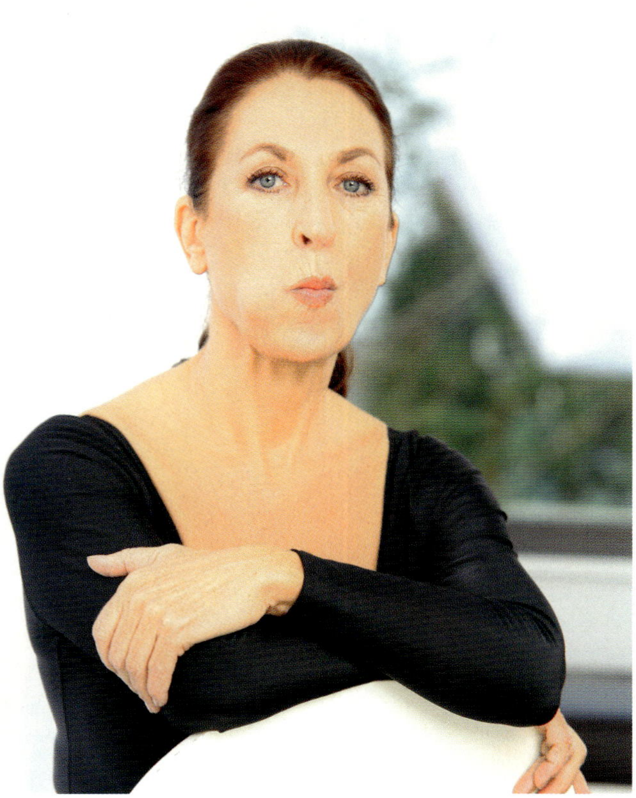

Luftballon und Zunge

- Stellen Sie sich vor, Ihr Gesicht wäre ein Luftballon, und pumpen Sie Luft in Ihre Wangen. Versuchen Sie nun, die Luft von einer Wange zur anderen Wange zu schieben und sie im Mundraum kreisen zu lassen. Nach 30 Sekunden lassen Sie die Luft entweichen.
- Schieben Sie statt der Luft nun die Zunge im Mundraum umher. Probieren Sie aus, wie weit Ihre Zunge reicht und ob sie auch die Wangen von innen aushöhlen und straffen kann. Führen Sie die Übung ebenfalls 30 Sekunden lang aus.
- Wiederholen Sie die Übung noch einmal.

Wirkung

- Aktiviert und strafft die Gesichtspartie
- Wirkt gegen Hängewangen und erschlaffte Haut
- Beugt Lippenfalten vor

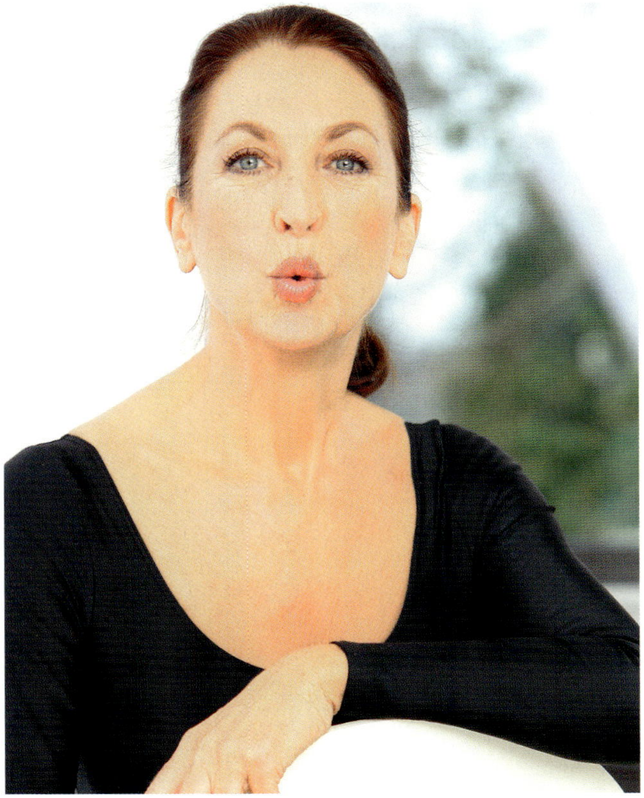

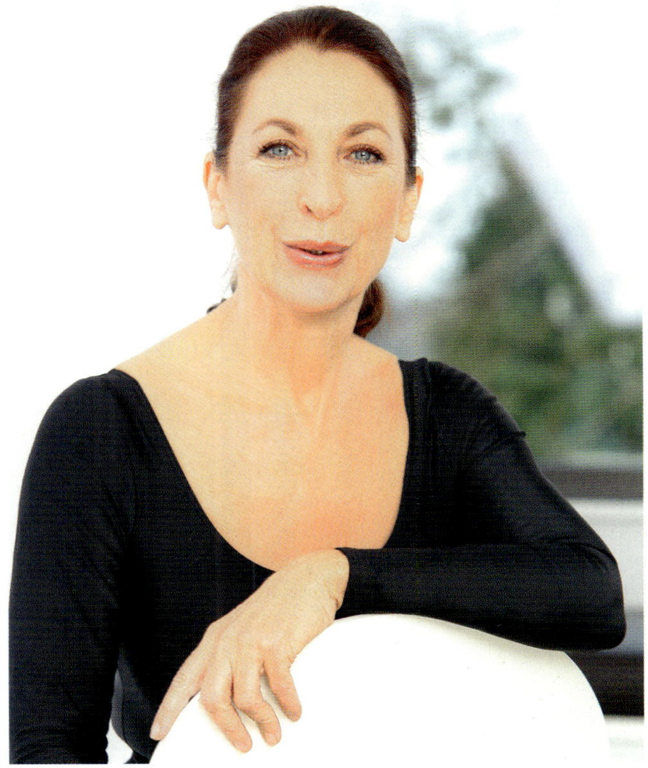

Das Oh

- Öffnen Sie zunächst den Mund, als ob Sie „Oh!“ sagen wollten. Es ist ein kleines „Oh“, das heißt, der Mund wird nicht weit aufgerissen.
- Halten Sie den Mund in dieser Position und beginnen Sie zu lächeln. Dazu schieben Sie die Mundwinkel ein wenig nach oben. Dies erfordert ein klein wenig Übung. Aber sobald Sie es erfasst haben, geht es ganz leicht. Halten Sie die Position mindestens 30 Sekunden lang.
- Danach lösen Sie das „Oh“ und grinsen nur noch. Die Lippen bleiben dabei geschlossen. Versuchen Sie, die Augen ganz weit aufzuziehen. Halten Sie die Position wieder 30 Sekunden.

Wirkung

- Strafft die gesamte Gesichtsmuskulatur
- Wirkt gegen erschlaffte Wangen
- Trainiert die Augen und strafft die Augenpartie

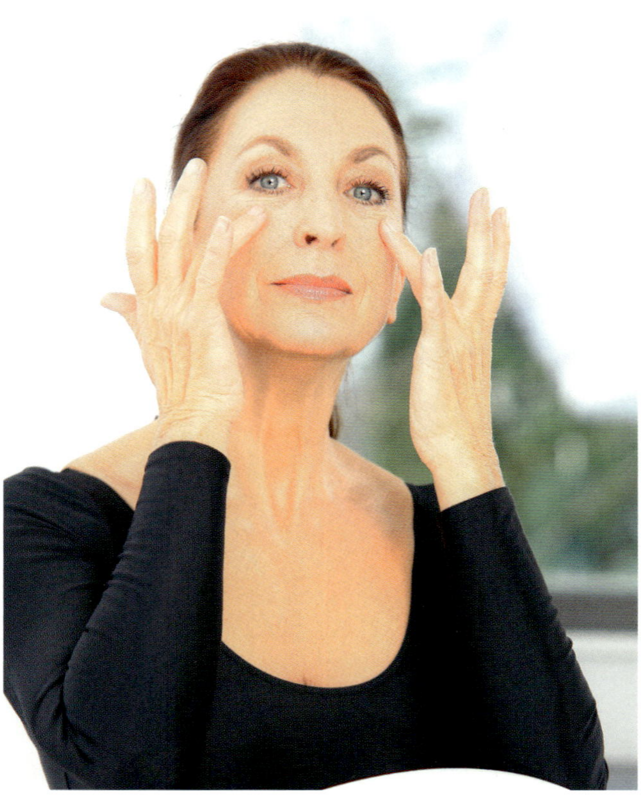

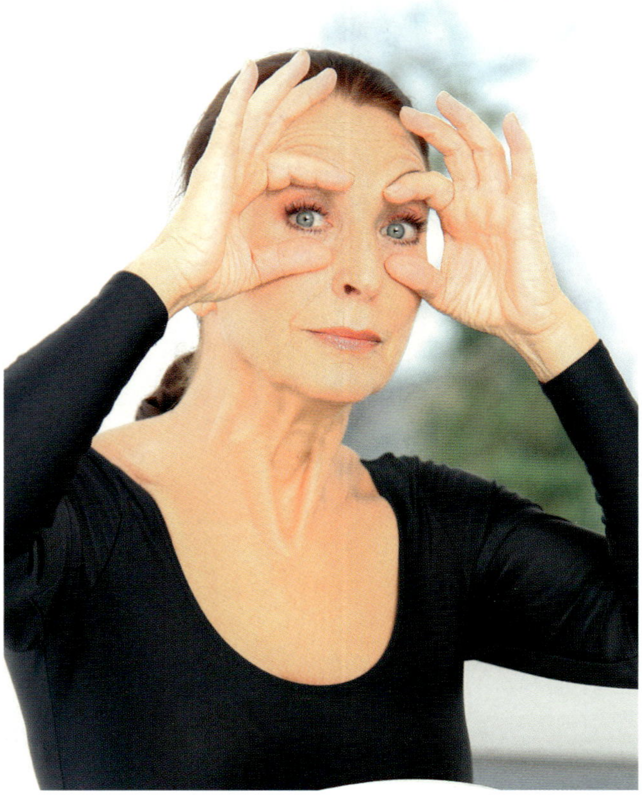

Der Uhu

- Diese Übung nimmt sich der Augen an. Klopfen Sie zunächst sanft mit den Ringfingern rund um die Augenpartie. Reiben, zerren oder reißen Sie bitte nie an dieser empfindlichen Augenregion. Denn das verstärkt die Augenfalten.
- Formen Sie anschließend an jeder Hand mit Zeigefinger und Daumen einen Kreis, sodass sich die Spitzen beider Finger jeweils treffen. Halten Sie den Kreis der rechten Hand wie ein Monokel über das rechte Auge und den Kreis der linken Hand über das linke Auge. Spannen Sie dabei regelrecht die Augen weit auf, indem Sie die Augenbrauen nach oben schieben.
- Öffnen und schließen Sie die Augen unter dieser Spannung abwechselnd.
- Führen Sie die Übung mindestens 30 Sekunden lang aus.

Wirkung

- Dient als Augengymnastik
- Beugt gegen Augenfalten vor
- Wirkt der Erschlaffung der Augenpartie entgegen

Schütteln & Lockern

- Senken Sie den Kopf in Richtung Brustbein und lassen Sie ihn einfach hängen, ohne ihn zu halten. Spüren Sie, wie die Schwerkraft alles nach unten zieht.
- Öffnen Sie leicht den Mund und beginnen Sie nun, das Gesicht leicht zu schütteln. Der Kopf vibriert dabei nur leicht und bewegt sich nicht sehr. Lassen Sie dabei einen Ton erklingen. Er sollte sich wie ein leichtes „Ahhh!“ anhören. Schütteln Sie alle Gesichtsmuskeln aus, etwa 10 Sekunden lang.
- Dann richten Sie den Kopf wieder auf, strecken den Hals und schieben den Unterkiefer weit nach vorne. Dies beugt einem Doppelkinn vor und strafft die Halsmuskeln.
- Anschließend lassen Sie den Unterkiefer locker und bewegen ihn sanft nach rechts und nach links, vor und zurück und kreisend. Der Mund ist dabei leicht geöffnet.
- Beenden Sie die Übung mit einer kräftigen Ausatmung. Dazu atmen Sie tief ein, füllen den gesamten Mundraum mit Luft und lassen die Luft mit einem „Pahhh!“ knallartig herausströmen.

Wirkung

- Lockert die Gesichtsmuskeln und entspannt
- Aktiviert die Halsmuskeln
- Beugt gegen Doppelkinn vor oder lindert es
- Lockert das Kiefergelenk und beugt somit Verspannungen und Zähneknirschen vor

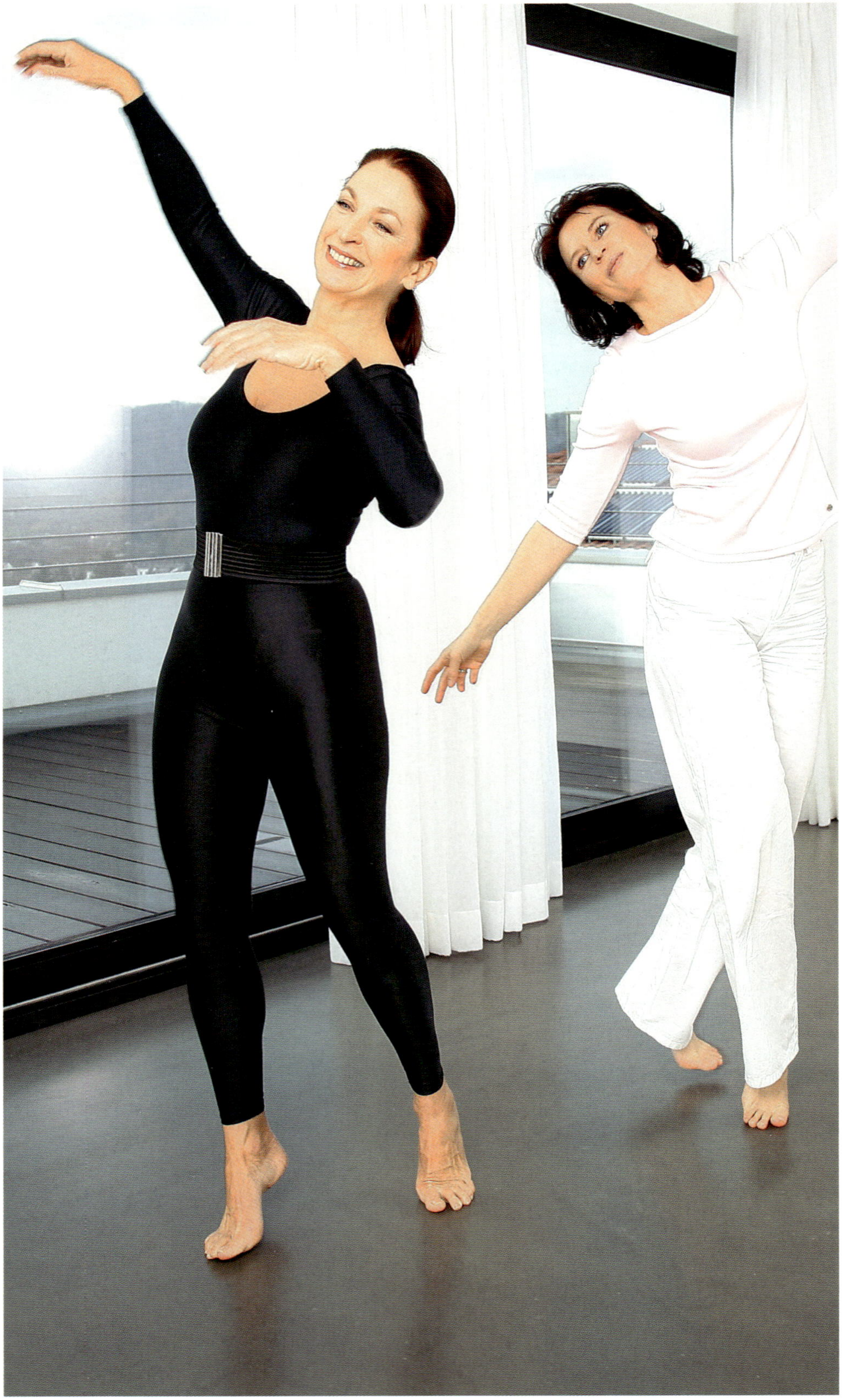
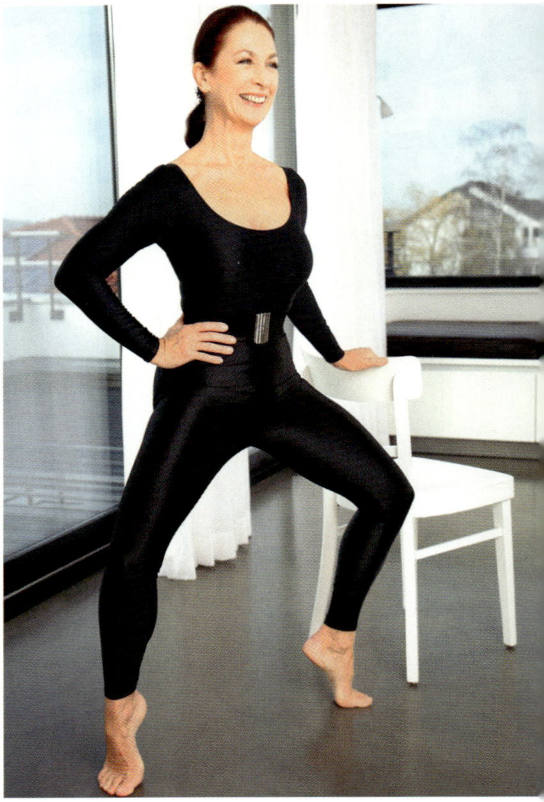
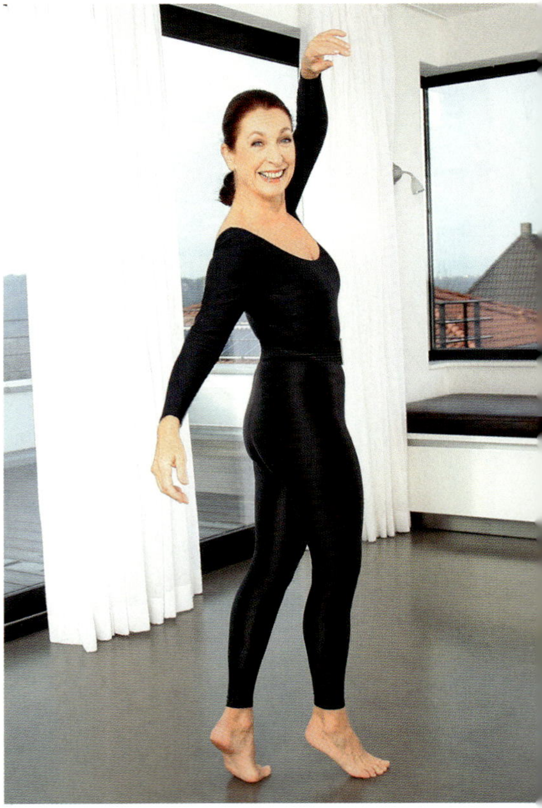

Der Zehenspitzentanz

- Stellen Sie sich zunächst aufrecht neben einen Stuhl und halten Sie sich an der Stuhllehne fest. Sie können sich auch eine andere Möglichkeit suchen wie einen Tisch oder eine Tür, an der Sie sich mit einer Hand festhalten. Den anderen Arm können Sie locker hängen lassen oder anmutig und rund vor dem Körper anwinkeln.
- Drücken Sie den gesamten Körper nach oben, bis Sie auf Zehenspitzen stehen. Spannen Sie die Beine, das Gesäß, den Bauch und den Beckenboden an und halten Sie die Position mindestens 10 Sekunden. Danach schütteln Sie Arme und Beine aus.
- Grätschen Sie nun die Beine etwas mehr als hüftbreit. Halten Sie sich weiterhin gut fest und gehen Sie nun stark in die Knie, fast in die Hocke hinein. Die Fersen sollten zunächst am Boden bleiben. Aus dieser Position stellen Sie sich wiederum auf die Zehenspitzen. Spannen Sie jetzt vor allem den Beckenboden an und halten Sie die Position 10 Sekunden lang.
- Lösen Sie die Spannung und schütteln Sie Arme und Beine aus.
- So, und nun geht's los! Lassen Sie den Haltegriff los und wagen Sie auf Zehenspitzen die ersten Schritte durch Ihren Wohnraum. Zunächst ganz langsam, bis Sie sich daran gewöhnt haben. Natürlich können Sie immer einmal wieder auf die Fußsohle wechseln, wenn die Spannung im Körper zu hoch wird oder Sie die Balance verlieren.
- Trippeln Sie zunächst zu Ihrer Musikanlage und wählen Sie eine beschwingte sanfte Musik.
- Versuchen Sie nun, auf den Zehenspitzen zu tanzen. Vollführen Sie Drehungen und nehmen Sie die Arme wie Schmetterlingsflügel mit. Lächeln Sie! Halten Sie das ganze Musikstück durch.
- Beenden Sie die Übung mit einer tiefen Ein- und Ausatmung.
- Wiederholen Sie die Tanzübung mindestens einmal in der Woche oder wann immer Sie das Gefühl von Leichtigkeit in Ihrem Leben benötigen.

Wirkung

- Energetisiert den gesamten Körper
- Aktiviert alle Muskeln auf sanfte Weise
- Kräftigt Waden- und Beinmuskeln
- Verbessert die Beindurchblutung
- Wirkt als Venengymnastik und beugt gegen Krampfadern vor
- Trainiert die Armmuskulatur
- Schult die Körperwahrnehmung
- Trainiert Koordination und Gleichgewicht
- Fördert die Kreativität und Gedächtnisleistung

Zarte Feenflügel

- Stellen Sie sich direkt vor einen Stuhl oder Tisch, der eine gute Haltemöglichkeit bietet. Halten Sie sich mit beiden Händen daran fest. Beugen Sie den Oberkörper leicht nach vorne, die Arme sind angewinkelt, und strecken Sie ein Bein nach hinten. Sie müssen es nicht besonders hoch nehmen. Wichtig ist, dass das Bein ganz gerade ist. Strecken Sie auch die Fußspitze und halten Sie die Position 10 Sekunden.
- Dann versuchen Sie dasselbe auf Zehenspitzen. Stützen Sie sich weiterhin gut ab und stellen Sie sich mit dem Standbein auf die Zehenspitzen, während Sie das andere Bein gerade nach hinten strecken.
- Halten Sie die Position so lange wie möglich, am besten 10 Sekunden. Dann wechseln Sie die Seite und wiederholen alles mit dem anderen Bein.
- Sind Sie nun bereit für das Fliegen und für die Entfaltung Ihrer Feenflügel? Bewegen Sie sich dazu wieder auf Zehenspitzen durch den Raum. Nehmen Sie beide Arme leicht angewinkelt nach hinten, also hinter den Körper. Versuchen Sie, mit den Armen auf und ab sowie hin und her zu schwingen und Feenflügel zu imitieren. „Fliegen“ Sie zu Ihrer Stereoanlage und legen Sie eine sanft fließende Musik ein.
- Erkunden Sie auf Zehenspitzen – und zwischendurch auch mal mit dem vollen Fuß – wie eine zarte Fee und voller Leichtigkeit Ihren gesamten Wohnraum. Versuchen Sie dabei stets, sich in die Feenrolle hineinzuversetzen und möglichst bis zum Ende des Musikstücks durchzuhalten. Schwingen Sie dabei weiterhin mit den Armen hinter dem Körper auf und ab sowie hin und her, auch wenn dies ungewohnt ist. Lassen Sie dabei Ihrer Fantasie freien Lauf und stellen Sie sich vor, Ihre Arme wären Feenflügel, die Sie bewegen müssen, um fliegen zu können. Dies ist für Ihren Körper eine einmalige Erfahrung.
- Zum Abschluss atmen Sie tief ein und aus. Schütteln Sie die Arme und Beine aus.
- Wiederholen Sie die Übung noch einmal und immer, wenn Sie Lust und Laune darauf haben oder sich leicht fühlen wollen.

Wirkung

- Energetisiert den gesamten Körper
- Aktiviert die Rückenmuskeln, vor allem im Brustwirbelbereich
- Kräftigt Waden- und Beinmuskeln
- Verbessert die Beindurchblutung
- Dient als Venengymnastik und beugt gegen Krampfadern vor
- Trainiert die Armmuskeln
- Kräftigt die Schultern
- Schult die Körperwahrnehmung
- Fördert neue Denkprozesse und die Kreativität

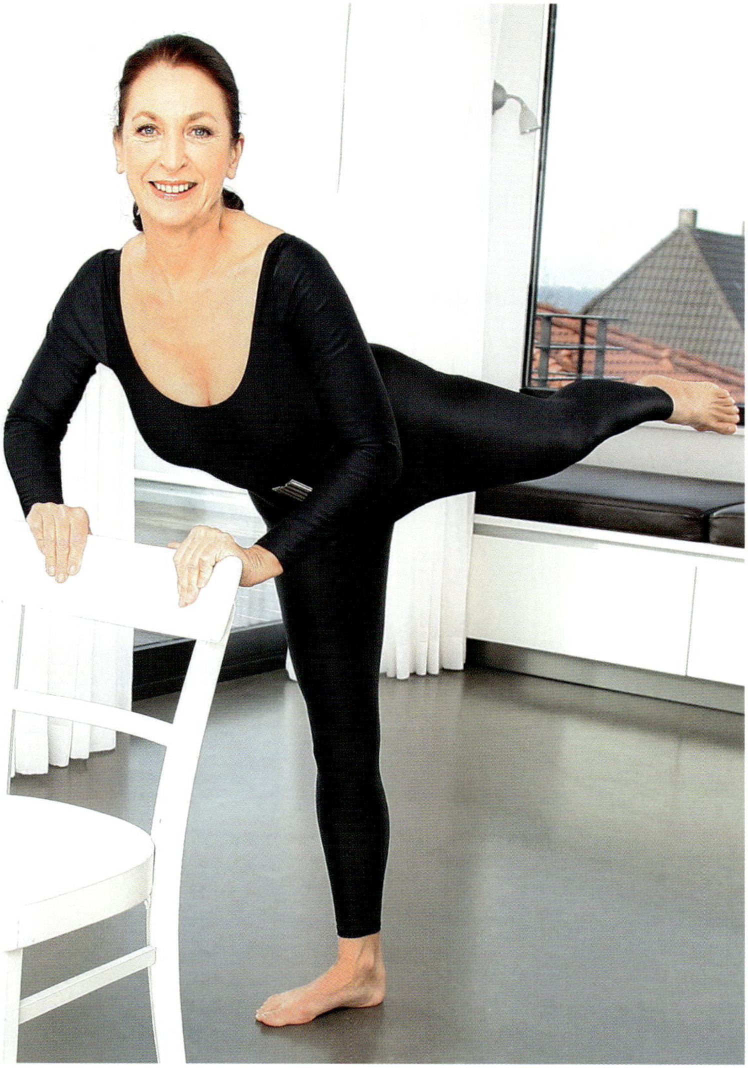

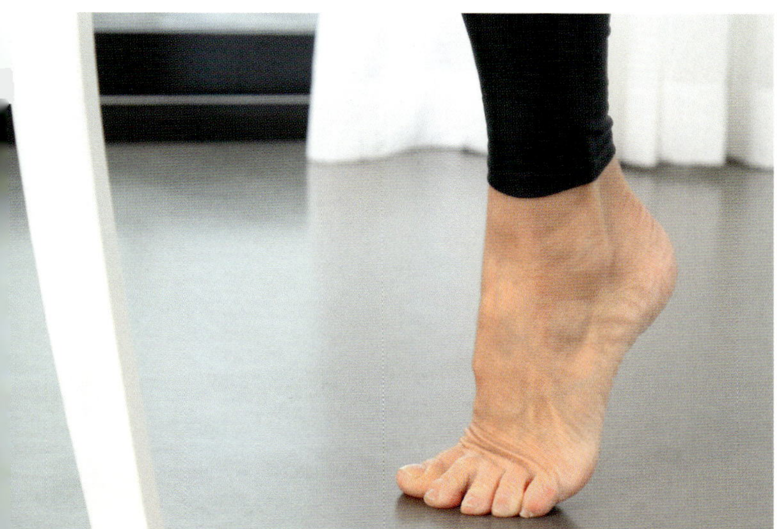

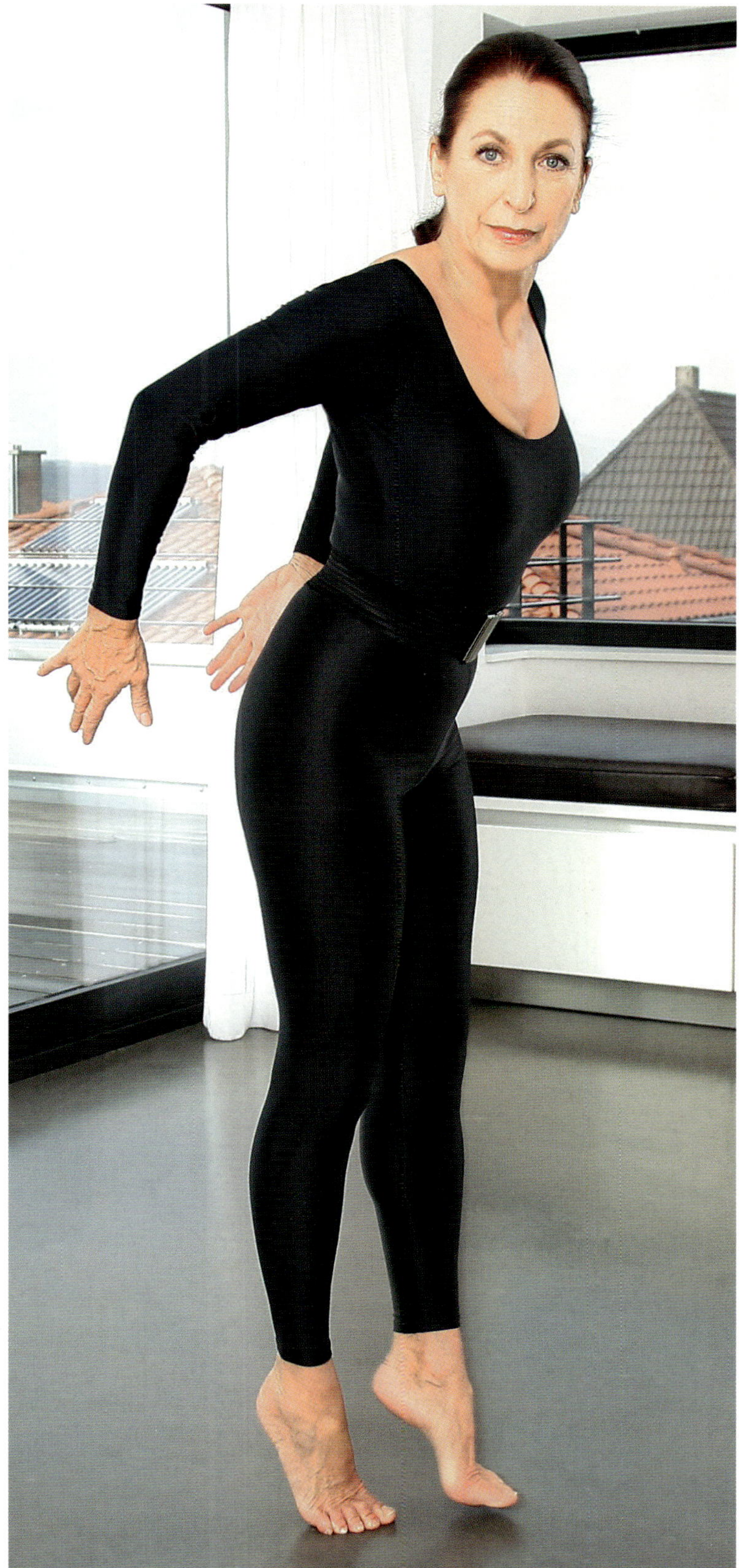

Feenflug zu den Wolken

- Für diese Übung benötigen Sie ein schönes, großes Tuch. Das kann eine Tischdecke aus einem schwingenden, leichten Material sein, ein Chiffonschal, ein Pareo oder zur Not ein Handtuch.
- Wählen Sie eine beschwingte, fröhliche Musik aus, zu der Sie mit dem Tuch tanzen, auf Zehenspitzen und wie Sie wollen. Lassen Sie sich einfach ganz frei leiten in Ihrer Bewegung. Experimentieren Sie dabei mit dem Tuch. Wie können Sie es schwingen? Überlegen Sie, was alles mit dem Tuch machbar ist. Sie können zum Beispiel liegende Achten schwingen, dann auf und ab, nach rechts und nach links, spiralförmig, wellenförmig, schlängeln oder große Kreise ziehen. Lassen Sie Ihre Fantasie strömen.
- Je feiner das Tuch ist, desto schöner und beschwingter wird es sich durch die Luft bewegen. Beobachten Sie die Muster, die dabei wie von ganz alleine entstehen. Schwingende Tücher sind etwas sehr Weibliches.
- Führen Sie die Übung aus, so lange Sie Freude daran haben, und wiederholen Sie sie mindestens einmal in der Woche oder wenn Sie sich beschwingt und leicht fühlen wollen.

Wirkung

- Energetisiert den gesamten Körper
- Aktiviert alle Muskeln auf sanfte Weise
- Stärkt die Rückenmuskeln, vor allem im Brustwirbelbereich
- Kräftigt die Armmuskeln
- Trainiert die Schultern
- Schult die Körperwahrnehmung
- Trainiert Koordination und Gleichgewicht
- Fördert die Kreativität und neue Denkprozesse

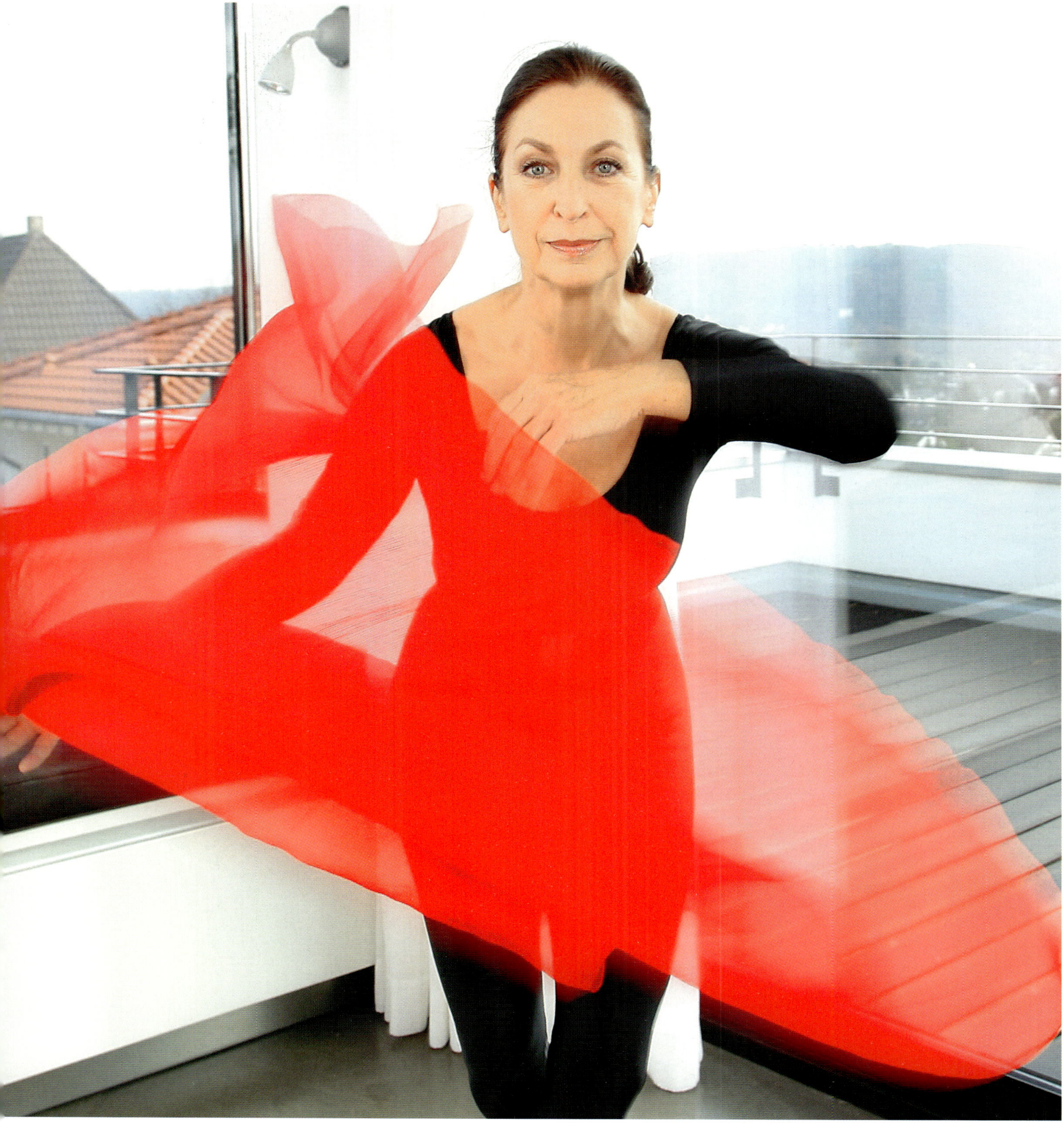

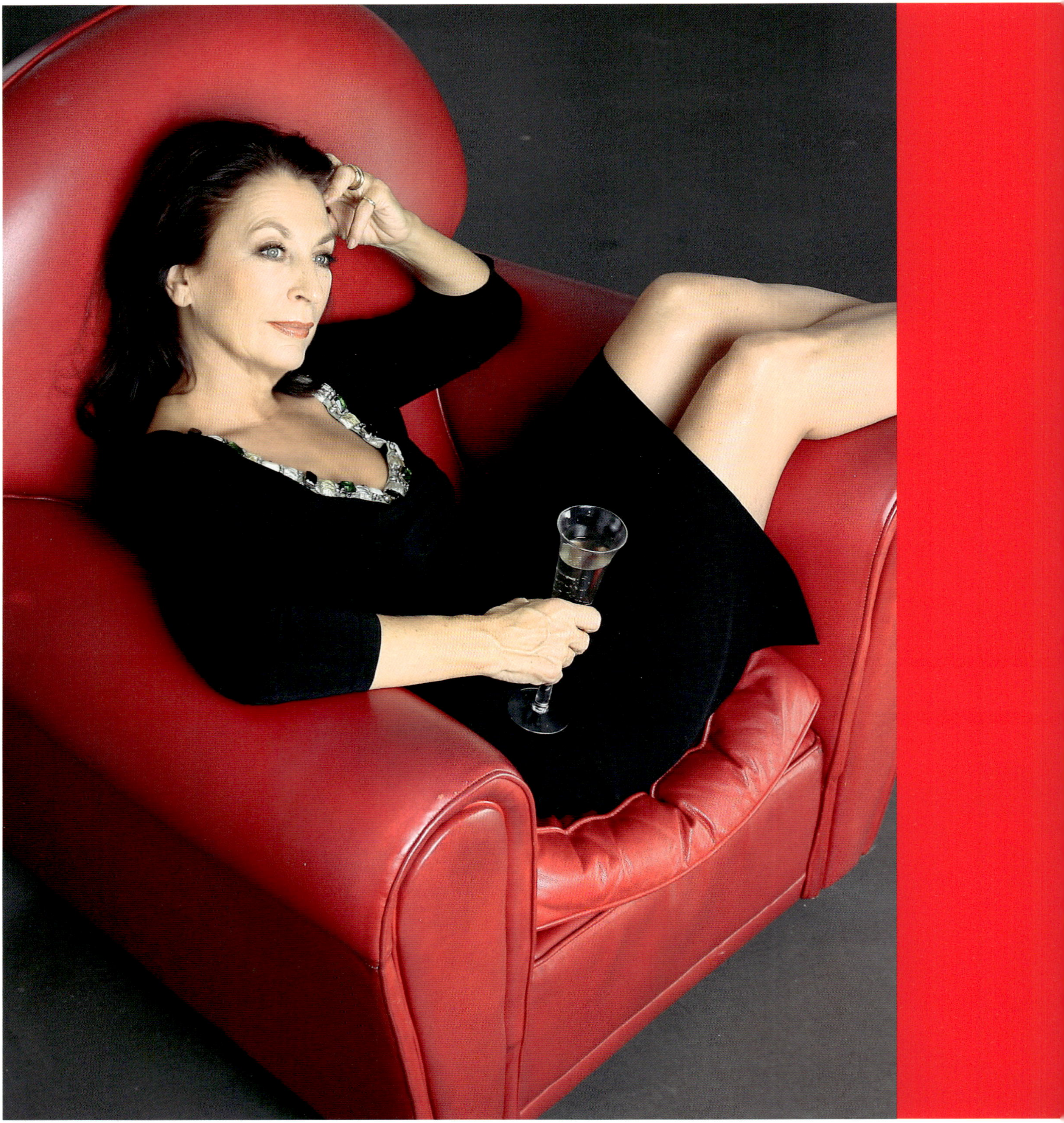

Übungen für die Begierde

Das Aphrodite-Training für die Begierde schenkt Ihnen Lust am Leben und am Genießen. Es führt ganz lebendig und sinnenfreudig zu mehr Spaß im Alltag. Genießen Sie das Leben! Genießen Sie es, eine Frau zu sein! Leben Sie Ihr Frausein und Ihre Weiblichkeit mit Leib und Seele, mit Hingabe und verführerischer Erotik zugleich. Überwinden Sie Hemmungen und spüren Sie die Wildheit Ihrer Weiblichkeit in sich. Erfüllen Sie sich Ihre Träume und leben Sie Ihre Begehren – leidenschaftlich und sinnlich. Das ist Lebensfreude und Lebenslust pur!

Rein ins Leben, voller Lebenslust und Neugierde

Wild sein, unersättlich sein, mehr vom Leben wollen, das Leben voll und ganz ausschöpfen – das muss kein Traum bleiben. Der Weg dorthin führt über das persönliche Wohlbefinden und die innere Freiheit, sich selbst das Leben zu erlauben, das man gerne führen möchte. Vorbehalte, Ängste und Selbstzweifel entstehen in Ihnen selbst und können nur von Ihnen selbst entdeckt und beseitigt werden.

Das Aphrodite-Training für die Begierde weist Ihnen den Weg zu einem neuen Selbstbild. Sie werden Ihre Sinnlichkeit neu entfachen und sich die Möglichkeit geben, erotische Augenblicke mit allen Sinnen zu erfassen. Körperliche Bedürfnisse, sich erotisch und sinnlich zu fühlen, und diese Gefühle alleine oder mit einem Partner zu erleben, stecken in jeder Frau. Das Weibliche an sich ist wie das Männliche auch von lustvollem Empfinden an der Sexualität gekennzeichnet. Körper, Geist und Seele möchten diese Lust mit allen Sinnen erfahren. Aus diesem Grund deckt das Aphrodite-Training für die Begierde auch verschiedene Themenbereiche ab.

Der Aphrodite-Dance bringt Schwung ins Leben, denn beim Waving, Floating, After Eight, Turn Around und Swimming gerät Ihr ganzer Körper in Bewegung. Am besten stellen Sie dazu fetzige, beschwingte Musik an und lassen sich dann fallen, geben sich ganz dem Rhythmus hin und werden zum fließenden Strom der Lebendigkeit. Dynamisch, kraftvoll und locker. Das ist Abspannen vom Alltag mit purem Wohlgefühl. Das „innere Feuer“ wird dabei genauso geweckt wie die Körperzellen belebt und mit Energie versorgt werden. Zudem fördert der Aphrodite-Dance die körperliche Geschmeidigkeit und Beweglichkeit, um sich fit und vital zu fühlen.

Übungen gegen Stress bauen Frust und Ärger ab. Sie wirken emotional befreiend, sodass Ihre lustvollen Empfindungen wieder frei fließen und Sie sich ganz entspannt und locker Ihren Begierden und Freuden hingeben können. Wer sich gestresst fühlt, also „unter Strom“ steht, ist körperlich und psychisch angespannt und empfindet nur selten Lebensfreude. Stress und Druck lassen sich am besten durch Bewegung abbauen und verarbeiten. Schaffen Sie beim Boxen, Kicken, Stampfen und Fauchen Entlastung, damit Sie wieder genügend Energie und Kapazität für Lebensfreude und Lebenslust haben.

Übungen für die Lebenslust. Nun geht es darum, Ihrer Kreativität freien Lauf zu lassen. Dies hilft Ihnen, auf spielerische Art und Weise Hemmungen und Ängste zu überwinden. Sie schlüpfen dabei in verschiedene Tierrollen und ahmen „tierische" Bewegungen nach. Lassen Sie sich dabei von Ihrer Vorstellungskraft und Fantasie leiten. Alles ist hier richtig! Es gibt keine „falschen" oder „unpassenden" Bewegungen. Deshalb macht dieser Übungsteil auch so viel Spaß. Er weckt das Kind im Menschen und hilft, sich aus körperlichen und geistigen Erstarrungen zu lösen, die oftmals eine Barriere zum lustvollen Empfinden und Begehren bilden.

Das Beckenbodentraining geht voll und ganz auf Sinnlichkeit, Erotik und Sexualität ein. Ein kraftvoller Beckenboden kann Ihnen lustvolle Empfindungen bereiten und auch die Lust auf ein erfülltes sexuelles Empfinden wieder entfachen. Aber regelmäßiges Training, am besten täglich, macht Sie auch körperlich stark. Ein stabiler, gesunder Beckenboden mit einem starken Muskeltonus ist die stützende Kraft der Weiblichkeit. Sie beugen so nicht nur Beschwerden vor, sondern schulen und intensivieren das individuelle Körperempfinden und lernen „die Pforte der Lust" besser kennen. Das Beckenbodentraining ist vor allem in reiferen Jahren überaus wichtig. Es stellt pure Weiblichkeit dar und sensibilisiert für die Sinnesfreuden und sinnliche Lebenslust.

Übungen für die Weiblichkeit. Einige der Bewegungen erinnern an den orientalischen Tanz. Das Ziel dabei ist, sich als Frau voll und ganz wohl zu fühlen, sich geschmeidig zu halten und die eigene Weiblichkeit zu zelebrieren. Die sanften, anmutigen und weichen Beckenbewegungen tragen nicht nur dazu bei, hormonelle Schwankungen – wie sie vor allem vor und während der Wechseljahre auftreten – auszugleichen, sondern sie gelten zudem als erotisierend. Das Training hilft, die weibliche Lust neu zu entfachen und sie dem Partner gegenüber mit Raffinesse und Geschicklichkeit ins Liebesspiel einfließen zu lassen, ihn zu verführen und zu bezaubern. Oder einfach nur, sich selbst Gutes zu tun und das Selbstbewusstsein zu stärken. Wenn Sie möchten, wickeln Sie sich einen großen Schal, ein Hüfttuch oder einen Pareo um die Hüften.

Das Leben zu genießen und voller Lebenslust und Neugierde zu sein, ist Ziel der Aphrodite-Übungen für die Begierde. Geschmeidige sowie schwungvolle Bewegungen, die für gute Laune sorgen, Ihre Begeisterungsfähigkeit, Ihre Experimentierfreude und Ihre Sinnlichkeit wecken, fördern Ihr körperliches Empfinden und mobilisieren Ihre Lebensgeister. Erleben Sie das herrliche Gefühl, wie schön es ist, auf dieser Welt zu sein!

Waving

- Sie stehen aufrecht auf dem Boden, die Beine sind hüftbreit geöffnet. Strecken Sie die Arme nach oben über den Kopf und erheben Sie sich dabei auf die Zehenspitzen.
- Stellen Sie sich vor, eine riesige Meereswelle zu sein. Ihr ganzer Körper stellt diese Welle dar. Sie wogen an und brechen sich schäumend am Strand, immer und immer wieder im selben Rhythmus. Atmen Sie nun laut und kräftig auf „Haaa!" aus. Lassen Sie dabei die Arme fallen und geben Sie in den Knien nach. Ihr ganzer Körper schwingt mit nach unten. Die Arme pendeln kurz aus.
- Richten Sie sich nun wieder auf, heben Sie die Arme nach oben über den Kopf und gehen Sie auf Zehenspitzen. Beim nächsten „Haaa!" lassen Sie die Arme samt nachwippendem Körper erneut nach unten fallen. Wichtig ist dabei, dass Sie alle Bewegungen fließend und rhythmisch ausführen. Wiederholen Sie das Ganze, bis sechs Wellen absolviert sind.
- Danach ändern Sie den Bewegungsablauf – schöpfen Sie nun in Gedanken Wasser. Gehen Sie dazu in die Knie. Die Handflächen zeigen zu Ihnen. Führen Sie die Hände zunächst vom Körper weg nach vorne und dann weiter nach oben über den Kopf, bis Sie gestreckt sind. Während Sie die Arme hochnehmen, richten Sie gleichzeitig Ihren Körper auf und erheben sich auf Zehenspitzen. Dann sinken Sie wieder in die Knie und lassen die gebeugten Arme nach unten gleiten. Nach sechs Mal „Wasserschöpfen" machen Sie Schluss.
- Wiederholen Sie die Übung, so oft Sie einen Energieschub benötigen.

Achtung! Bei Bluthochdruck sollten Sie diese Übung wegen der starken Erwärmung nicht anwenden. Starke körperliche Wärme kann den Blutdruck zusätzlich in die Höhe treiben. Bei akuten Kopfschmerzen oder während einer Migräneattacke darf die Übung ebenso nicht ausgeführt werden.

Wirkung

- Aktiviert den Zellstoffwechsel
- Trainiert das Herz-Kreislauf-System
- Hilft beim Fettabbau
- Macht Lust und Laune und schafft Energie
- Wirkt erwärmend gegen Frösteln und Kälte
- Bereitet die innere Hitze für ein Stelldichein vor
- Baut Stress ab
- Unterstützt die Kreativität und Denkprozesse
- Lindert depressive Verstimmungen

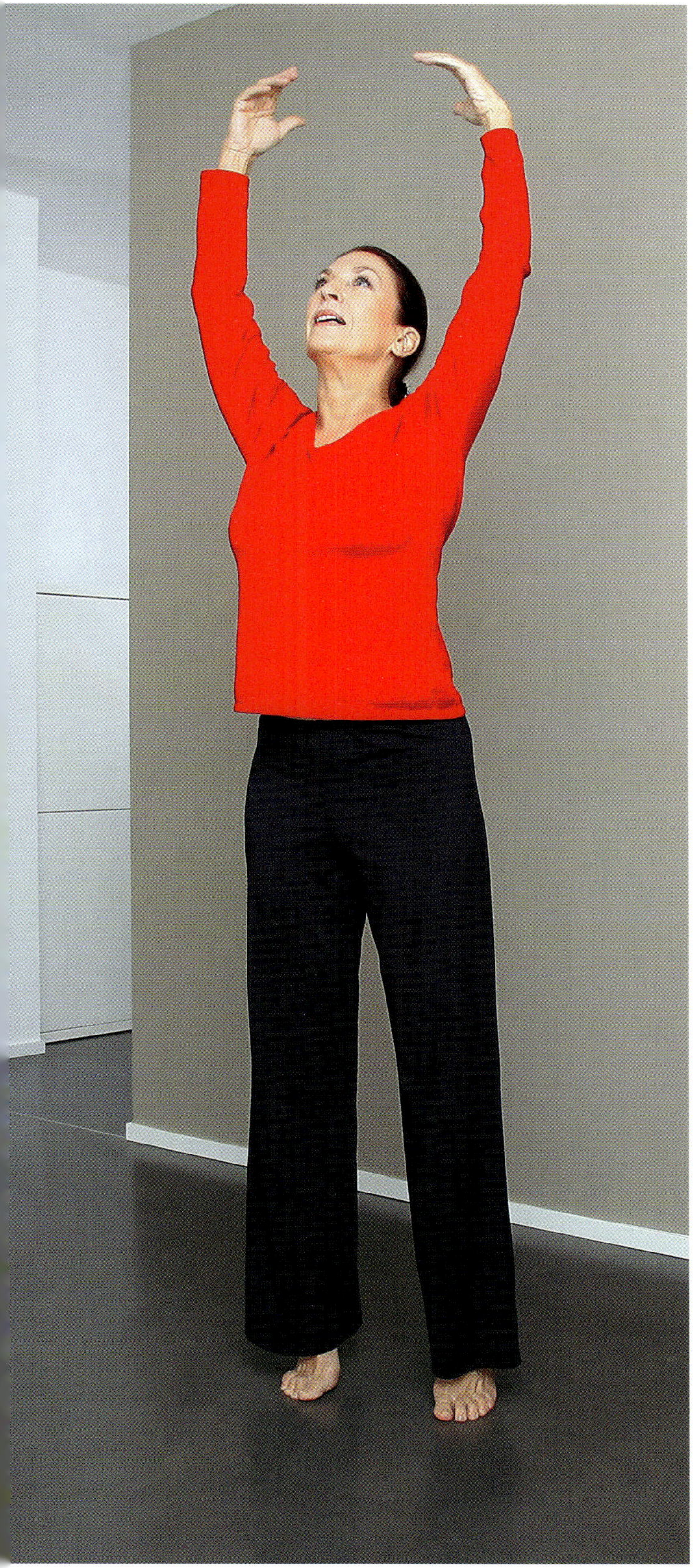
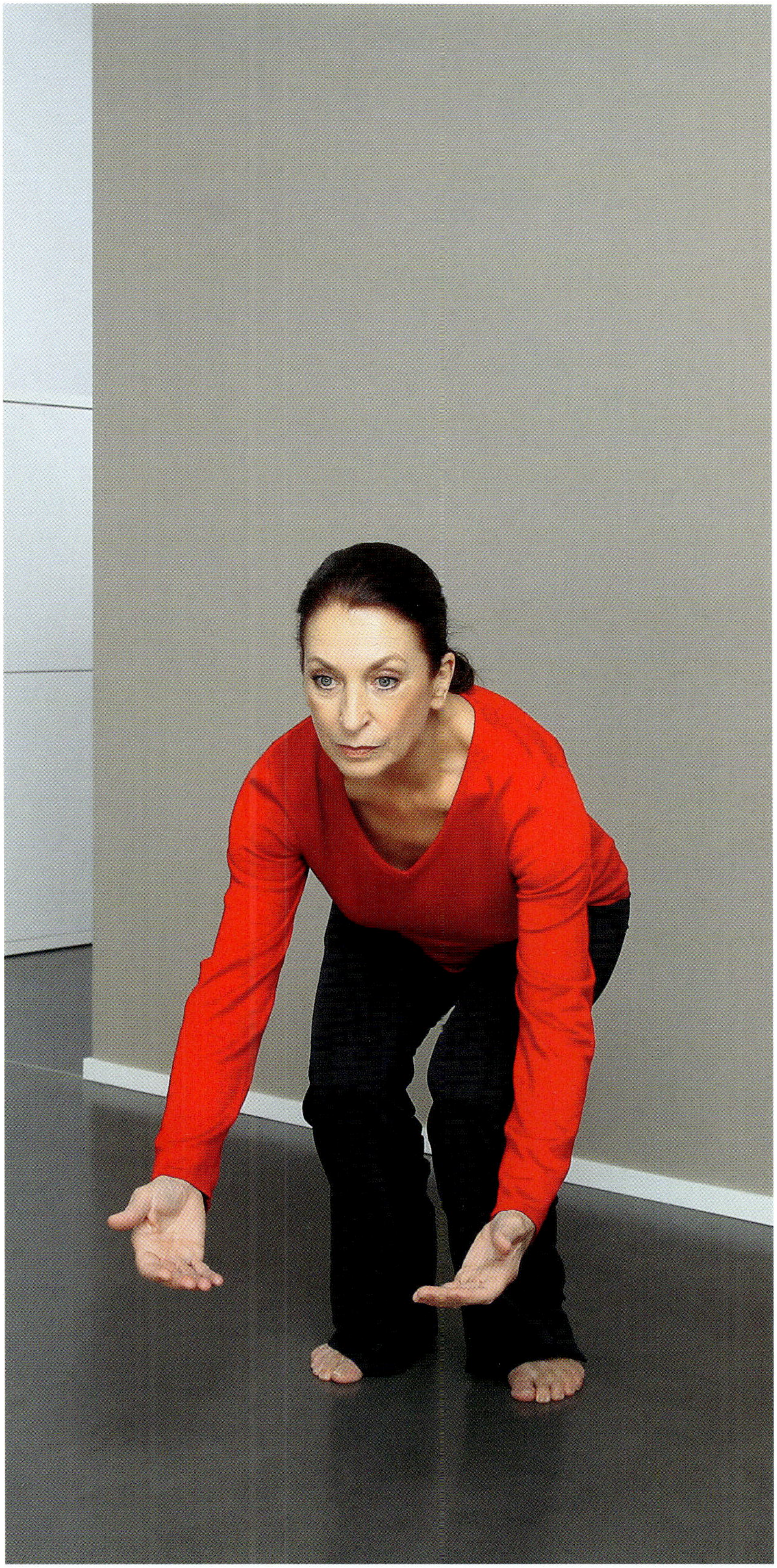

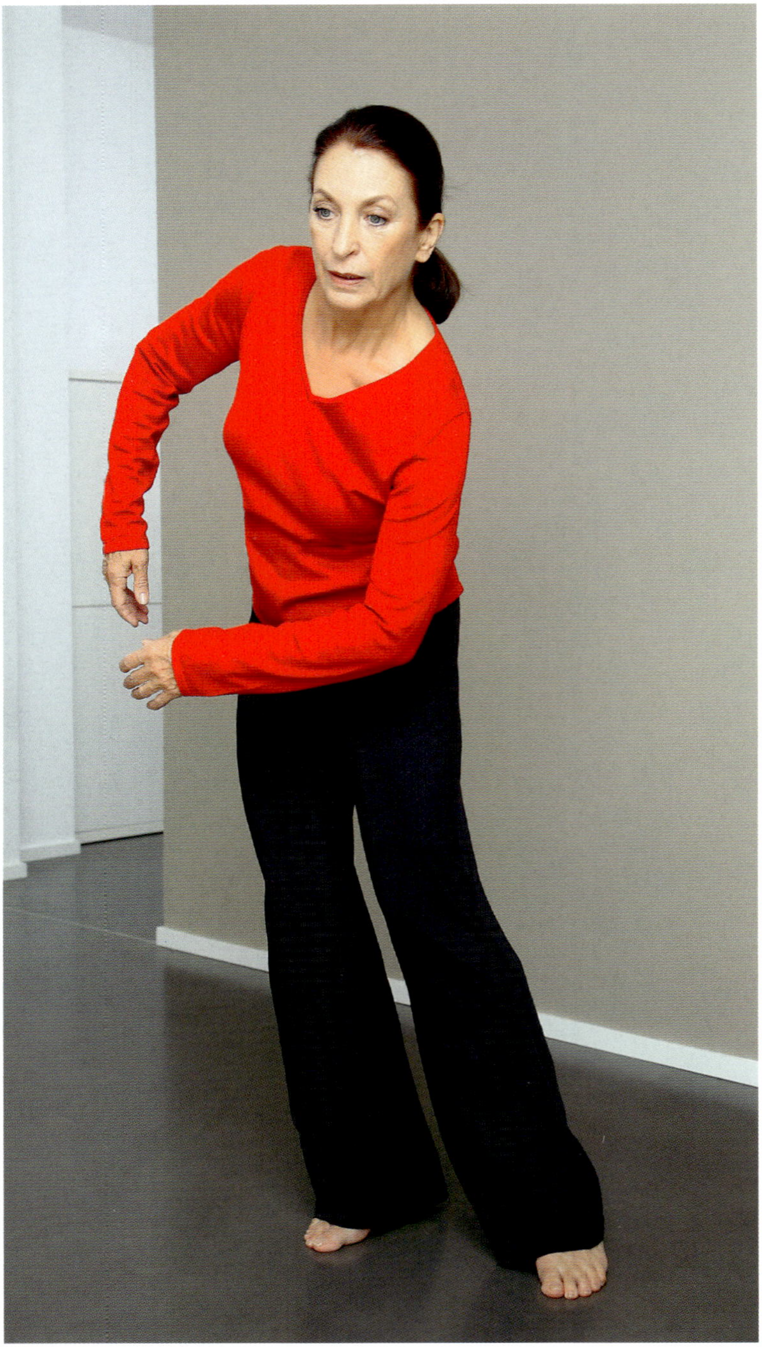

Floating

- Machen Sie zuerst Musik an, die Ihnen gefällt. Dann stellen Sie sich mit beiden Fußsohlen fest auf den Boden, Ihre Wirbelsäule ist aufrecht, die Beine sind hüftbreit geöffnet. Die Arme hängen locker herab.
- Beginnen Sie nun aus der Wirbelsäule heraus, mit dem gesamten Körper schlängelnde Bewegungen auszuführen. Bewegen Sie sich ganz geschmeidig von rechts nach links und wieder zurück. Immer weiter hin und her. Den Bewegungsimpuls gibt die Wirbelsäule. Denken Sie an einen Fluss, der sich durch die Landschaft schlängelt. Ihre Arme schlängeln automatisch mit. So befindet sich Ihr Körper in einem fließenden seitlichen Hin und Her.
- Führen Sie dieses Schlängeln seitwärts mindestens eine Minute lang aus. Versuchen Sie dabei, Ihren Körper immer freier und ungezwungener zu bewegen, ekstatisch und hemmungslos. Lassen Sie sich von der Musik und dem Rhythmus führen. Alles fließt ganz frei und harmonisch, aber dennoch wild und leidenschaftlich.
- Wiederholen Sie die Übung immer dann, wenn Sie sich geschmeidig und elastisch fühlen wollen.

Wirkung

- Trainiert das Herz-Kreislauf-System
- Baut Verspannungen im Rücken und Nacken ab
- Hilft beim Fettabbau
- Fördert die Beweglichkeit der Wirbelsäule und der Gelenke
- Macht den Körper dehnbar und beweglich
- Fördert die Geschmeidigkeit
- Baut Stress ab
- Lindert depressive Verstimmungen
- Unterstützt die Kreativität

After Eight

- Sie stehen aufrecht mit leicht gegrätschten Beinen auf dem Boden. Die Arme nehmen Sie in Taillenhöhe gestreckt zur rechten Körperseite. Stellen Sie sich nun in Gedanken eine Acht vor. Die Acht ist das Zeichen für die Unendlichkeit und eine himmlisch schöne Bewegungsfolge für ein unendlich dynamisch fließendes Training.
- Beginnen Sie nun, mit den Armen zu schwingen, sodass sie eine liegende Acht vor dem Körper beschreiben. Bringen Sie dabei ebenfalls Schwung in Ihren Körper und lassen Sie ihn fließend von einer Seite zur anderen mitschwingen. Immer wieder hin und her, hin und her soll der Schwung Sie tragen.
- Achten Sie darauf, dass sich nicht nur die Arme bewegen, sondern der ganze Körper jeder Bewegung nachgibt. Die Übung darf nicht statisch ausgeführt werden. Eventuell heben Sie sogar bei jedem Schwung ein Bein leicht vom Boden ab, je nach Intensität der Bewegung. Sie können auch in die Knie gehen, wenn Ihr Schwung sehr groß ist.
- Führen Sie die Bewegung mindestens eine Minute lang.
- Wiederholen Sie die Übung, wenn Sie sich nach der Unendlichkeit der Lebensfreude sehnen.

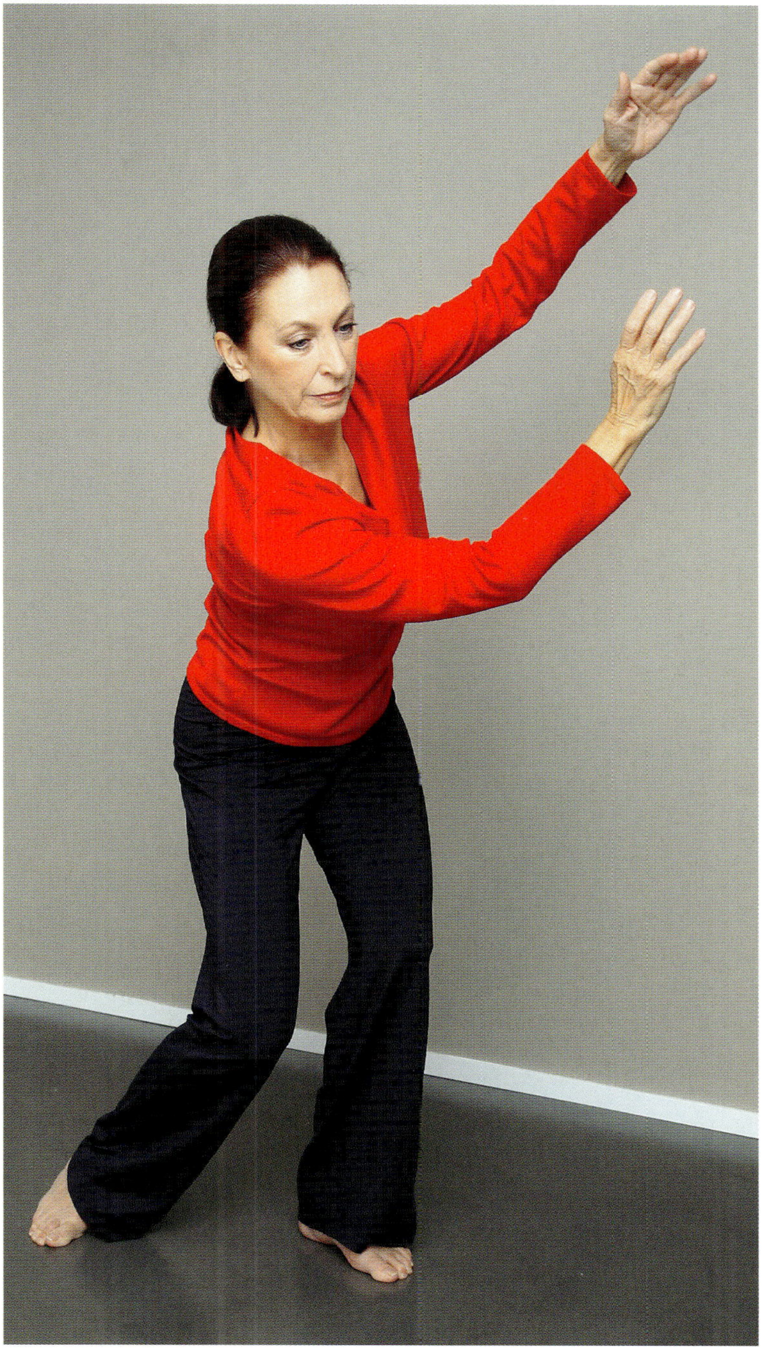

Wirkung

- Energetisiert den gesamten Körper
- Stärkt Herz und Kreislauf
- Hilft beim Fettabbau
- Lockert die Rückenmuskeln
- Baut Verspannungen ab
- Setzt Lebenslust und Lebensfreude frei
- Fördert die Kreativität und erhöht die Lernfähigkeit
- Wirkt depressiven Verstimmungen entgegen
- Baut Stress ab

Turn Around

- Stellen Sie sich aufrecht hin, die Beine sind hüftbreit geöffnet. Die Arme hängen locker seitlich des Körpers herab.
- Beginnen Sie nun, Ihren Oberkörper zu drehen. Mal rechts herum, sodass Sie sich über die rechte Schulter schauen können, dann wieder links herum, sodass Sie sich über die linke Schulter schauen. Führen Sie diese Drehbewegung mit viel Schwung und Elan aus. Die Arme „fliegen“ locker mit, kraftlos und leicht. Lassen Sie die Bewegung einfach geschehen. Beim Drehen können Sie ruhig jeweils einen Fuß leicht vom Boden abheben. Der Kopf wird ebenfalls sanft mitgedreht.
- Führen Sie diese Drehbewegung etwa eine Minute lang aus. Bringen Sie den ganzen Körper dabei in Schwung.
- Wiederholen Sie die Übung immer dann, wenn Sie sich kraftlos und eingeengt fühlen.

Wirkung

- Trainiert Herz und Kreislauf
- Aktiviert den Zellstoffwechsel
- Hält die Wirbelsäule beweglich
- Entlastet und entspannt die Rückenmuskeln
- Hält die Gelenke beweglich
- Hilft beim Fettabbau
- Aktiviert die Lebensgeister
- Stellt Energie und Kraft zur Verfügung
- Unterstützt die Kreativität

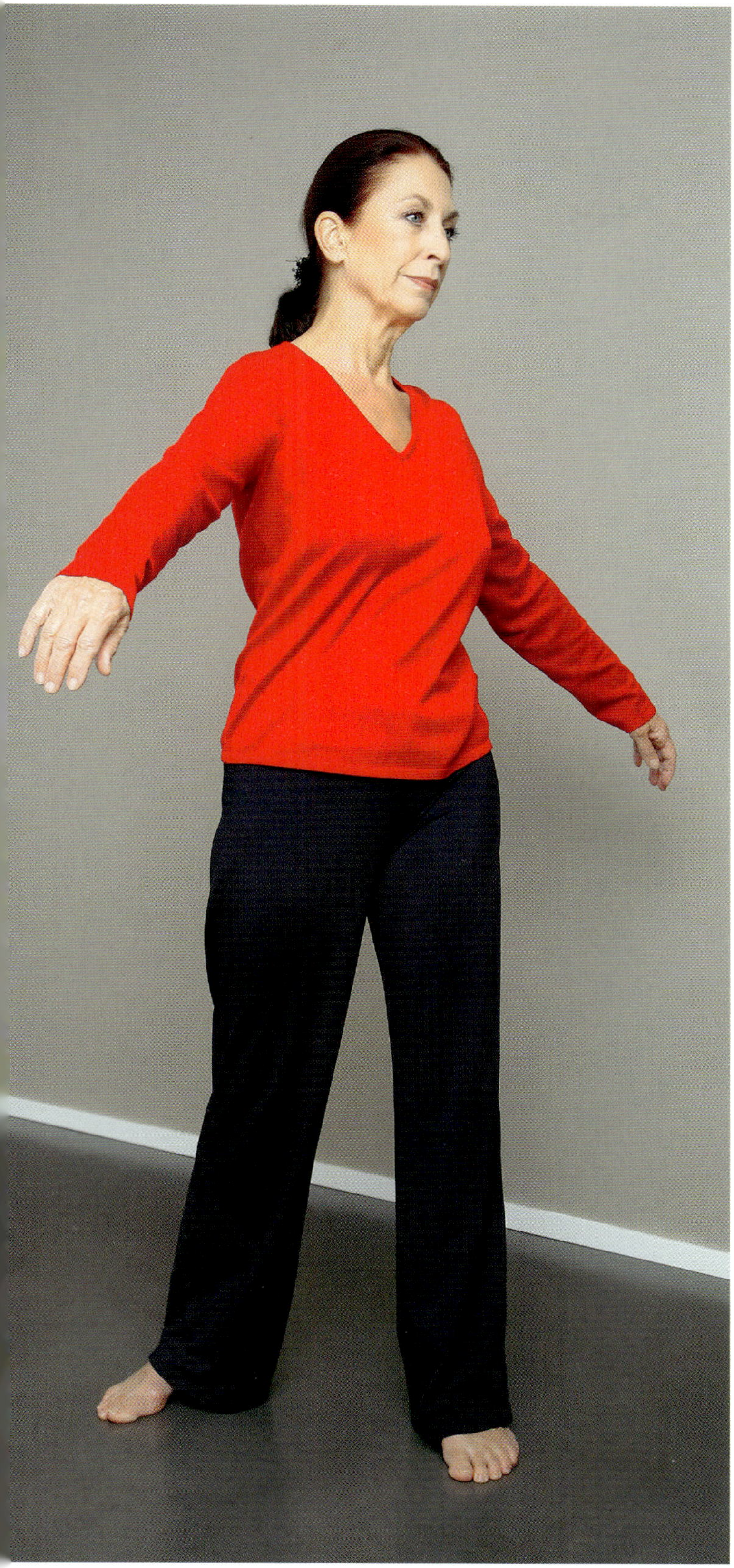
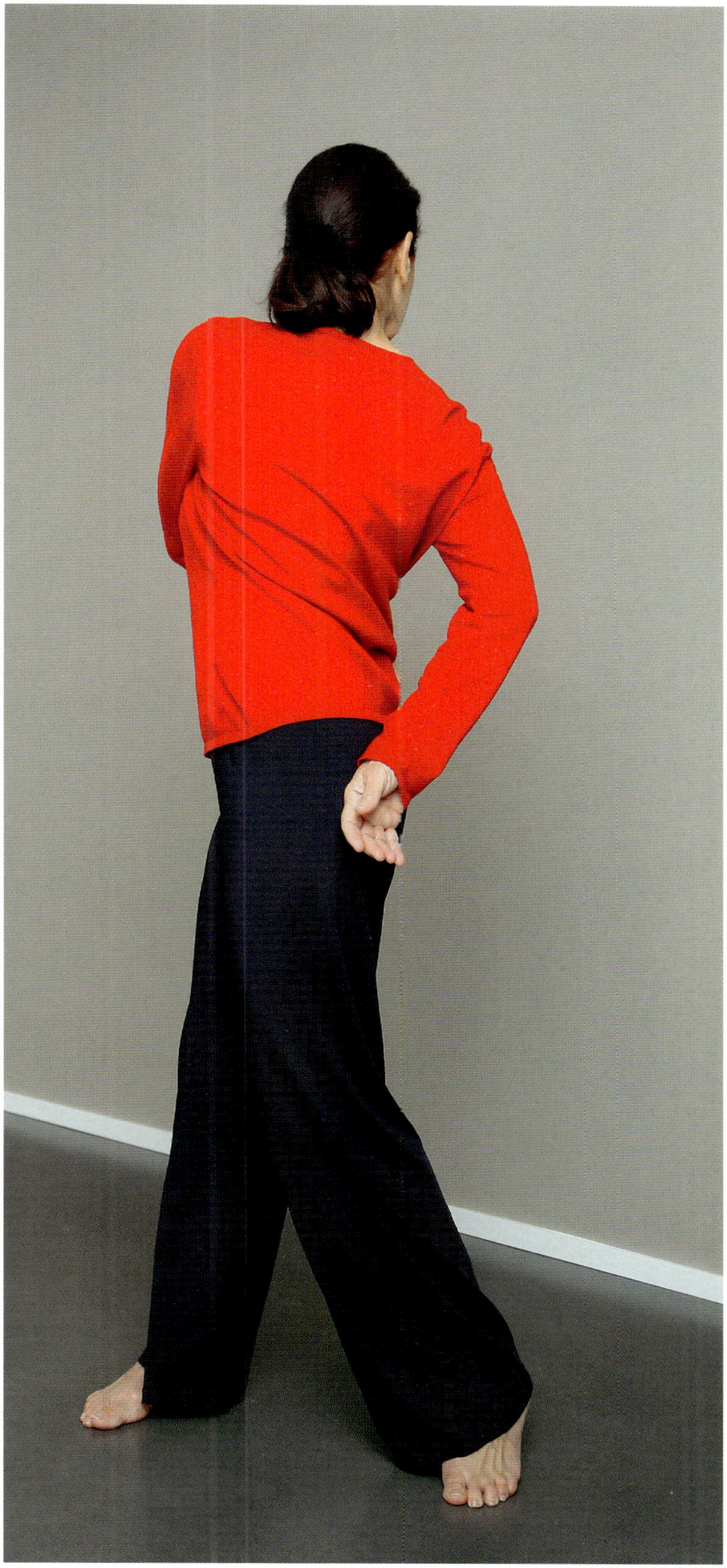

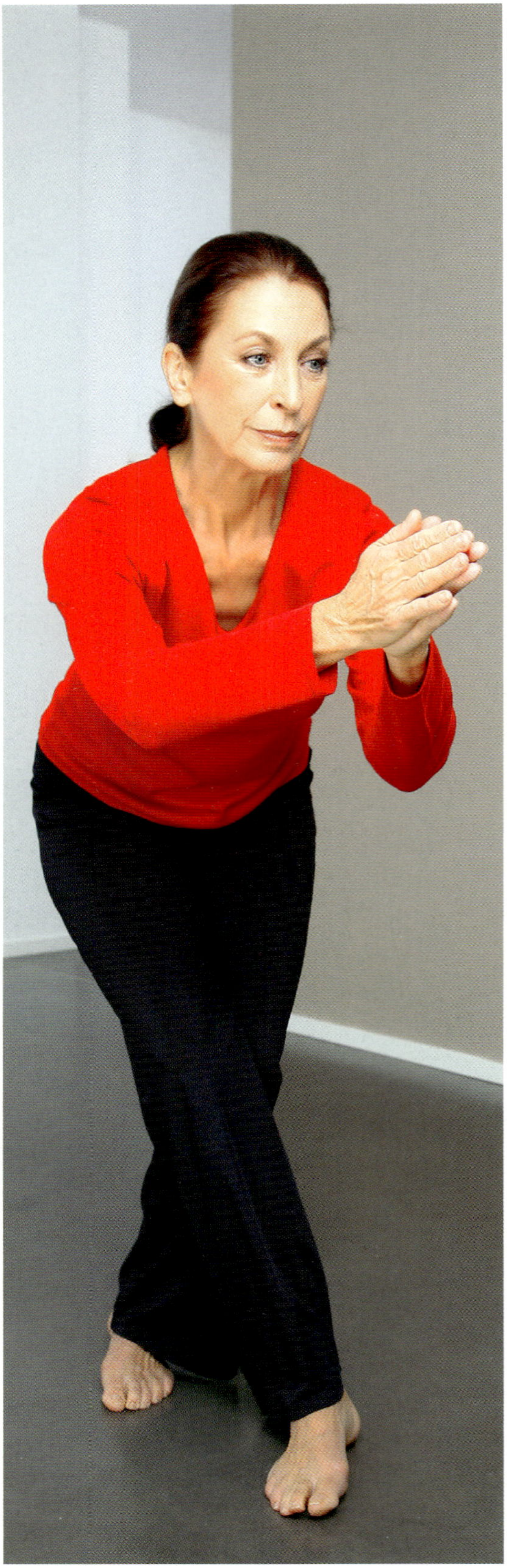

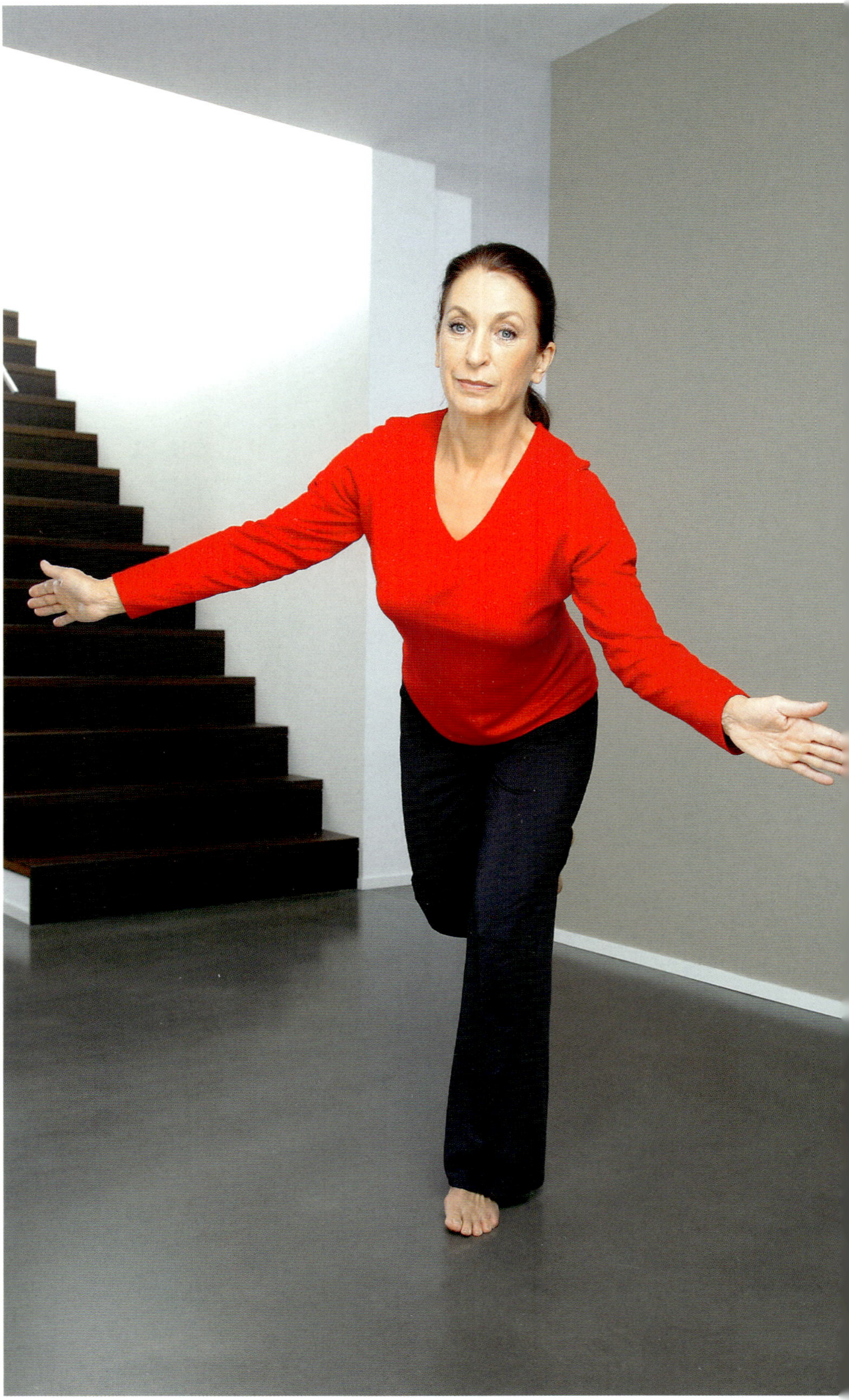

Swimming & Shaking

Zwei „Disziplinen“. Der erste Übungsteil beinhaltet zusätzlich zur aktiven Dynamik die Bewegung im Raum. Das heißt, Sie versuchen, den Wohnraum um sich herum auszufüllen und in Bewegung zu erfahren. Dieser Teil nennt sich Swimming. Beim Shaking geht es dann darum, alles Lästige auszuschütteln und Leib und Seele vom Alltag zu befreien.

- Setzen Sie sich in Bewegung und laufen Sie mit beschwingten Schritten durch den gesamten Raum. Vollführen Sie dabei Schwimmbewegungen – ganz rhythmisch und dynamisch fließend. Stellen Sie sich vor, Sie würden sich in einem Aquarium befinden und alles schwimmend erkunden. Schwimmen Sie nach oben, indem Sie sich auf die Zehenspitzen stellen, dann nach unten, indem Sie in die Knie oder die Hocke gehen. Bewegen Sie sich seitwärts und in alle Richtungen.
- Nach etwa einer Minute suchen Sie sich einen guten Platz und beginnen, sich ganz leicht und locker auszuschütteln. Versuchen Sie dabei, den gesamten Körper in Schwung zu halten. Stellen Sie sich vor, Sie würden die Meereströpfchen abschütteln, um trocknen zu können. Das Schütteln sollte etwa 30 Sekunden dauern.
- Wiederholen Sie die gesamte Übung, wann immer Sie abspannen wollen und etwas Lebendigkeit in Ihrem Alltag benötigen.

Wirkung

- Trainiert Herz und Kreislauf
- Hilft beim Fettabbau
- Trainiert die Armmuskeln und lockert den gesamten Schulter-Nacken-Bereich
- Baut Stress ab
- Bringt Raumerfahrung – man lernt, sich Raum zu verschaffen, seinen Platz einzunehmen und „das Revier zu markieren“
- Lindert depressive Verstimmungen
- Schenkt die Erfahrung: Das steht mir zu. Ich nehme mir, was ich will. Ich erobere mir die Welt!
- Unterstützt die Kreativität

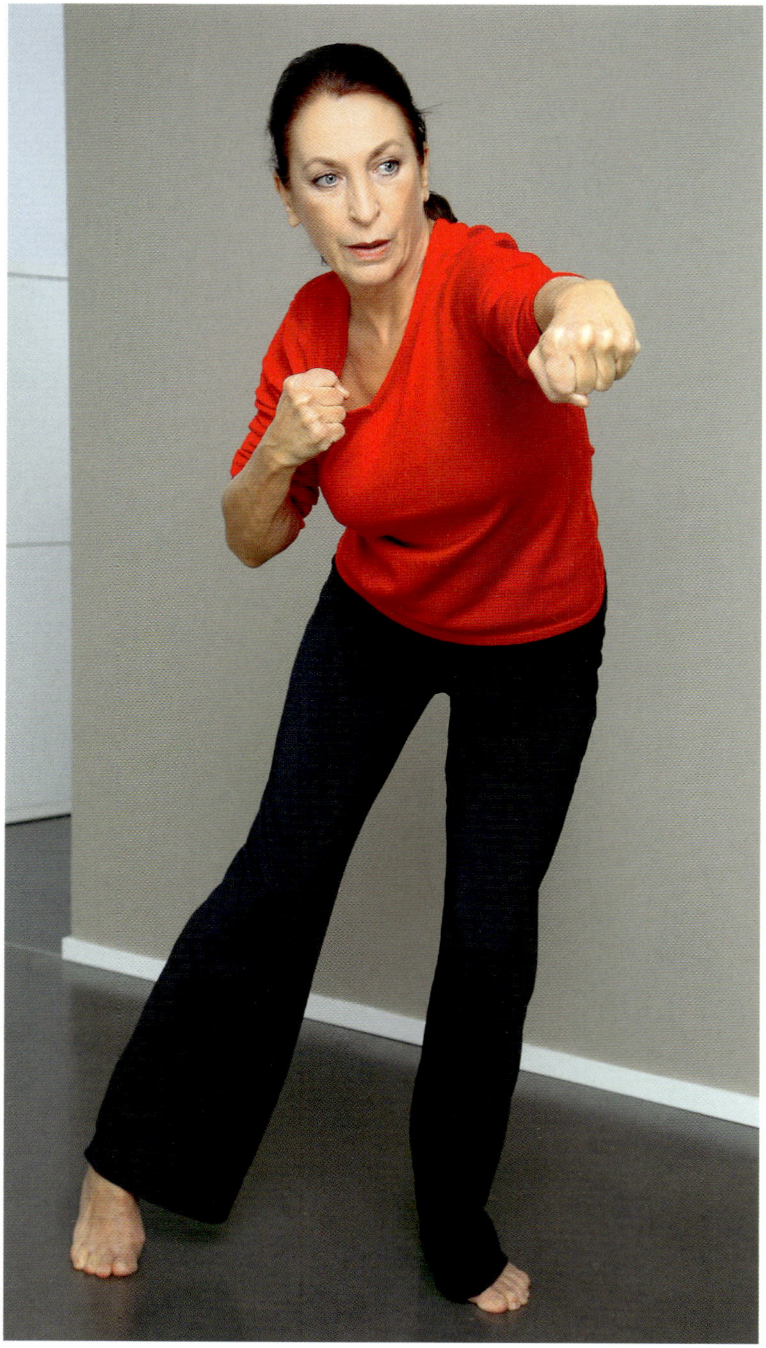

Boxen

- Stellen Sie sich aufrecht hin. Ballen Sie die Hände zu Fäusten und beginnen Sie aus dem Stand heraus, kräftig um sich zu boxen. Verziehen Sie dabei das Gesicht zu einer wilden und bösen Fratze. Lassen Sie Ihren gesamten Frust heraus, indem Sie in alle Richtungen mit Kraft und Einsatz boxen und dabei jedes Mal laut ausatmen. Sie müssen sich dazu nicht einmal von der Stelle bewegen. Das geht gut aus dem Stand heraus.
- Ist der Ärger groß und der Stresspegel hoch, dann macht es sogar Sinn, beim Boxen laut vor sich hin zu schimpfen. Verbalisieren Sie Ihren Frust und powern Sie sich ordentlich aus. Wer möchte, kann sich zudem vorstellen, wem frau jetzt eine „reinhauen" möchte.
- Boxen Sie so lange, bis es Ihnen besser geht. Während stressiger Situationen können Sie die Übung sogar vom Bürostuhl aus ausführen.

Wirkung

- Baut Stresshormone ab
- Aktiviert die Armmuskeln
- Schenkt seelische Befreiung und harmonisiert Emotionen
- Energetisiert den gesamten Körper
- Schenkt ein „wildes" Körpergefühl für schöne Stunden zu zweit

Kicken

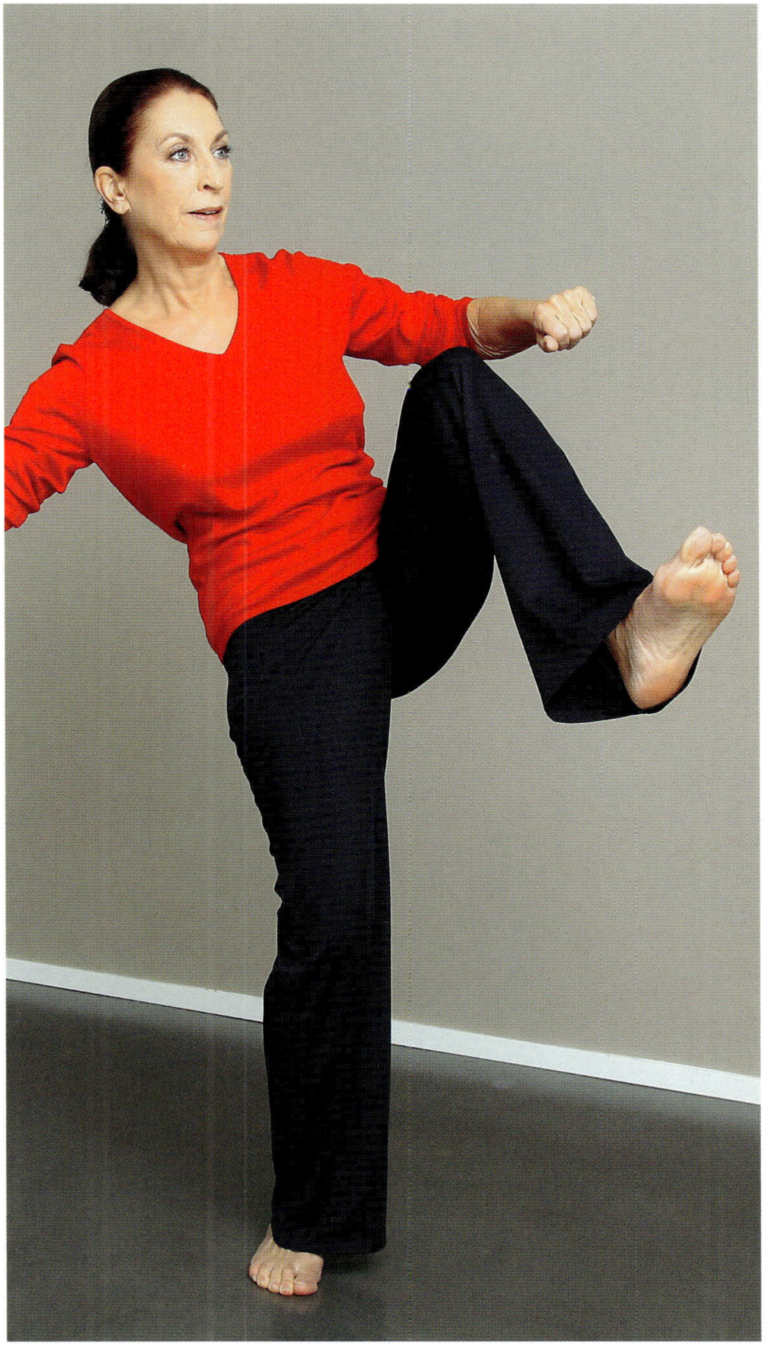

- Das Kicken führt noch ein wenig weiter als die Boxübung. Nun kommen nämlich die Beine zum Einsatz. Holen Sie wuchtig aus und verteilen Sie heftige Fußtritte in die Luft. Mit Power versteht sich!
- Wer will, kann zusätzlich noch boxen, dann kommt die gesamte Körperkraft zum Einsatz. Stellen Sie sich vor, Sie wollen dem Objekt Ihrer Wut so richtig eine „hinten reintreten"? Jetzt ist die Gelegenheit dazu, um Dampf abzulassen.
- Powern Sie sich richtig aus. Atmen Sie kräftig aus beim Kicken und lassen Sie Worte folgen, wenn nötig.
- Führen Sie die Kickübung so lange aus, bis Sie sich wohler fühlen und die aufgestaute Wut oder Ihr Frust einigermaßen verraucht sind.

Wirkung

- Energetisiert den ganzen Körper
- Kräftigt die Beinmuskeln
- Baut Stresshormone ab
- Baut Wut, Frust und Enttäuschung ab
- Befreit aus unguten Lebenssituationen
- Schenkt seelische Befreiung und harmonisiert Emotionen

Stampfen

- Stellen Sie sich breitbeinig hin und beginnen Sie, heftig, schnell und laut auf den Boden zu stampfen. Mit aller Kraft, sodass der ganze Körper zum Einsatz kommt. Die Arme nehmen Sie mit. Ballen Sie die Hände zu Fäusten und „marschieren“ Sie auf der Stelle mit viel Kraft und Frauenpower.
- Atmen Sie dabei kräftig aus und lassen Sie Frust und Wut verbal heraus, wenn Ihnen danach ist.
- Stampfen Sie so lange, bis Sie Ihren Ärger ganz an den Boden übergeben haben und sich geerdet fühlen.

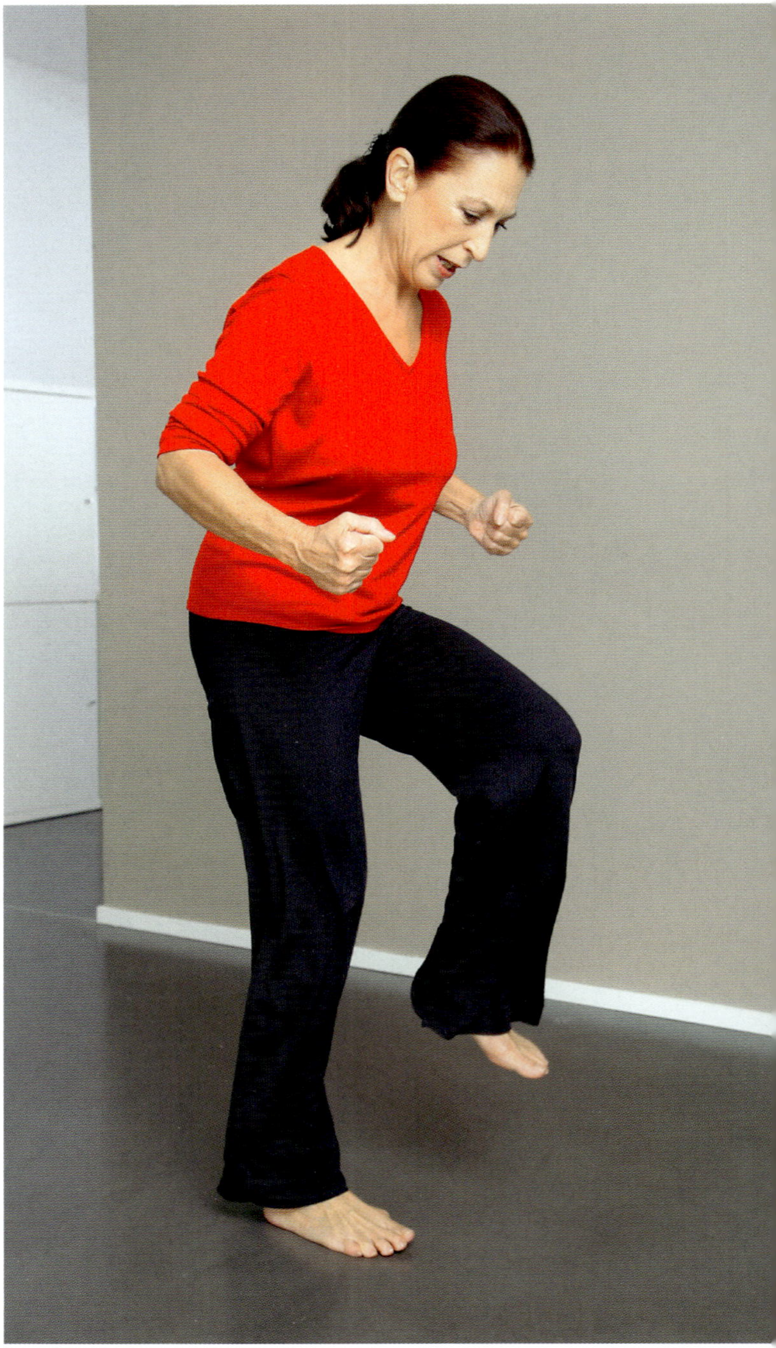

Wirkung

- Energetisiert den gesamten Körper
- Aktiviert und stärkt alle Muskeln
- Baut Stresshormone ab
- Schafft seelische Befreiung
- Harmonisiert Emotionen
- Man fühlt sich geerdet

Die fauchende Löwin

- Diese Übung führen Sie erst aus, wenn Sie sich beim Boxen, Kicken oder Stampfen bereits ausgepowert haben. Denn die fauchende Löwin rundet den Stressabbau ab und beendet die Übungssequenz.
- Stellen Sie sich aufrecht hin, die Beine sind hüftbreit geöffnet. Neigen Sie sich mit geradem Rücken leicht nach vorne und stützen Sie sich mit den Handflächen auf den Oberschenkeln ab.
- Holen Sie tief Luft. Strecken Sie beim Ausatmen weit die Zunge heraus und lassen Sie ein Fauchen hören, ein lautes „Bäähh!“ Dabei schließen Sie am besten die Augen und verziehen das Gesicht beinahe automatisch. Nun haben Sie den letzten Stress weggefaucht.
- Wenn Sie wollen, wiederholen Sie die Übung drei Mal hintereinander. Das festigt das Gefühl von Kraft und Frauenpower.

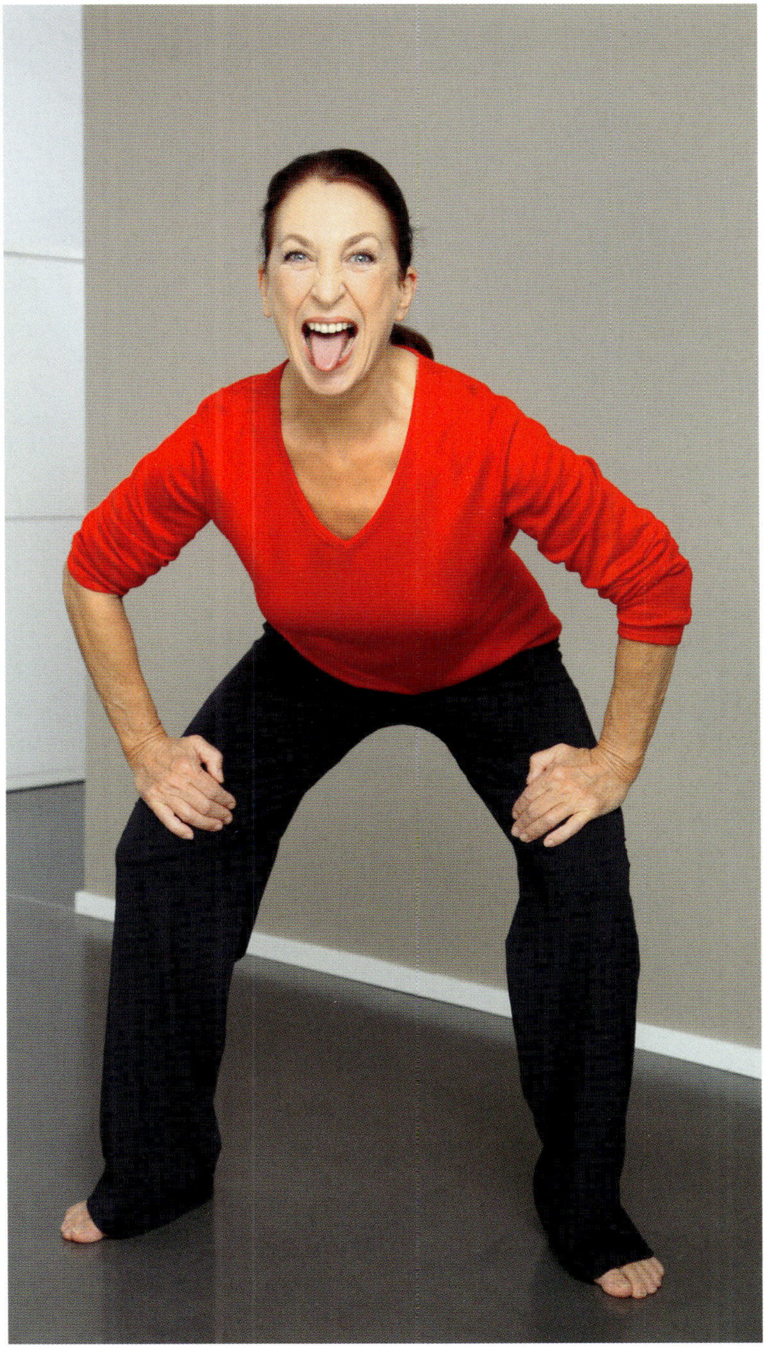

Wirkung

- Aktiviert die Gesichts- und Halsmuskulatur
- Entspannt körperlich und seelisch
- Löst belastende Emotionen
- Harmonisiert die Gefühle
- Schenkt Frauenpower und Löwinnenkräfte

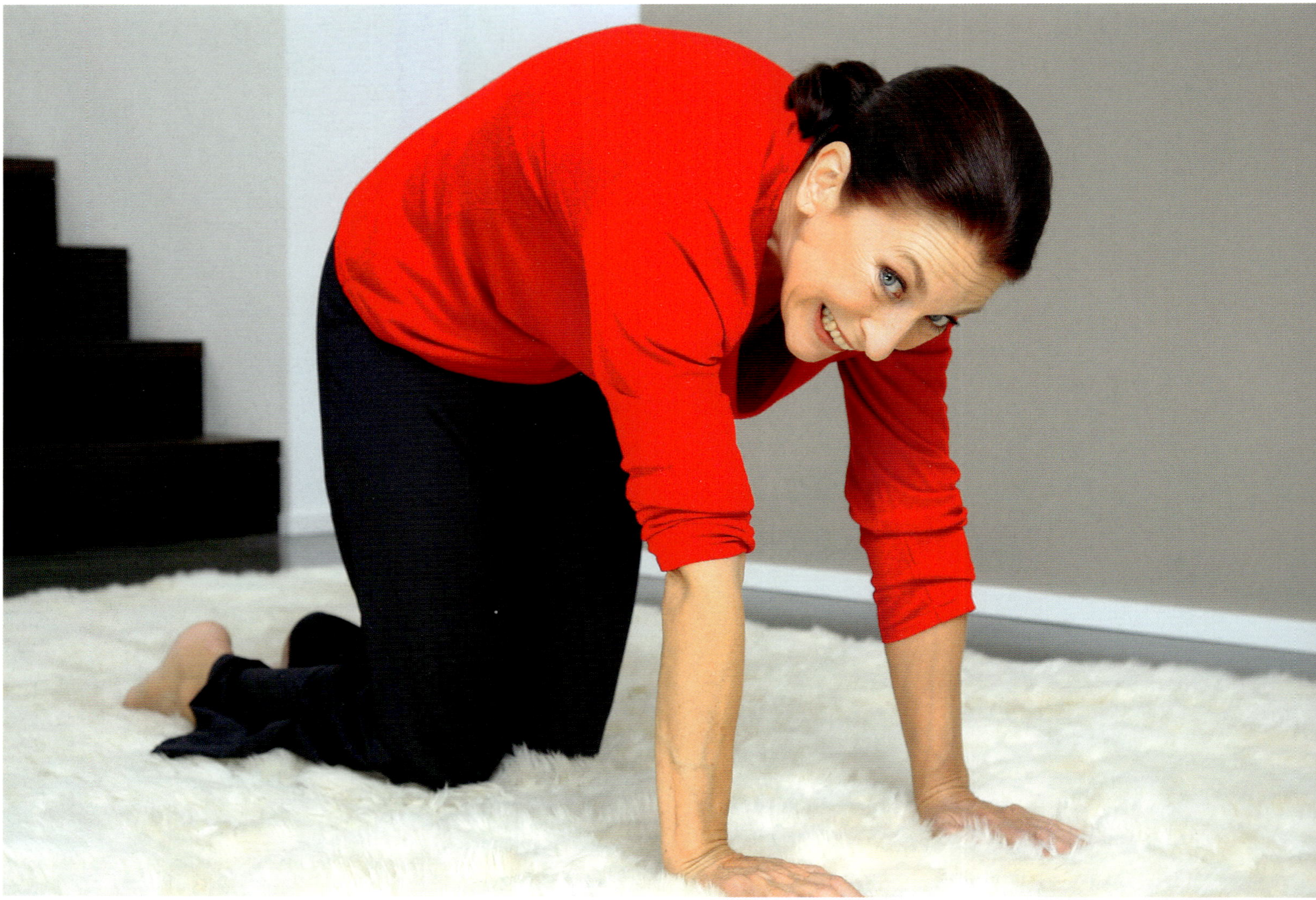

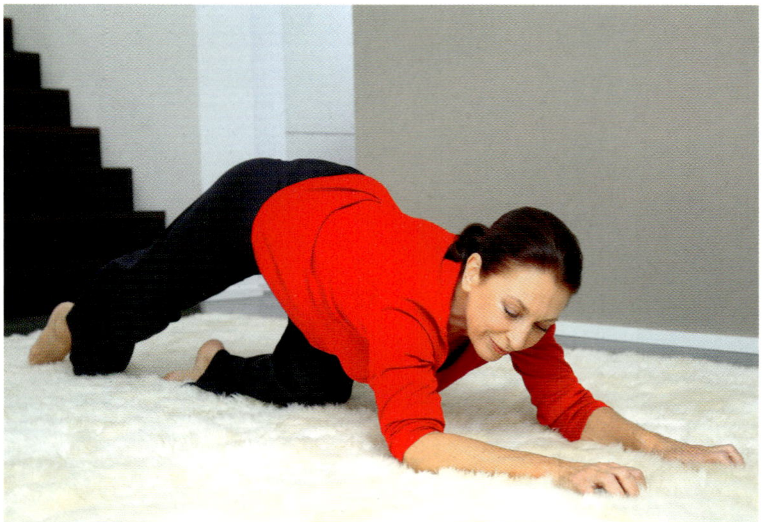

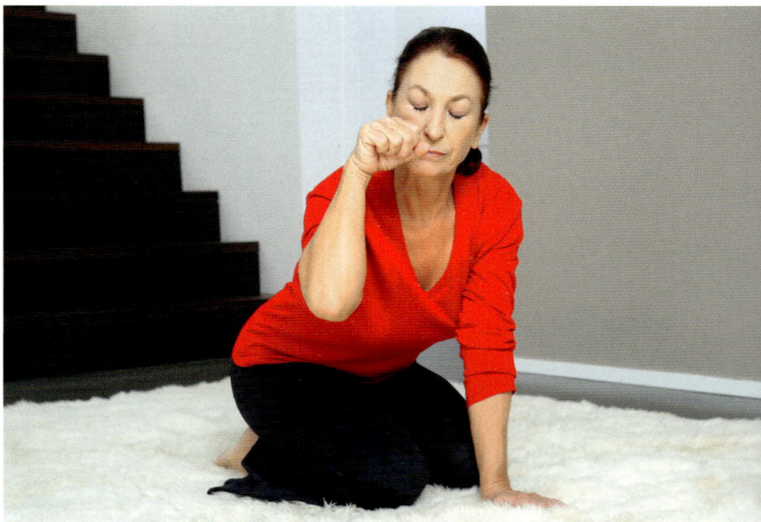

Die Katze

Schlüpfen Sie in eine Tierrolle. Die Tierübungen erwecken nicht nur Ihre Lebenslust aufs Neue, sondern wollen vor allem auch Ihre Kreativität in den Vordergrund stellen. Hier gibt es keine Vorgaben, kein Richtig und kein Falsch. Einzig Ihre Interpretation zählt. Überlegen Sie, welche Eigenschaften ein Tier hat und was für ein Bewegungsrepertoire es aufweist. Dann experimentieren Sie und ahmen seine Bewegungen nach. Trauen Sie sich. Keiner schaut zu. Bringen Sie nach Herzenslust das „Animalische" in sich zum Ausdruck. Denken Sie sich selber Tiere aus, die Sie gerne nachahmen möchten, Ihrer Fantasie sind keine Grenzen gesetzt. Probieren Sie alles aus, was Ihnen Freude bereitet.

- Los geht's mit der Katze! Begeben Sie sich dazu in den Vierfüßlerstand, also auf die Knie und Hände. Probieren Sie einen Katzenbuckel aus und machen Ihren Rücken ganz rund. Dann strecken Sie sich ganz weit nach vorne wie eine Katze, die sich dehnt.
- Schleichen Sie wie eine Katze. Bewegen Sie sich im Vierfüßlerstand mit sehr aktiven Schultern.
- Stellen Sie sich vor, wie die Katze vor einem Mauseloch in Lauerstellung geht. Oder wie sie zum Sprung ansetzt. Was fällt Ihnen noch ein? Vielleicht haben Sie ja eine Katze zu Hause und können sie beobachten.
- Bleiben Sie in der Katzenrolle, so lange Sie Spaß daran haben. Wiederholen Sie die Übung immer dann, wenn Sie sich die Freiheit, Geschmeidigkeit und Unabhängigkeit einer Katze wünschen.

Wirkung

- Energetisiert den gesamten Körper
- Dehnt und aktiviert die Gesamtmuskulatur
- Fördert die Kreativität
- Hilft, Hemmungen und Blockaden abzubauen
- Regt die Gedächtnisleistung und das Erinnerungsvermögen an
- Hat Anti-Aging-Effekt
- Sorgt für Lebensfreude und gute Laune

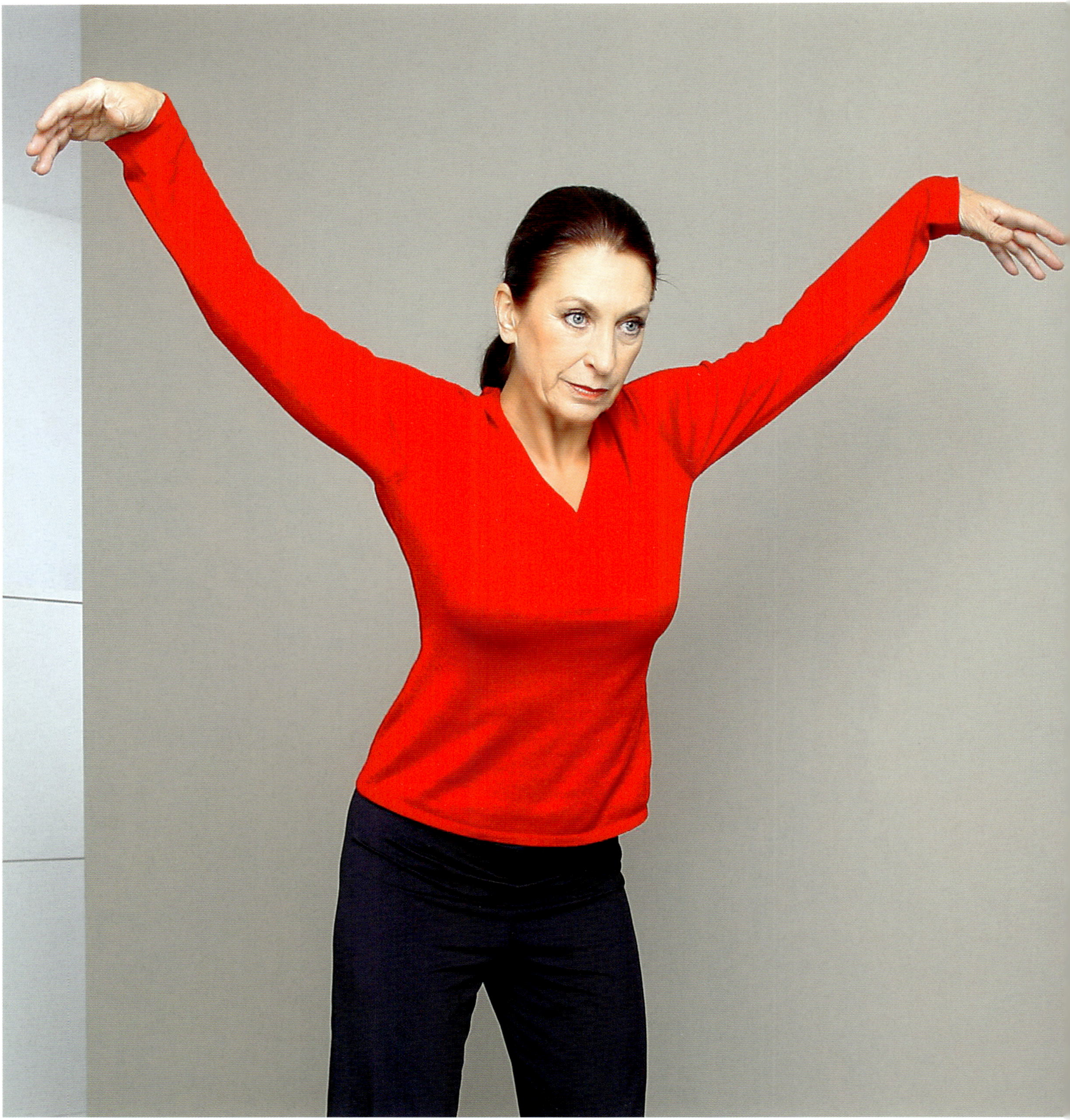

Der Adler

Kreativität fördern. Schlüpfen Sie doch mal in die Rolle eines Vogels: Stellen Sie sich vor, ein Adler zu sein. Überlegen Sie, welches seine typischen Eigenschaften sind und wie er fliegt. Werden Sie aktiv und machen Sie seine Bewegungen nach – ganz nach Ihren eigenen Vorstellungen. Lassen Sie Ihrer Fantasie freien Lauf. Sie entscheiden selbst, wie intensiv das Ganze verlaufen soll.

- Diese Übung können Sie im Stehen ausführen und dabei Ihren gesamten Wohnraum nutzen. Breiten Sie Ihre Arme wie Schwingen aus und gleiten Sie wie ein Adler durch die Lüfte. Bewegen Sie die Arme auf und ab und laufen Sie durch die Wohnung.
- Schießen Sie gezielt auf Ihre Beute zu und bringen Sie sie Ihren Jungen. Verfüttern Sie die Beute an die Jungen. Dazu müssen Sie den Kopf nach vorne bewegen.
- Was kann der Adler noch? Welche Bewegungen fallen Ihnen ein? Probieren Sie alles aus unter Einsatz Ihres gesamten Körpers – so lange Sie Spaß daran haben, ein Adler zu sein.
- Wiederholen Sie die Übung immer dann, wenn Sie die Weite des Himmels in sich spüren wollen und die Bereitschaft des Adlers, sich zu nehmen, was Sie möchten.

Wirkung

- Energetisiert den gesamten Körper
- Trainiert Herz und Kreislauf sanft
- Stärkt Rücken- und Armmuskeln
- Mobilisiert die Lebensgeister
- Hilft, Hemmungen und Schamgefühle zu überwinden
- Fördert die Kreativität, macht geistig wach und rege
- Sorgt für gute Laune und Lebensfreude
- Hat Anti-Aging-Effekt

Der Affe

Lebensfreude pur. Wer Lebenslust empfinden möchte, muss bereit sein für ein kleines Risiko. Er muss den Mut aufbringen, aus alten Mustern auszubrechen, und auch mal Ungewöhnliches zu probieren. Einfach mal Neues zu wagen und die Lust an der Spontaneität zurückgewinnen – das hält jung und macht gute Laune. Die Tierübungen helfen Ihnen dabei, auf spielerische Weise Körper, Geist und Seele ganz neu zu entdecken, und schenken Ihnen Esprit im Alltag. Öffnen Sie sich der Vielfalt an Möglichkeiten. Es wird Ihr Leben bereichern!

- Bestimmt haben Sie schon einmal einen Affen beobachtet! Seinen Gang gesehen, seine Gesichtsmimik betrachtet! Affen bewegen sich aufrecht und aus dem Vierfüßlerstand heraus. Probieren Sie beides aus.
- Wenn Affen sich freuen, lassen sie die Arme fallen und heben und senken im schnellen Wechsel die Schultern. Sie „juchzen“ affenartig. Auch das können sie imitieren. Sie spitzen die Lippen und verziehen das Gesicht. Experimentieren Sie ruhig ein bisschen herum.
- Kratzen Sie sich wie ein Affe und gebärden Sie sich wie einer. Was fällt Ihnen noch ein? Führen Sie die Tierübung aus, so lange es Ihnen Spaß macht.
- Schlüpfen Sie in die Rolle eines Affen, wann immer Sie das Gefühl haben, sich selbst nicht ganz ernst nehmen zu müssen, über sich selbst lachen zu können und dennoch ganz selbstbewusst zu sein.

Wirkung

- Energetisiert den gesamten Körper
- Regt den Zellstoffwechsel an
- Trainiert die Gesamtmuskulatur
- Bringt Leichtigkeit ins Leben
- Hilft, Gewohnheiten und Erstarrungen zu beseitigen
- Sorgt für mehr Lebensfreude
- Fördert das Spielerische und Unkonventionelle
- Unterstützt die Kreativität
- Fördert eine lebendige Sexualität und die Freude am Experimentieren
- Hat Anti-Aging- und Spaß-Effekt

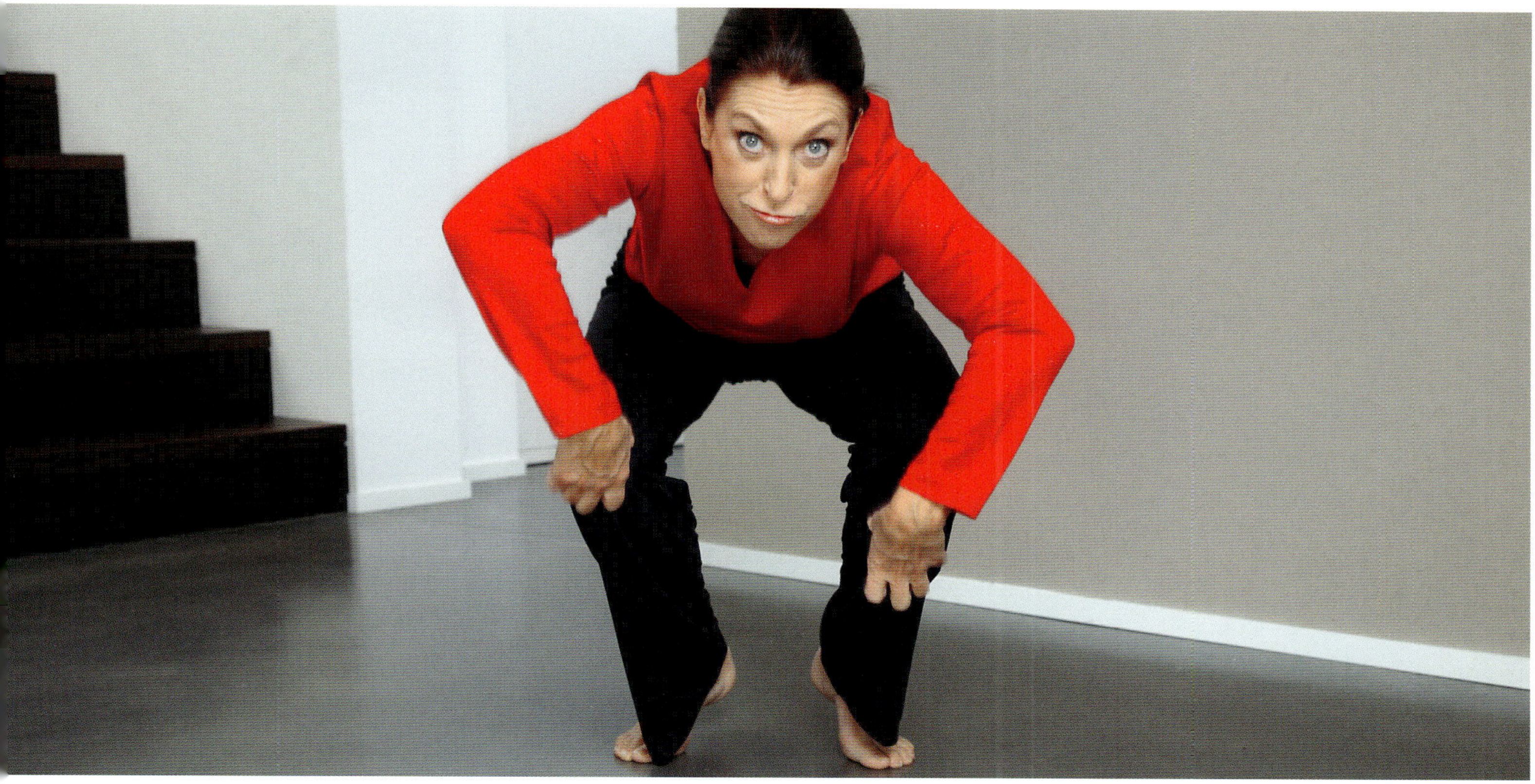

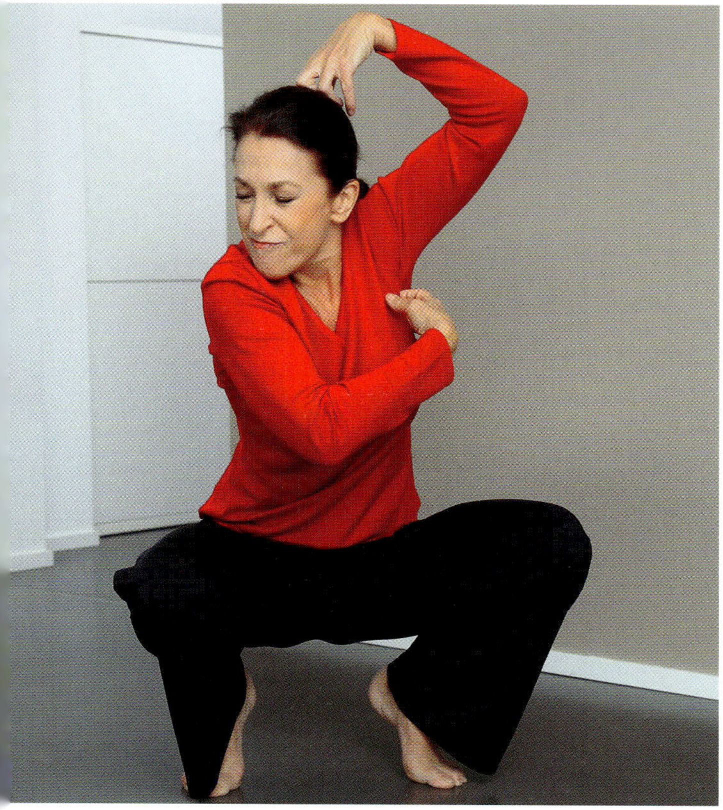

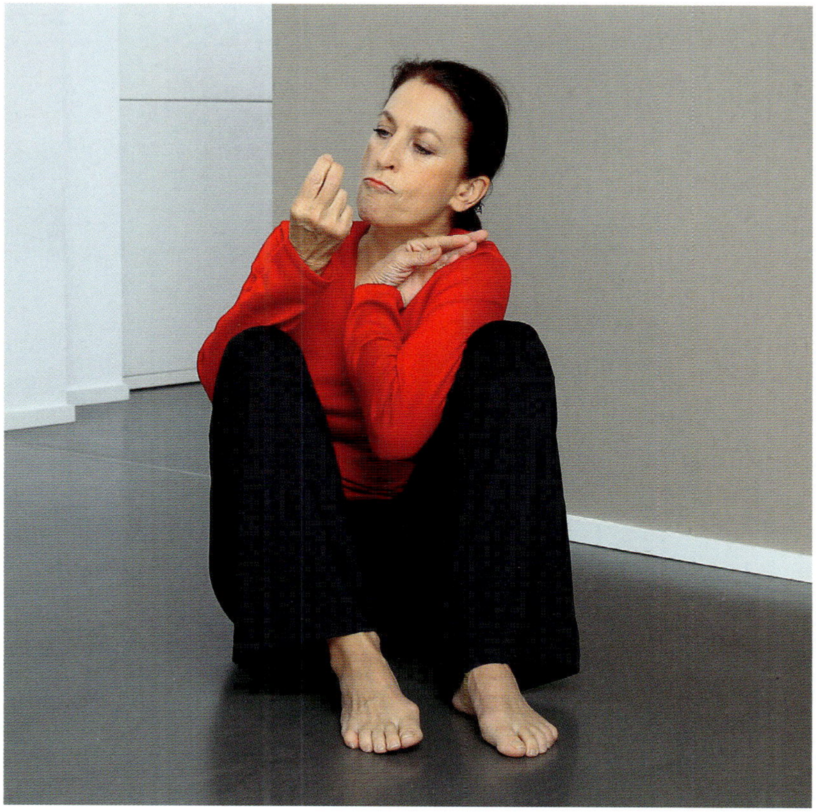

Die Meeresblume

Werden Sie selbst aktiv. Auch bei dieser Übung ist Ihre Kreativität gefragt. Nun geht es darum, eine Meeresblume nachzuahmen. Führen Sie alle Bewegungen nach Ihren Vorstellungen aus – ganz fantasievoll und lebensfroh. Einzig Ihre Interpretation zählt. Keine Angst, es kann Ihnen nichts passieren, außer dass Sie sich selbst auf eine ganz neue Art entdecken. Und das lässt sich auf viele Bereiche Ihres Lebens übertragen.

- Legen Sie sich auf Ihrer Unterlage auf den Rücken. Strecken Sie alle viere von sich in die Luft. Stellen Sie sich vor, Sie wären mit dem Rücken fest im Meeresboden verwurzelt. Arme und Beine allerdings werden vom Meerwasser bewegt.
- Beginnen Sie ganz gemächlich und bewegen Sie Ihre Arme und Beine sanft nach allen Richtungen. Denken Sie daran, im Wasser sind alle Bewegungen fließend, weich und rhythmisch. Verhalten Sie sich also entsprechend.
- Plötzlich werden Sie von einem Wasserstrudel erfasst. Wiegen Sie die Arme und Beine jetzt schneller. Zwischendurch können Sie ruhig einmal Pause machen. Denn diese Übung aktiviert vor allem die Bauchmuskeln, und das ist anstrengend.
- Aber dann geht es weiter. Stellen Sie sich vor, Ihre Meeresblume erblüht. Was machen Sie jetzt? Und dann zieht sie sich wieder zusammen. Welche Bewegung führen Sie nun aus? Spielen Sie mit Ihren Armen und Beinen. Was fällt Ihnen noch ein? Machen Sie weiter, so lange Sie Spaß daran haben.
- Wiederholen Sie die Übung immer dann, wenn Sie sich schön und gleichzeitig begehrenswert fühlen wollen.

Wirkung

- Energetisiert den gesamten Körper
- Kräftigt die Arm- und Beinmuskeln
- Aktiviert den Zellstoffwechsel
- Stärkt die gerade und schräge Bauchmuskulatur
- Baut Hemmungen und Blockaden ab
- Fördert die Kreativität
- Schenkt Lust und Lebensfreude
- Bringt Anti-Aging- und Spaß-Effekt

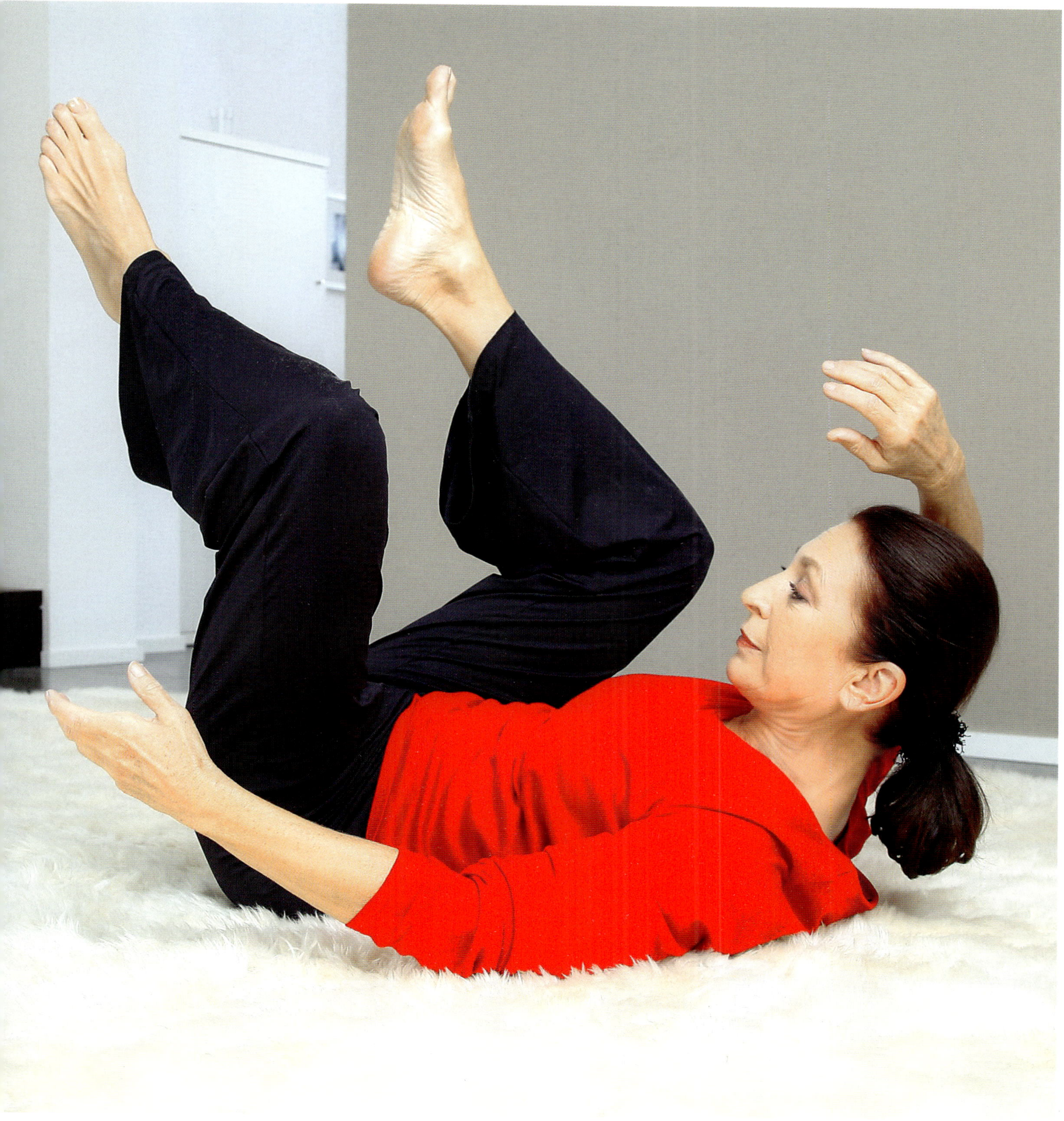

Freundschaften sind mir sehr wichtig. Menschen, auf die ich mich verlassen kann und die mir nicht nur nach dem Mund reden. So versuche ich immer Zeit zu finden, meine Freundschaften zu pflegen und Kontakte nicht einschlafen zu lassen, gerade, wenn man länger nichts voneinander gehört hat. Zum Thema Freundschaft gehört für mich auch, authentisch zu sein und keine Angst davor zu haben, zu sagen, dass mir etwas nicht passt. Oder es im um-

» Zur Freundschaft gehört für mich, authentisch zu sein und zu sagen, wenn mir etwas nicht passt. Gegenseitige Offenheit ist sehr wertvoll.

gekehrten Fall auszuhalten, wenn Freunde das tun. Nun gibt es auch zwischen Freunden Konflikte, oder Freundschaften gehen zu Ende. Dann finde ich es wichtig, keine negativen Gefühle mit mir herumzuschleppen. Was meine ich damit? Na ja, man spürt, dass eine Freundschaft zu Ende gegangen ist, will es aber noch nicht wahrhaben. Und so zögert man den unvermeidlichen Trennungsprozess hinaus, redet sich ein, es sei noch nicht so schlimm, bestimmt ein Missverständnis … Nein. Besser gleich einen klaren Schnitt. Sonst verletzt man den Freund, und zugleich sich selbst.

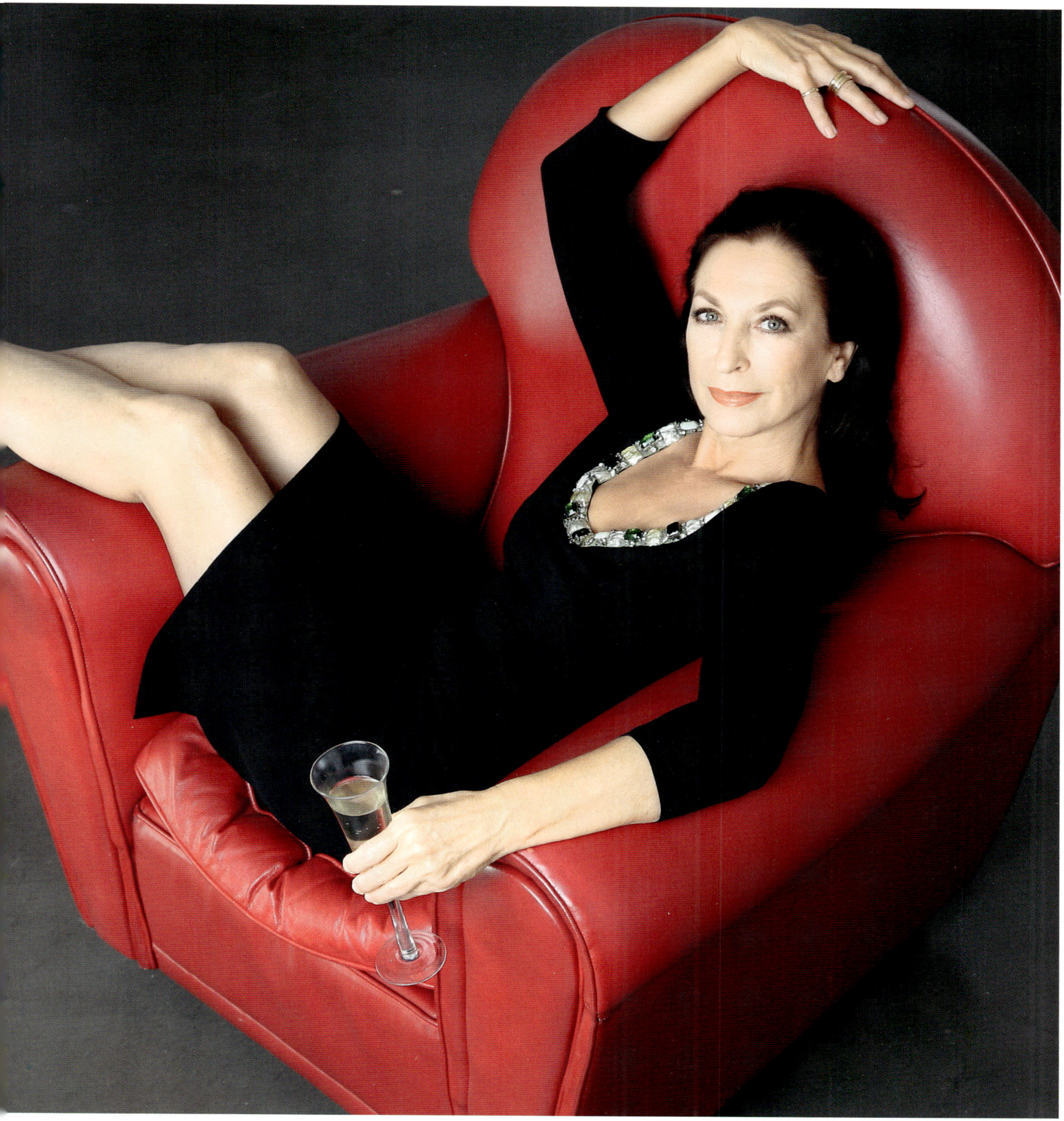

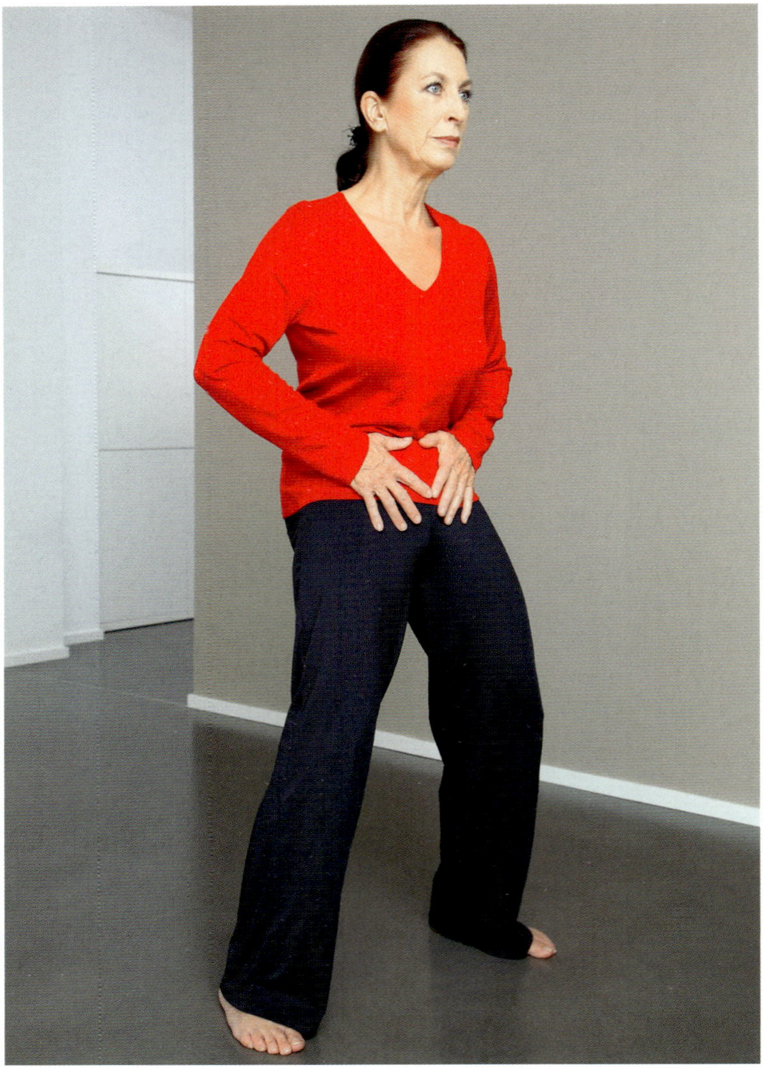

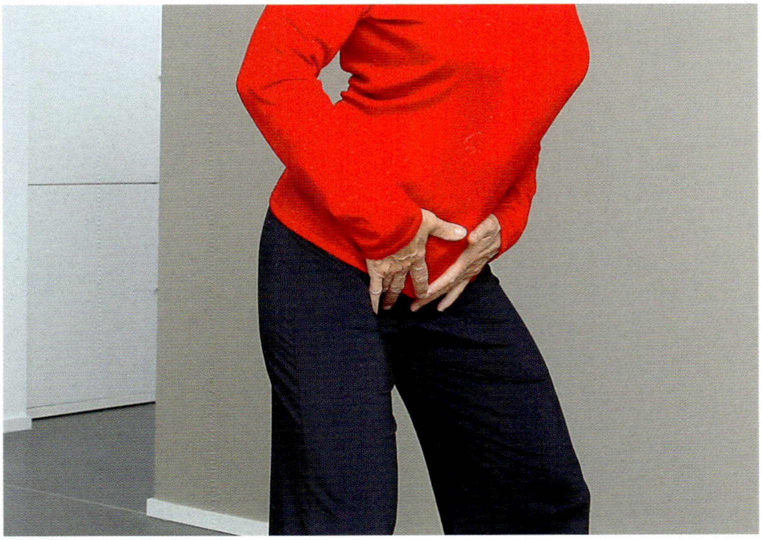

Kräftigung der inneren Beckenbodenschicht

- Stellen Sie sich aufrecht hin, Ihre Füße sind hüftbreit auseinander. Gehen Sie leicht in die Knie und kippen Sie Ihr Becken so nach vorne, dass das Schambein Richtung Nasenspitze zeigt und das Steißbein Richtung Boden drückt. Beine und Gesäß spannen sich automatisch an.
- Spüren Sie in die Anspannung in Ihrer Körpermitte hinein, die aus dieser Haltung heraus aufgebaut wird. Dieses Powerpaket erstreckt sich bis zur inneren Beckenbodenschicht, die sich mit Willenskraft nicht anspannen lässt und die „Mitspannung" anderer Muskeln benötigt.
- Halten Sie die Spannung mindestens 30 Sekunden. Dann lösen Sie die Position kurz und wiederholen das Ganze noch zwei Mal.
- Danach beginnen Sie, mit dem Becken zu „spielen". Kippen Sie dazu Ihr Becken leicht vor und zurück, wieder vor und wieder zurück. Dies ist nur eine kleine, aber sehr dynamische Bewegung, die allmählich immer schneller und minimaler wird. Wipp, wipp, wipp, wipp! Halten Sie mindestens 30 Sekunden lang durch.
- Machen Sie die Übung einmal täglich. Wenn Sie Probleme mit dem sexuellen Empfinden haben, sollten Sie sie mindestens drei Mal täglich wiederholen. Dies gilt besonders für den zweiten Teil. Das Üben lässt sich leicht in Ihren Alltag einbauen.

Wirkung

- Stärkt Gesäß-, Bein- und Bauchmuskulatur
- Macht Ihr Körperempfinden sensibler und intensiver
- Steigert die sexuelle Lust
- Fördert die Durchblutung und aktiviert die Scheide (Wippen)
- verleiht ein neues Körpergefühl

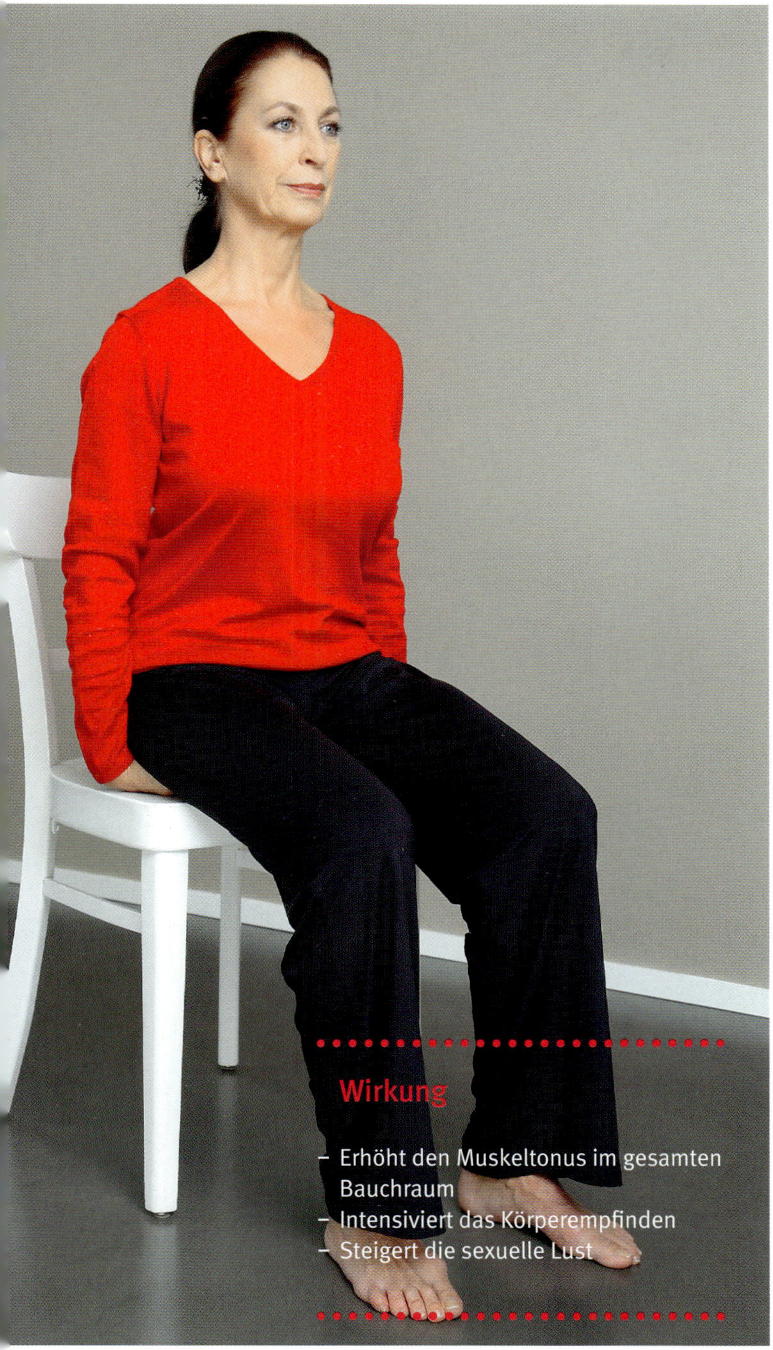

Wirkung

- Erhöht den Muskeltonus im gesamten Bauchraum
- Intensiviert das Körperempfinden
- Steigert die sexuelle Lust

Aktivität der mittleren Beckenbodenschicht

- Setzen Sie sich auf einen Stuhl. Richten Sie Ihre Wirbelsäule auf und schieben Sie beide Handflächen seitlich unter das Gesäß, um die mittlere Schicht Ihres Beckenbodens zu erkunden. Die „knöchernen Stellen“, die Sie jetzt ertasten, sind die Sitzbeinhöcker. Dazwischen verläuft quer die mittlere Beckenbodenschicht.
- Um die mittlere Beckenbodenschicht zu aktivieren, versuchen Sie, die Sitzbeinhöcker und somit die Gesäßhälften zusammenzuschieben. Stellen Sie sich vor, wie Ihre Pobacken aufeinander zu „wandern“. Den Bewegungsimpuls setzen Sie mithilfe der Oberschenkel und der Gesäßmuskeln. Ihre Hände dienen lediglich als Wegweiser, um die Übung begreiflicher zu machen. Schließlich ist der Beckenboden nicht sichtbar.
- Das Zusammenschieben ist ein minimaler Vorgang. Sie fühlen sich, als ob Sie in einem Schraubstock sitzen würden. Rumpf und Oberschenkel sind komplett angespannt. Atmen Sie ruhig weiter, auch wenn die Haltung ungewohnt ist. Üben Sie zusätzlich Druck auf die Füße aus, indem Sie das Gewicht auf die großen Zehen verlagern und diese fest auf den Boden drücken.
- Halten Sie die Spannung 30 Sekunden lang, dann entspannen Sie kurz. Wiederholen Sie die Übung noch mindestens zweimal.

Den Alltag umgestalten. Der Beckenboden muss maximal dehnbar und elastisch sein, um seine Aufgaben wahrnehmen zu können. Neben einem regelmäßigen Training ist beckenbodenfreundliches Verhalten im Alltag Voraussetzung, um ihm Stabilität zu verleihen. Vermeiden Sie möglichst das Tragen von schweren Gegenständen, verteilen Sie stattdessen die Last auf mehrere kleinere Portionen.

Aktivität der äußeren Beckenbodenschicht

- Sie sitzen aufrecht auf einem Stuhl, die Fußsohlen sind auf dem Boden. Eine Hand liegt in der Nähe des Beckenbodens. Spannen Sie nun willentlich die äußere Schicht Ihres Beckenbodens an. Das ist die Muskulatur, die ringförmig um Scheide und After herum verläuft und wie eine „Acht“ miteinander verbunden ist. Trainieren Sie also den Schließmuskel um die Scheide herum, so wird der Afterschließmuskel ebenso aktiviert und andersherum. Umgangssprachlich heißt dies auch, Sie „kneifen“.
- Die Aktivierung findet ausschließlich in der äußeren Beckenbodenschicht statt. Gesäß und Oberschenkel werden nicht mit angespannt. Konzentrieren Sie sich ganz auf die Schließmuskeln. Stellen Sie sich immer wieder vor, den Harnstrahl wie mit einem Ring abzuklemmen. Anfangs ist das isolierte Anspannen gar nicht so einfach. Sie werden vermutlich den Bauch oder das Gesäß leicht mit anspannen. Lassen Sie sich dadurch nicht verunsichern. Probieren Sie es einfach immer wieder. Mit der Zeit wird Ihnen das isolierte Anspannen der äußeren Beckenbodenschicht immer besser gelingen.
- Halten Sie die Spannung so lange wie möglich, ungefähr 10 bis 15 Sekunden. Dann entspannen Sie kurz und bauen erneut Spannung auf. Halten Sie wieder den „Ring“ fest geschlossen und wiederholen Sie die Übung noch drei Mal.
- Als Nächstes folgt eine Übung zur Steigerung der Lustfähigkeit. Spannen Sie dazu die Ringmuskulatur des äußeren Beckenbodens an, lassen aber gleich wieder los. Spannen wieder an und lassen los, spannen an und lassen los. Die rasche Bewegungsabfolge setzt ebenso kleine Lustwellen frei, die sich im gesamten Scheidenraum ausbreiten. Führen Sie diesen Übungsteil mindestens eine Minute lang aus.

Sinnlichkeit. Die Ringmuskeln können noch mehr. Sie sind maßgeblich beteiligt, um das sexuelle Empfinden zu steigern. Vor, während und nach der körperlichen Vereinigung kann diese Muskulatur trainiert werden. Versuchen Sie doch einmal, Ihren Liebsten damit zu überraschen, wenn er in Ihnen ist. Er wird es garantiert mögen!

Wirkung

- Erhöht das Körperempfinden
- Steigert die Lust

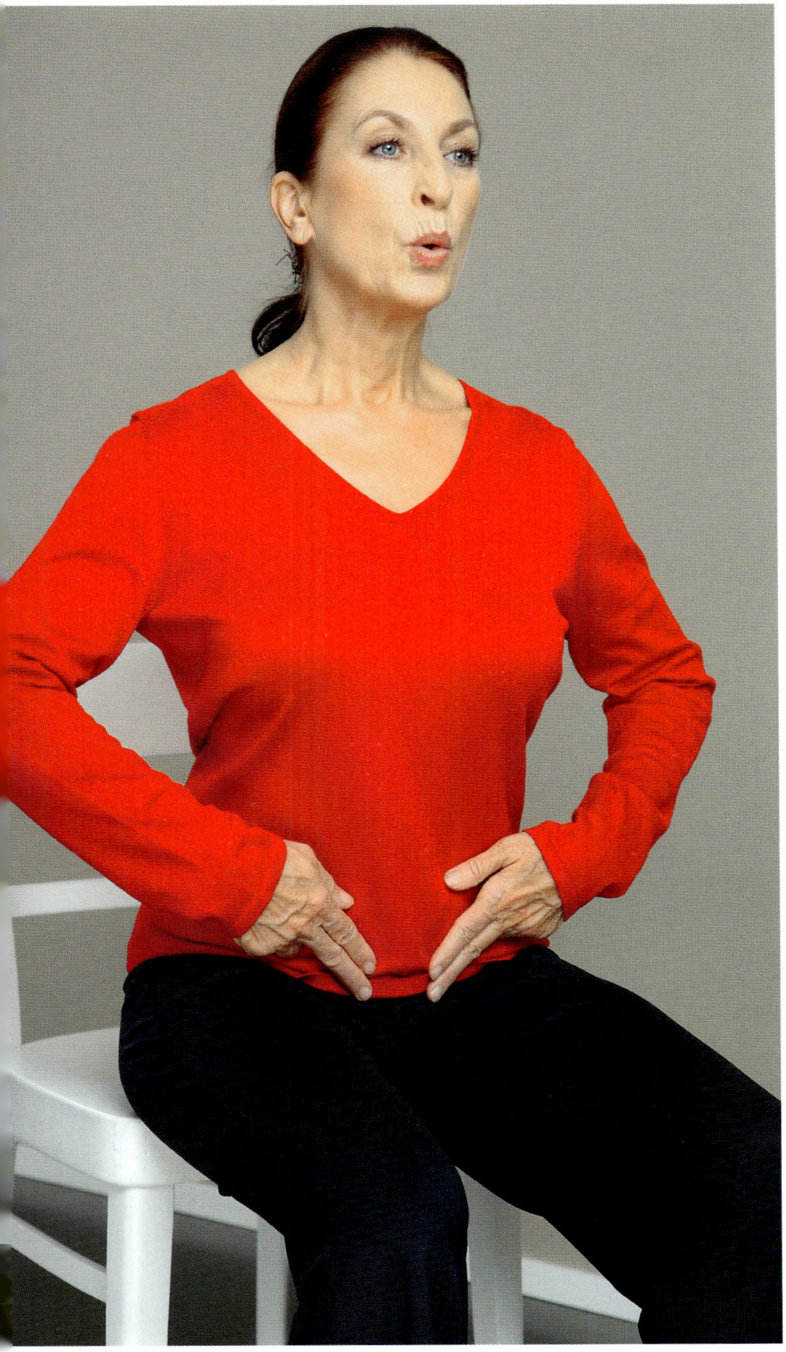

Feueratem für den Beckenboden

- Setzen Sie sich mit gerader Wirbelsäule auf die äußerste Kante eines Stuhls. Die Fußsohlen sind auf dem Boden. Die Hände liegen locker auf den Beinen.
- Stellen Sie sich vor, Sie würden eine Kerze ausblasen müssen. Holen Sie tief Luft und pusten Sie ganz kurz und schnell. Mit gespitzten Lippen. Dabei spannen Sie gleichzeitig den Ringmuskel der äußersten Beckenbodenschicht an.
- Ihre Bauchmuskulatur reagiert entsprechend. Kontrollierend können Sie die Hände auf den Bauch legen. Sie merken, wie sich der Bauch bei jedem Pusten nach innen zieht.
- Entspannen Sie kurz und pusten Sie erneut. Und bei jedem erneuten kräftigen Ausatmen, dem Pusten, spannen Sie kraftvoll den Ringmuskel der Beckenbodenmuskulatur an. Wiederholen Sie die Übung mindestens 30 Sekunden lang.
- Wenn Sie noch Atemvolumen übrig haben, können Sie versuchen, das Tempo zu steigern. Aber werden Sie nicht zu schnell mit dem Pusten!

Vorsicht. Der Feueratem erwärmt den Körper und ist bei Bluthochdruck und heißem Wetter nur zu empfehlen, wenn er gemächlich und kontrolliert ausgeführt wird.

Wirkung

- Aktiviert kraftvoll die äußere Beckenbodenschicht
- Verbessert das Körperempfinden

Wiege der Lebendigkeit

- Stellen Sie sich aufrecht hin, am besten barfuß, die Füße sind hüftbreit geöffnet. Gehen Sie leicht in die Knie. Nehmen Sie die Arme anmutig zur Seite oder stemmen Sie sie in die Hüften. Das ist für die ersten Versuche am besten.
- Kippen Sie nun Ihr Becken sanft so weit nach vorne wie möglich und nehmen Sie es wieder ganz sanft zurück. Es bewegt sich ausschließlich Ihr Becken, nicht Ihr Oberkörper, immer wieder vor und zurück. Beim Vorkippen geht das Schambein Richtung Nasenspitze, beim Zurückkippen das Steißbein Richtung Boden. Führen Sie die Bewegung ganz geschmeidig und langsam aus.
- Versuchen Sie, sich rhythmisch und fließend zu bewegen. Sobald Ihnen das gelingt, erhöhen Sie das Tempo etwas. Aber nicht zu viel. Erst wenn Sie ein wenig Routine haben und die Bewegung des Beckens wirklich schwungvoll und fließend erfolgt, können Sie ein schnelleres Tempo anstreben.
- Dann wechseln Sie die Position. Setzen Sie sich auf die Kante eines Stuhls. Versuchen Sie nun, die Kippbewegungen mit dem Becken zu vollführen – genauso geschmeidig wie im Stehen. Der Oberkörper bleibt so gerade wie möglich.
- Danach begeben Sie sich in den Vierfüßlerstand und kippen wiederum das Becken vor und zurück. Bemerken Sie Unterschiede? Erspüren Sie jede Veränderung im Körperempfinden. Sie werden feststellen, dass es im Vierfüßlerstand leichter geht, das Becken zu kippen, als im Sitzen. Hier muss der Körper nicht ausbalanciert werden, sondern steht sicher „auf allen vieren".
- Zum Schluss legen Sie sich auf den Rücken, stellen die Beine auf und kippen das Becken wieder langsam und fließend vor und zurück. Beim Vorkippen spüren Sie, wie Ihr Körper ins Hohlkreuz geht. Beim Rückkippen liegt Ihr Rücken ganz flach auf der Unterlage.
- Machen Sie so lange, wie Sie Lust an der Übung haben und Sie sich wohl dabei fühlen, mindestens jedoch einmal wöchentlich eine Minute lang. Wenn Sie sich begehrenswert fühlen wollen, am besten täglich.

Wirkung

- Lockert das Becken
- Fördert die Beweglichkeit
- Schult und intensiviert die Körperwahrnehmung
- Aktiviert den Beckenboden
- Wirkt erotisierend

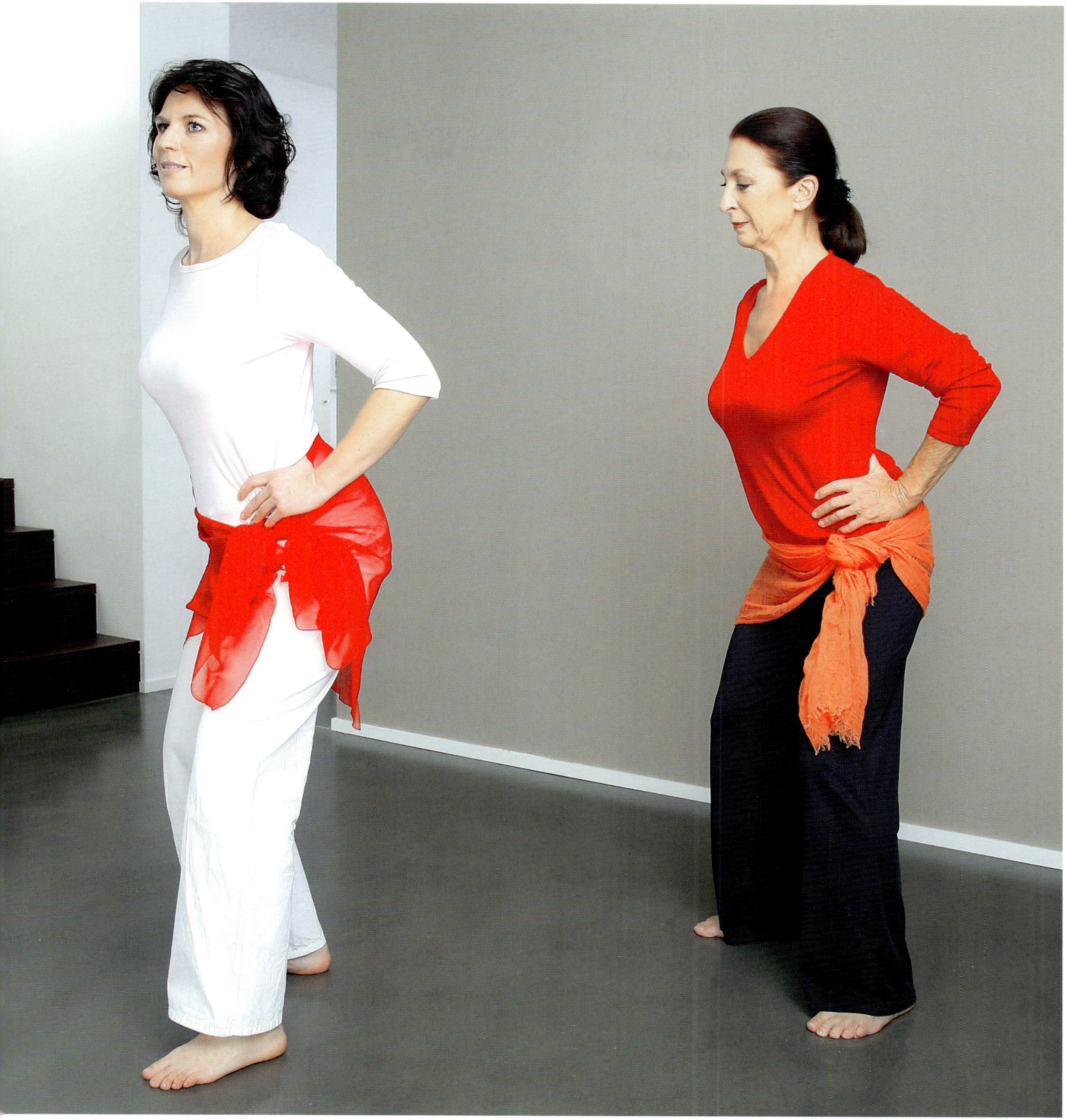

Wiege der Verführung

- Sie starten in der aufrechten Standposition, die Füße sind hüpfbreit auseinander. Gehen Sie in die Knie. Das Körpergewicht ruht auf beiden Beinen. Stemmen Sie die Hände in die Hüften.
- Schieben Sie nun das Becken ganz sanft und harmonisch auf eine Seite, ohne den Fuß anzuheben oder das Gewicht zu verlagern. Versuchen Sie, den Oberkörper ruhig zu halten. Das ist am Anfang gar nicht so einfach und erfordert etwas Training. Probieren Sie es trotzdem. Nur das Becken schiebt zur Seite, erst zur einen, dann zur anderen Seite.
- Führen Sie die Bewegung zunächst langsam aus. Später, wenn Ihre Bewegungen fließend und anmutig sind, können Sie das Tempo steigern. Kontrollieren Sie immer wieder, dass Ihr Oberkörper ruhig und gerade ist. Bewegen Sie sich rhythmisch-dynamisch und geschmeidig zugleich.
- Wenn dieser Teil der Übung klappt, setzen Sie sich auf eine Stuhlkante. Die Fußsohlen sind am Boden. Probieren Sie nun im Sitzen, das Becken von rechts nach links zu schieben und wechseln von einer Gesäßhälfte auf die andere. Das ist nicht ganz einfach, aber es geht.
- Danach begeben Sie sich in den Vierfüßlerstand. Wenn Sie nun das Becken nach rechts und links schieben, sieht es fast aus, als wollten Sie mit dem Po wackeln. Tun Sie es trotzdem! Der Rest des Körpers bleibt ganz ruhig und entspannt.
- Legen Sie sich nun auf den Rücken, die Beine sind aufgestellt. Um das Becken in dieser Position von einer Seite zur anderen zu schieben, rollen Sie direkt über das Kreuzbein. Ihr Rücken hat also stets Kontakt mit der Unterlage. Versuchen Sie, die Beine ruhig zu halten.
- Führen Sie alle Übungsteile aus, so lange Sie Freude daran haben, mindestens einmal wöchentlich. Wenn Sie sich begehrenswert fühlen wollen, am besten täglich.

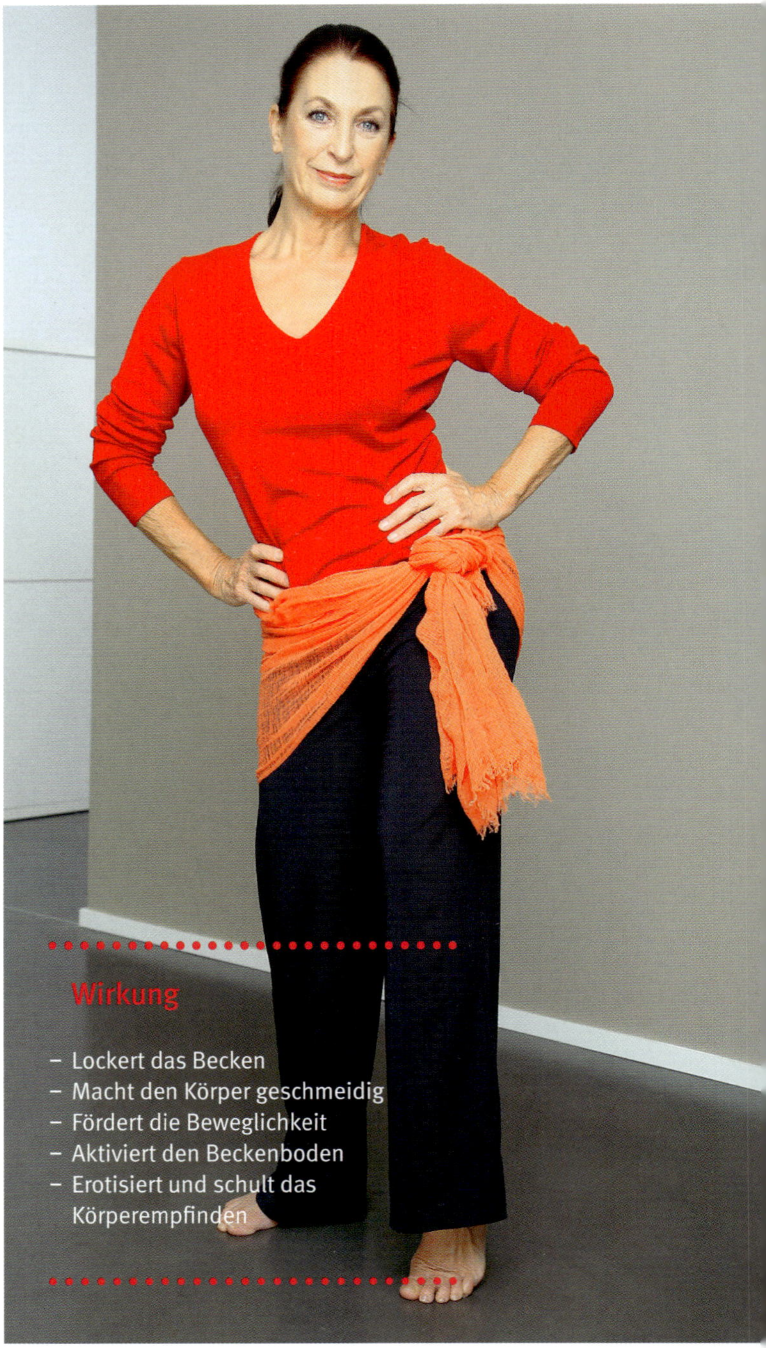

Wirkung

- Lockert das Becken
- Macht den Körper geschmeidig
- Fördert die Beweglichkeit
- Aktiviert den Beckenboden
- Erotisiert und schult das Körperempfinden

Wiege der Lust

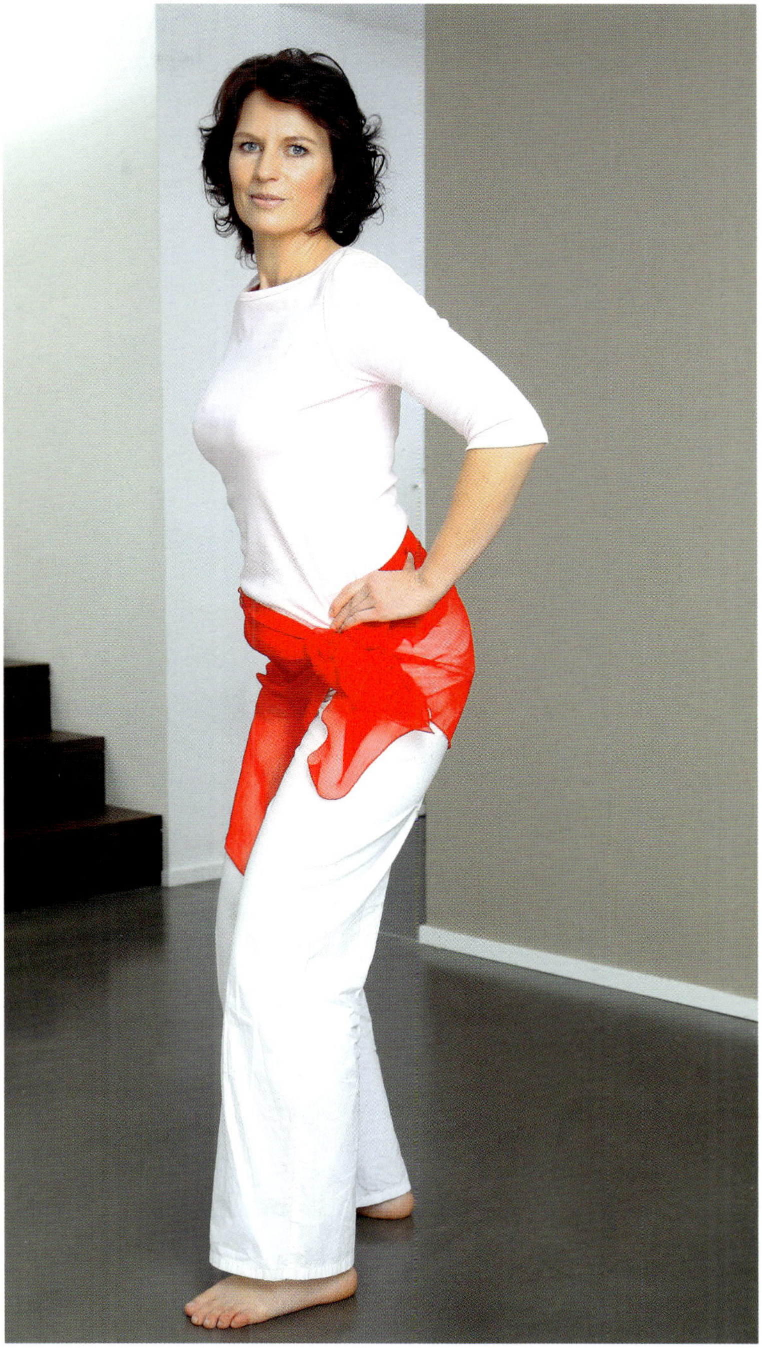

- Stellen Sie sich aufrecht hin, Ihre Beine sind hüftbreit geöffnet und gehen Sie leicht in die Knie. Die Hände stemmen Sie in die Hüften oder nehmen sie anmutig zu den Seiten.
- Beginnen Sie nun, mit dem Becken ganz sanft und gleichmäßig in eine Richtung zu kreisen. Versuchen Sie dabei, den Oberkörper möglichst ruhig zu halten und Ihr Körpergewicht nicht zu verlagern. Kreisen Sie zunächst ganz langsam, bis Sie den „Dreh“ raushaben und die Bewegungen fließend und geschmeidig sind. Verkrampfen Sie nicht oder ziehen Sie die Schultern hoch.
- Kreisen Sie zunächst 30 Sekunden in die eine Richtung, dann wechseln Sie und kreisen 30 Sekunden in die andere Richtung.
- Machen Sie die Übung so lange und so oft, wie Sie Lust dazu haben, mindestens einmal wöchentlich. Um sich attraktiv und begehrenswert zu fühlen, sollten Sie täglich üben.

Übungsvarianten. Probieren Sie auch mal auf einem Stuhl sitzend, mit dem Becken zu kreisen. Dazu müssen Sie die Gesäßhälften etwas anheben. Danach versuchen Sie es im Vierfüßlerstand und zuletzt noch im Liegen. Kreisen Sie immer erst in die eine Richtung, dann in die andere.

Wirkung

- Lockert das Becken
- Löst Rückenverspannungen und Kreuzschmerzen
- Fördert die Beweglichkeit
- Aktiviert den Beckenboden
- Erotisiert und schult das Körperempfinden

Ein schöner Busen

- Stellen Sie sich bequem hin, die Füße sind hüftbreit auseinander. Gehen Sie leicht in die Knie. Die Arme stemmen Sie in die Hüfte oder lassen Sie locker herabhängen.
- Schieben Sie nun abwechselnd eine Schulter mitsamt Arm nach vorne, während Sie die andere Schulter nach hinten nehmen. Die Bewegung erfolgt im fließenden Wechsel und einigermaßen rhythmisch. Ihr Busen bewegt sich automatisch mit dem Oberkörper im Takt mit. Lassen Sie den Rest des Körpers so locker wie möglich.
- Danach stellen Sie sich vor, an Ihrem Brustbein wäre ein Faden befestigt, der an Ihrer Brust zieht. Schieben Sie den gesamten Brustkorb weit nach vorne. Nehmen Sie dann die Schultern und Arme zurück und legen Sie den Kopf in den Nacken. Halten Sie die Position drei Sekunden lang.
- Anschließend folgt die Gegenbewegung. Runden Sie den Rücken zum Ausgleich und ziehen Sie Schultern und Arme nach vorne. Der Kopf sinkt auf die Brust. Halten Sie die Position wieder drei Sekunden.
- Dann schieben Sie die Brust erneut heraus und beginnen von vorne. Wiederholen Sie das Ganze im fließenden Wechsel mindestens eine Minute lang – mit sanften, dynamischen Bewegungen.
- Wiederholen Sie die Gesamtübung einmal wöchentlich. Wenn Sie Ihren weiblichen Busen nicht zeigen mögen oder sich unwohl mit ihm fühlen, dann sollten Sie diese Übung am besten täglich machen.

Wirkung

- Lockert die Schultern
- Aktiviert und fördert die Beweglichkeit der Brustwirbelsäule
- Entspannt die Rückenmuskeln im Brustwirbelbereich
- Fördert das Weibliche
- Macht einen schönen Busen
- Stärkt die Brustmuskulatur

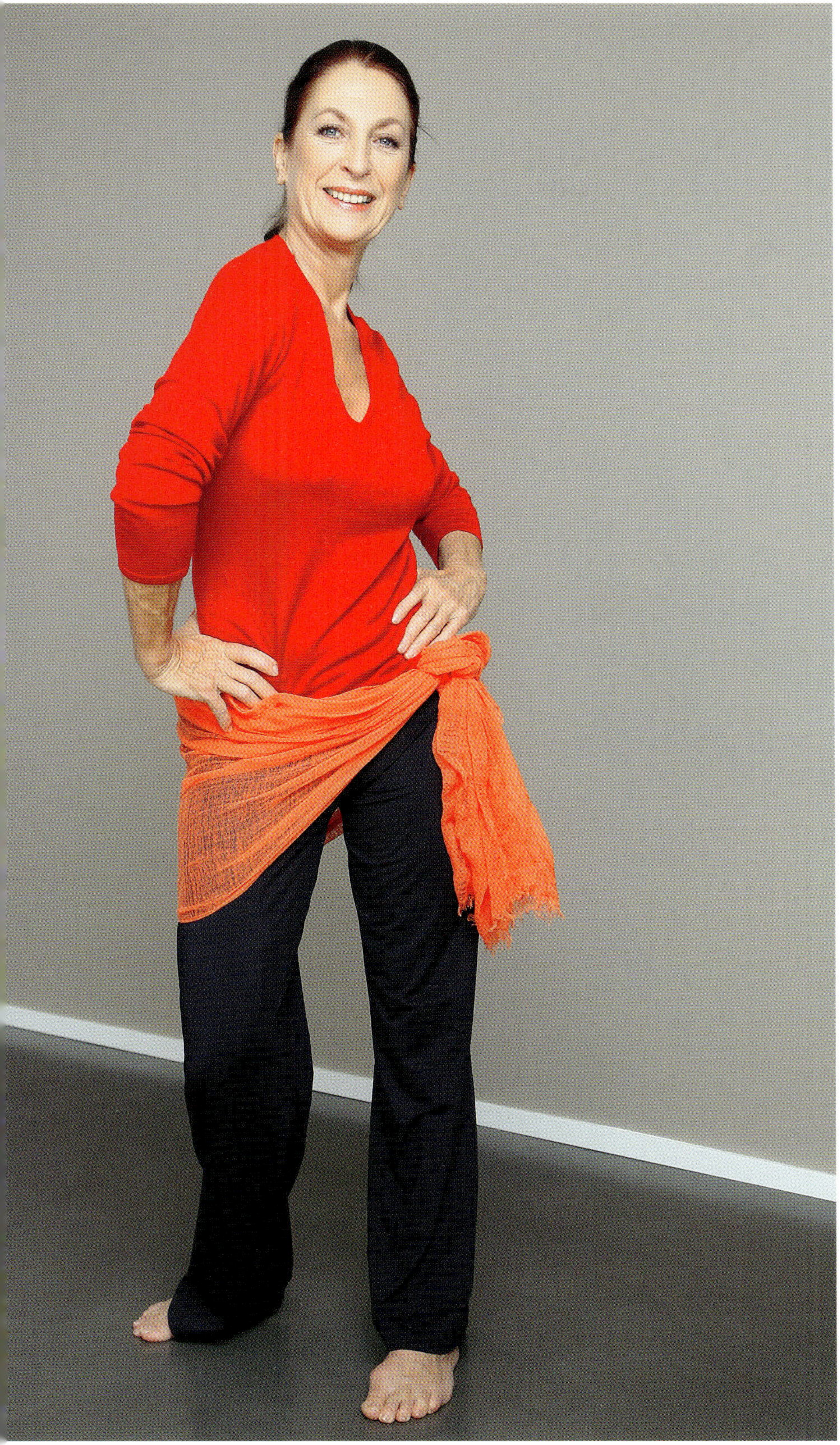
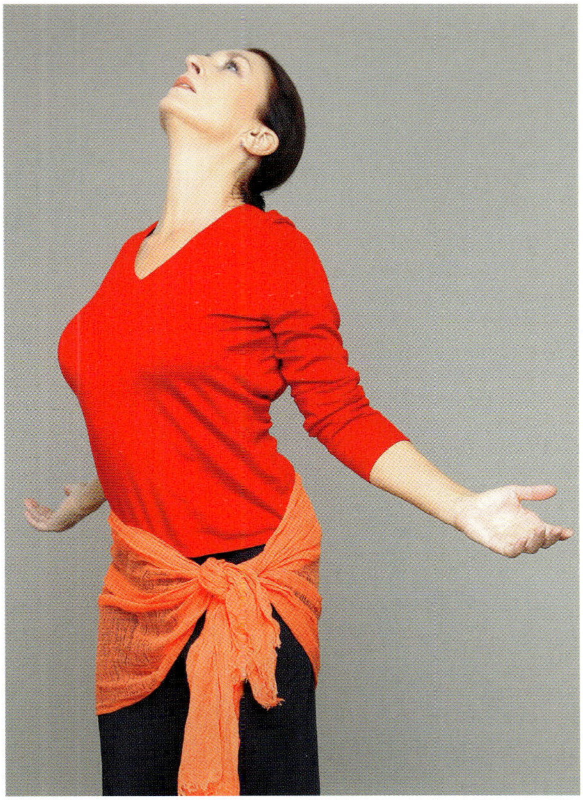
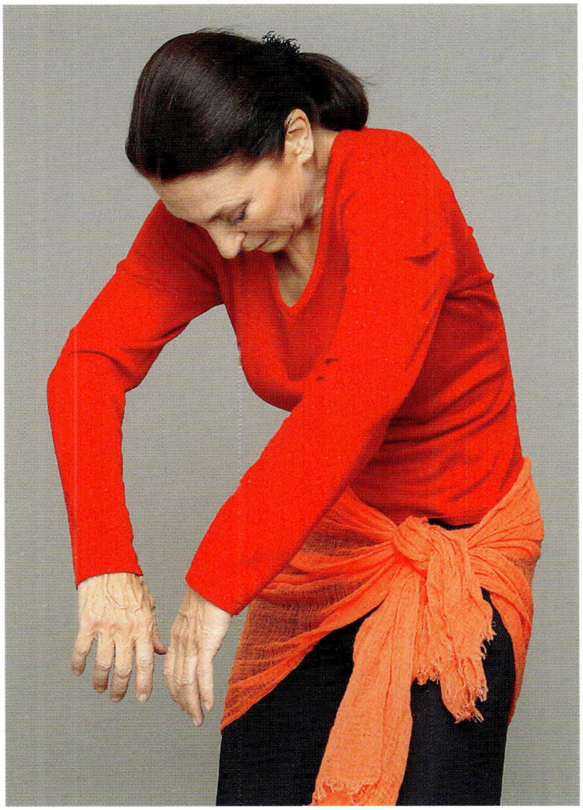

So geht es weiter

Wenn Sie das Aphrodite-Training mit allen Sinnen ausführen, werden Sie Zugang zu den Tiefen Ihrer Seele und in Ihr Inneres hinein finden.

Sie werden dann erkennen, wie einzigartig das Leben und die gesamte Schöpfung sind. Menschen, Pflanzen, Tiere – nehmen Sie alles mit liebendem Herzen wahr! Lassen Sie sich vor allem von der Welt und den schönen Dingen berühren. Das Gefühl der Verbundenheit macht glücklich und schenkt dem Leben einen Sinn. Gönnen Sie sich deshalb genügend Zeit für sich und Ihre Trainingseinheiten und genießen Sie das Gefühl, neue Kräfte zu mobilisieren. Motivieren Sie dabei auch andere Frauen, das Aphrodite-Training kennenzulernen!

Und noch etwas: Halten Sie an Ihren Lebensträumen fest. Jeder Mensch ist in der Lage, sich seine Träume zu verwirklichen, wenn er in einem unerfüllten Leben lebt. Entweder er macht seine Träume passend zu seinem Alltag oder er verändert sein Leben komplett. Beides ist möglich. Auch kleine Träume haben einen Wert und müssen nicht immer mit einem hohen finanziellen Aufwand verbunden sein. Sich Schritt für Schritt seine Träume zu erfüllen, ist eine einfache Methode, auch im Alltag bewusst zu leben.

Deshalb die Frage an Sie: Was wünschen Sie sich als Frau? Was sind Ihre ganz persönlichen Vorstellungen zum Thema gelebte und erfüllende Weiblichkeit? Wie möchten Sie als Frau behandelt werden? Wie sollen die anderen Menschen Sie sehen? Wenn Sie respektvoll, würdevoll und liebevoll behandelt werden wollen, müssen Sie zuerst sich selbst so behandeln. Lassen Sie Selbstliebe, Respekt und Liebe in Ihrem Inneren entstehen. Lieben Sie sich selbst. Und dann verschenken Sie Liebe, Respekt und Aufmerksamkeit. Werden Sie zu einer Liebenden und zu einer Mitschöpferin dieser Welt! Geben Sie der Welt ein weibliches Bild! Ihr ganz persönliches Gesicht! Seien Sie Aphrodite!

Wir wünschen Ihnen ganz viel Freude auf Ihrem Weg durchs Leben.

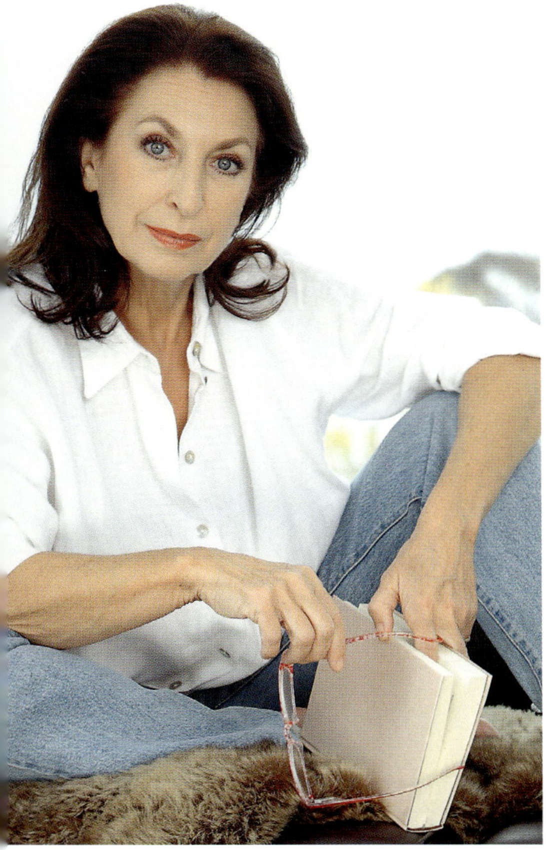

Literatur zum Weiterlesen

Gienger, Zora: Stark mit Yoga, Haug, Stuttgart 2008

Gienger, Zora und Possin, Roland, Fasten für Körper und Seele, Haug, Stuttgart 2008

Gienger, Zora: Mit Schüßler-Salzen durch die Wechseljahre, Lüchow, Stuttgart 2008

Gienger, Zora: Reiki, Hugendubel, München 2007

Gienger, Zora: Neue Kräuterrituale, Gondrom, Bindlach 2007

Gienger, Zora: Stärke aus den vier Elementen, Gondrom, Bindlach 2007

Gienger, Dr. med., Wilhelm und Gienger, Zora: Beckenbodengymnastik – Fit und beschwerdefrei durch einfache Übungen, Urania, Freiburg 2006

Gienger, Zora: Badewannenmeditationen – Kleine Wohlfühlrituale, Gondrom, Bindlach 2006

Gienger, Zora: Meditation – Der einfache Weg zur Entspannung, Hugendubel, München 2005

Gienger, Zora: Meine Wohlfühloase – Wellnessideen für jeden Tag. Urania, Freiburg 2004

Feichtinger, Thomas: Schüßler-Salze für Frauen, Haug, Stuttgart 2008

Gerhard, Ingrid: Frauen-Gesundheit – Frauenmedizin, Haug, Stuttgart 2009

Liesner, Franziska: Mein Beckenbodenbuch, Trias, Stuttgart 2008

Niedan-Feichtinger, Susana: Schüßler-Beauty: Strahlend schön und gepflegt von Kopf bis Fuß, Haug, Stuttgart 2008

Wacker, Sabine: Natürlich entgiften mit Schüßler-Salzen, Basenfasten & Co., Haug, Stuttgart 2009

Wacker, Sabine: Basenfasten für Sie, Haug, Stuttgart 2005

Liebe Leserin, lieber Leser,
hat Ihnen dieses Buch weitergeholfen? Für Anregungen, Kritik, aber auch für Lob sind wir offen. So können wir in Zukunft noch besser auf Ihre Wünsche eingehen. Schreiben Sie uns, denn Ihre Meinung zählt!

Ihr Haug Verlag

E-Mail Leserservice: heike.schmid@medizinverlage.de

Adresse:
Lektorat Haug Verlag, Postfach 30 05 04,
70445 Stuttgart
Fax: 0711 - 8931 - 748

Bibliografische Information der Deutschen Nationalbibliothek
Die Deutsche Nationalbibliothek verzeichnet diese Publikation in der Deutschen Nationalbibliografie; detaillierte bibliografische Daten sind im Internet über http://dnb.d-nb.de abrufbar.

Programmplanung/Projektleitung: Dr. Elvira Weißmann-Orzlowski
Lektorat: Helga Kronthaler
Bildredaktion: Christoph Frick, Helga Kronthaler

Umschlaggestaltung und Layout:
Cyclus · Visuelle Kommunikation, Stuttgart

Bildnachweis
Umschlagfoto vorn/hinten und
Fotos im Innenteil: Jens van Zoest

Printed in Germany

Satz: Cyclus · Media Produktion, 70186Stuttgart
Gesetzt in InDesign CS4
Druck: Offizin Andersen Nexö Leipzig GmbH, Zwenckau

Gedruckt auf chlorfrei gebleichtem Papier

ISBN 978-3-8304-2282-2

1 2 3 4 5 6

Mit bestem Dank an die Designer
Dominik Laux
Ella Singh
Talbot Rundlof
sowie an Ronald Floors (Hair/Make up)